Manual de CARDIOGERIATRIA do InCor

Manual de CARDIOGERIATRIA do InCor

Editores

João Batista Costa Carvalho de Serro Azul
Roberto Kalil Filho
Wilson Jacob Filho

Editores Associados

Alexander Douglas Teixeira Machado
Angela Teresa Bacelar Albuquerque Bampi
Angela Cristina Silva dos Santos
Caio de Assis Moura Tavares
Erica Maria Boteon Zamboni
Marcelo Eidi Ochiai
Marcos Oliveira martinelli
Solange de Sousa Andrade
Roque Marcos Savioli

2021

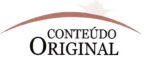

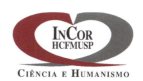

MANUAL DE CARDIOGERIATRIA DO INCOR
João Batista Costa Carvalho de Serro Azul, Roberto Kalil Filho e Wilson Jacob Filho

Produção editorial: Triall Editorial Ltda
Revisão: Carla Morais Tureta
Diagramação: Triall Editorial Ltda
Capa: Triall Editorial Ltda

© 2021 Editora dos Editores

Todos os direitos reservados. Nenhuma parte deste livro poderá ser reproduzida, sejam quais forem os meios empregados, sem a permissão, por escrito, das editoras. Aos infratores aplicam-se as sanções previstas nos artigos 102, 104, 106 e 107 da Lei nº 9.610, de 19 de fevereiro de 1998.

ISBN: 978-65-86098-12-9

Editora dos Editores
São Paulo: Rua Marquês de Itu, 408 - sala 104 – Centro.
 (11) 2538-3117
Rio de Janeiro: Rua Visconde de Pirajá, 547 - sala 1121 – Ipanema.
www.editoradoseditores.com.br

Impresso no Brasil
Printed in Brazil
1ª impressão – 2021

Este livro foi criteriosamente selecionado e aprovado por um Editor científico da área em que se inclui. A Editora dos Editores assume o compromisso de delegar a decisão da publicação de seus livros a professores e formadores de opinião com notório saber em suas respectivas áreas de atuação profissional e acadêmica, sem a interferência de seus controladores e gestores, cujo objetivo é lhe entregar o melhor conteúdo para sua formação e atualização profissional.
Desejamos-lhe uma boa leitura!

Dados Internacionais de Catalogação na Publicação (CIP)
Angélica Ilacqua CRB-8/7057

Manual de CardioGeriatria do InCor / editores associados João Batista Costa Carvalho Serro Azul, Roberto Kalil Filho, Wilson Jacob Filho -– São Paulo : Editora dos Editores, 2021.
296 p. : il.

Outros editores: Roberto Kalil Filho, Wilson Jacob Filho Editores Associados, Alexander Douglas Teixeira Machado, Ângela Teresa Bacelar A. Bampi, Angela Cristina Silva dos Santos, Caio De Assis Moura Tavares, Érica Maria Boteon Zamboni, Marcelo Eidi Ochiai, Marcos Oliveira Martinelli
Bibliografia

ISBN: 978-65-86098-12-9

1. Cardiologia geriátrica I. Serro Azul, João Batista Costa Carvalho II. Kalil Filho, Roberto III. Jacob Filho, Wilson

20-2892   CDD 618.97612

Índices para catálogo sistemático:
1. Cardiologia geriátrica 618.97612

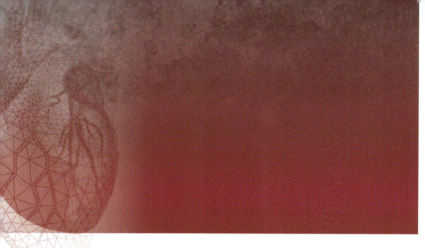

Editores

- João Batista Costa Carvalho de Serro Azul
- Roberto Kalil Filho
- Wilson Jacob Filho

Editores Associados

- Alexander Douglas Teixeira Machado
- Ângela Teresa Bacelar A. Bampi
- Angela Cristina Silva dos Santos
- Caio De Assis Moura Tavares
- Érica Maria Boteon Zamboni
- Marcelo Eidi Ochiai
- Marcos Oliveira Martinelli
- Solange de Sousa Andrade
- Roque Marcos Savioli

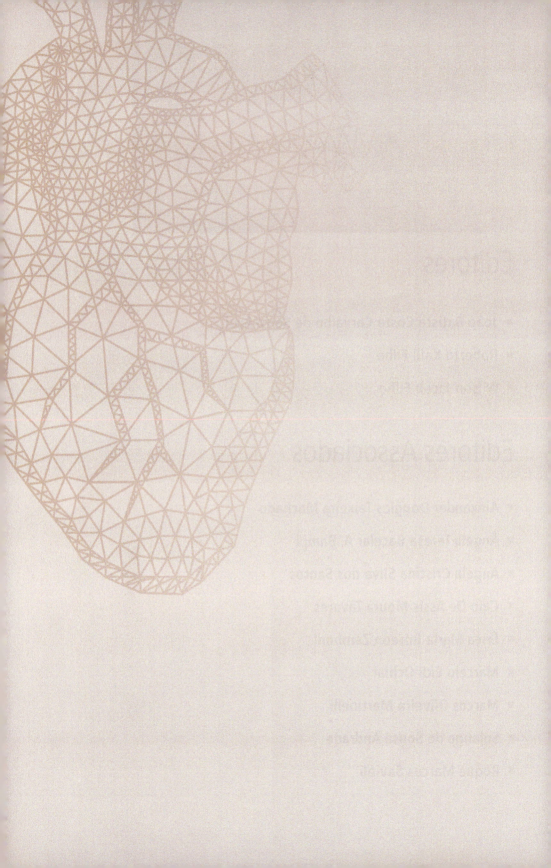

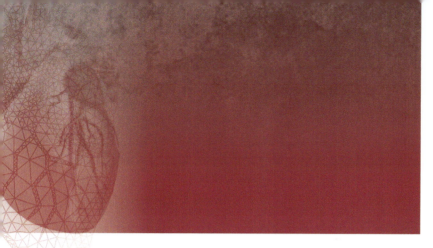

Sobre os Colaboradores

ALEXANDER DOUGLAS TEIXEIRA MACHADO

Médico-Colaborador da Unidade de CardioGeriatria do Instituto do Coração (InCor) – Hospital das Clínicas da Faculdade de Medicina da Universidade de São Paulo (HC-FMUSP). Especialização Complementar em CardioGeriatria pela Escola de Educação Permanente (EEP) do InCor-HC-FMUSP.

ANDRÉ FEITOSA WANDERLEY CAVALCANTI

Residência em Clínica Médica no Hospital Universitário de Brasília (UnB). Residência em Cardiologia no Instituto de Cardiologia do Distrito Federal (ICDF). *Fellow* em CardioGeriatria no Instituto do Coração (InCor) – Hospital das Clínicas da Faculdade de Medicina da Universidade de São Paulo (HC-FMUSP).

ANDREY AUGUSTO SOCOLOVITHC

Médico pela Faculdade de Medicina da Universidade de São Paulo (FMUSP). Residência em Clincia Médica e Geriatria no Hospital das Clínicas da FMUSP. Título de Especialista em Geriatria pela Sociedade Brasileira de Geriatria e Gerontologia/Associação Médica Brasileira (SBGG /AMB).

ANGELA CRISTINA SILVA DOS SANTOS

Médica-Assistente da Unidade de CardioGeriatria Instituto do Coração (InCor) – Hospital das Clínicas da Faculdade de Medicina da Universidade de São Paulo (HC-FMUSP). Doutorado em Ciências pela FMUSP.

ÂNGELA TERESA BACELAR A. BAMPI

Médica-Assistente da Unidade de CardioGeriatria do Instituto do Coração (InCor) – Hospital das Clínicas da Faculdade de Medicina da Universidade de São Paulo (HC-FMUSP). Doutorado em Ciências pela FMUSP.

BEATRIZ NOELE AZEVEDO LOPES

Residência em Geriatria no Hospital das Clínicas da Faculdade de Medicina da Universidade de São Paulo (HC-FMUSP). *Fellow* em CardioGeriatria no Instituto do Coração (InCor) – HC-FMUSP.

CAIO DE ASSIS MOURA TAVARES

Médico da Unidade de CardioGeriatria do Instituto do Coração (InCor) – Hospital das Clínicas da Faculdade de Medicina da Universidade de São Paulo (HC-FMUSP) Médico da Unidade de Pronto-Atendimento do Hospital Israelita Albert Einstein (HIAE). Doutorando em Cardiologia pela Universidade de São Paulo (USP)

EDUARDO COUTO CARVALHO

Especialização Complementar em CardioGeriatria pela Escola de Educação Permanente do Instituto do Coração – Hospital das Clínicas da Faculdade de Medicina da Universidade de São Paulo (EEP-InCor-HC-FMUSP).

ÉRICA MARIA BOTEON ZAMBONI

Médica pela Faculdade de Medicina da Universidade de São Paulo (FMUSP). Residência em Clínica Médica no Hospital das Clínicas da Faculdade de Medicina da Universidade de São Paulo (HC-FMUSP). Residência em Geriatria no HC-FMUSP. Título de Especialista em Geriatria pela Sociedade Brasileira de Geriatria e Gerontologia (SBGG). Médica-Colaboradora da Unidade de Cardio-Geriatria do Instituto do Coração (InCor) do HC-FMUSP.

Sobre os Colaboradores

FABIO GRUNSPUN PITTA

Médico da Unidade de Aterosclerose do InCor do Instituto do Coração (In-Cor) – Hospital das Clínicas da Faculdade de Medicina da Universidade de São Paulo (HC-FMUSP). Médico do Programa de Cardiologia do Hospital Israelita Albert Einstein (HIAE).

FELIPE BOZI SOARES

Residência em Clínica Médica e Geriatria no Hospital das Clínicas da Faculdade de Medicina da Universidade de São Paulo (HC-FMUSP). Médico pela Escola Superior de Ciências da Saúde (ESCS), Brasília – DF. Médico-Preceptor do Serviço de Geriatria do HC-FMUSP. Especialista em Geriatria pela Sociedade Brasileira de Geriatria e Gerontologia/Associação Médica Brasileira (SBGG/AMB).

GISELA PALUMBO COMAROVSCHI SAVIOLI

Nutricionista Clínica pela Universidade São Camilo (USC). Especialização em Saúde da Mulher no Climatério pela Faculdade de Saúde Pública da Universidade de São Paulo (USP).

JOÃO BATISTA COSTA CARVALHO DE SERRO AZUL

Médico-Assistente da Unidade de CardioGeriatria do Instituto do Coração (In-Cor) – Hospital das Clínicas da Faculdade de Medicina da Universidade de São Paulo (HC-FMUSP). Doutor em Ciências pela FMUSP.

JOÃO OTÁVIO FERREIRA MEYER

Graduação em Medicina pela Universidade Federal de Santa Catarina (UFSC). Residência em Clínica Médica e em Geriatria no Hospital das Clínicas da Faculdade de Medicina da Universidade de São Paulo (HC-FMUSP). *Fellow* em CardioGeriatria no Instituto do Coração (InCor) – HC-FMUSP.

JÚLIA NÓBREGA BRITO

Graduação em Medicina pela Universidade Federal de Pernambuco (UFPE). Residência em Clínica Médica no Hospital das Clínicas da Faculdade de Medicina da Universidade de São Paulo (HC-FMUSP). Residência em Cardiologia no Instituto do Coração (InCor) – HC-FMUSP. *Fellow* em CardioGeriatria no InCor-HC-FMUSP.

Manual de CardioGeriatria do InCor

LOREN SUYANE OLIVEIRA DE ANDRADE

Residência em Geriatria no Hospital das Clínicas da Faculdade de Medicina da Universidade de São Paulo (HC-FMUSP). *Fellow* em CardioGeriatria no Instituto do Coração (InCor) – HC-FMUSP.

MARCELO EIDI OCHIAI

Médico-Assistente da Unidade de CardioGeriatria do Instituto do Coração (InCor) – Hospital das Clínicas da Faculdade de Medicina da Universidade de São Paulo (HC-FMUSP). Doutor em Ciências pela FMUSP.

MARCOS OLIVEIRA MARTINELLI

Médico pela Faculdade de Medicina de Jundiaí (FMJ). Residência em Clínica Médica pela Faculdade de Ciências Médicas da Universidade Estadual de Campinas (UNICAMP). Residência em Geriatria no Hospital das Clínicas da Faculdade de Medicina da Universidade de São Paulo (HC-FMUSP). Título de Especialista em Geriatria pela Sociedade Brasileira de Geriatria e Gerontologia/Associação Médica Brasileira (SBGG/AMB). Médico-Colaborador da Unidade de CardioGeriatria do Instituto do Coração (InCor) – HC-FMUSP.

PAULA CRISTINA CALAMITA QUIROGA

Fellow em CardioGeriatria no Instituto do Coração (InCor) – Hospital das Clínicas da Faculdade de Medicina da Universidade de São Paulo (HC-FMUSP).

ROBERTO KALIL FILHO

Professor Titular da Disciplina de Cardiologia do Departamento de Cardiopneumologia da Faculdade de Medicina da Universidade de São Paulo (FMUSP). Diretor Geral do Centro de Cardiologia do Hospital Sírio-Libanês (HSL). Diretor da Divisão de Cardiologia Clínica do Instituto do Coração do Hospital das Clínicas da Faculdade de Medicina da Universidade de São Paulo (InCor-HC-FMUSP). Presidente da Comissão Científica do InCor – HC-FMUSP. Presidente do Conselho Diretor do InCor – HC-FMUSP.

RONEY ORISMAR SAMPAIO

Professor-Colaborador do Departamento de CardioPneumologia da Faculdade de Medicina da Universidade de São Paulo (FMUSP). Doutor em Ciências pela FMUSP. Médico Assistente da Unidade Clínica de Valvopatias do Instituto do Coração (InCor) – HC-FMUSP.

ROQUE MARCOS SAVIOLI

Médico-Assistente da Unidade de CardioGeriatria do Instituto do Coração (In-Cor) – Hospital das Clínicas da Faculdade de Medicina da Universidade de São Paulo (HC-FMUSP). Doutor em Ciências da Saúde pela FMUSP. Especialização em Cardiologia pelo HC-FMUSP.

SOLANGE DE SOUSA ANDRADE

Médica-Colaboradora da Unidade de CardioGeriatria do Instituto do Coração (InCor) – Hospital das Clínicas da Faculdade de Medicina da Universidade de São Paulo (HC-FMUSP). Doutorado em Ciências da Saúde pela FMUSP.

STÉPHANIE DE SOUZA COSTA VIANA

Farmacêutica pela Universidade São Judas Tadeu (USJT). Especialista em Assistência Farmacêutica Hospitalar pela Faculdade de Medicina da Universidade de São Paulo (FMUSP). Mestrado em Ciências pelo Programa de Ciências Médicas da FMUSP.

WILSON JACOB FILHO

Professor Titular de Geriatria da Faculdade de Medicina da Universidade de São Paulo (FMUSP). Diretor do Serviço de Geriatria do Hospital das Clínicas da FMUSP (HC-FMUSP). Diretor da Unidade de CardioGeriatria do Instituto do Coração (InCor-HC-FMUSP).

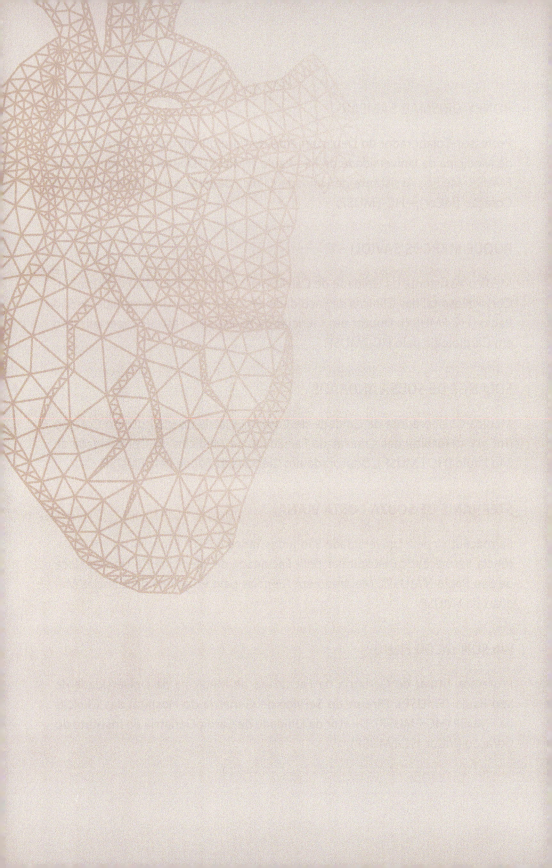

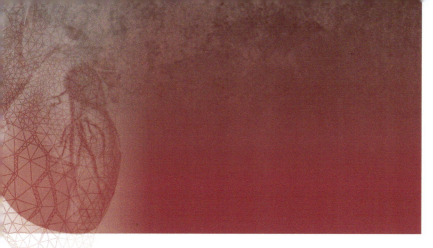

Prefácio

O Hospital das Clínicas (HC) me parecia um templo quando, estudante, comecei a frequentá-lo durante o quarto ano da Faculdade de Medicina da Universidade de São Paulo (USP). No prédio inicial do HC, agora chamado de Instituto Central, a *nossa Segunda Clínica Médica*, embora materialmente desfigurada, nunca poderá ser esquecida; lá passei os melhores anos da vida universitária. Saudade daqueles que se foram – meus superiores e, sobretudo, diletos amigos: Bernardino Tranchesi, Ennio Barbato e professor Luiz V. Décourt –; *ainda sonho que trabalharíamos juntos*. Nunca voltei ao sexto andar do HC, pois não desejaria encontrar vestígios daquela época feliz e, se por acaso encontrasse, não seriam tão vivos como os que ainda conservo na memória.

Mas, em fins dos anos de 1970, implantou-se uma equipe especial de Geriatria, anexa ao Serviço de Propedêutica da Segunda Clínica Médica do HC, no sexto andar da ala centro, graças ao incentivo constante do professor emérito Antonio Carlos Pacheco e Silva e ao suporte de diversas disciplinas correlatas. Dessa forma, a nova equipe exibia característica interdisciplinar.

Outrossim, em 1982, com o inestimável auxílio do colega doutor Antonio Salim Curiati, secretário de Estado da Promoção Social, que incorporou os trâmites políticos ao governo estadual, obteve-se institucionalização definitiva do Serviço de Geriatria do HC e da Seção de CardioGeriatria do Instituto do Coração (InCor).

Assim, a Geriatria, como disciplina da Faculdade de Medicina da USP, foi devidamente reconhecida tendo um titular concursado – professor Wilson Jacob Filho –, hoje líder da especialidade em nosso meio.

Por fim, ao decorrer dos anos, a experiência obtida em Cardiologia Geriátrica afigura-se, aos autores, estímulo a esta publicação que tenho a satisfação de prefaciar.

Luis Gastão Costa Carvalho de Serro-Azul

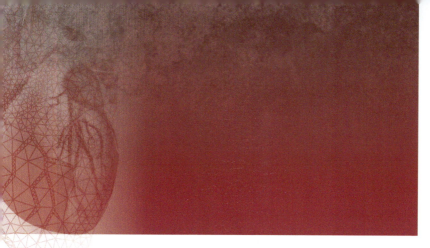

Sumário

CAPÍTULO 1   PECULIARIDADES DO CARDIOPATA IDOSO 1
   João Batista Costa Carvalho de Serro Azul
   Roberto Kalil Filho
   Wilson Jacob Filho

CAPÍTULO 2   FATORES DE RISCO CARDIOVASCULAR EM IDOSOS 17
   João Batista Costa Carvalho de Serro Azul
   Marcos Oliveira Martinelli
   Loren Suyane Oliveira de Andrade
   Felipe Bozi Soares

CAPÍTULO 3   PREVENÇÃO PRIMÁRIA DE DOENÇAS CARDIOVASCULARES EM IDOSOS 39
   Alexander Douglas Teixeira Machado
   Paula Cristiana Calamita Quiroga

CAPÍTULO 4   CORONARIOPATIAS NO IDOSO 77
   Beatriz Noele Azevedo Lopes
   Caio de Assis Moura Tavares
   Fabio Grunspun Pitta

xvi Manual de CardioGeriatria do InCor

CAPÍTULO 5 **VALVOPATIAS EM IDOSOS**...**97**
Angela Cristina Silva dos Santos
Roney Orismar Sampaio
João Otávio Ferreira Meyer

CAPÍTULO 6 **MIOCARDIOPATIAS EM IDOSOS**...**133**
Solange de Sousa Andrade
André Feitosa Wanderley Cavalcanti

CAPÍTULO 7 **INSUFICIÊNCIA CARDÍACA EM IDOSOS**.............................**149**
Marcelo Eidi Ochiai
Marcos Oliveira Martinelli
André Feitosa Wanderley Cavalcanti

CAPÍTULO 8 **ARRITMIAS EM IDOSOS**...**163**
Ângela Teresa Bacelar A. Bampi
Júlia Nóbrega Brito

CAPÍTULO 9 **DOENÇA ANEURISMÁTICA DA AORTA**
EM IDOSOS **183**
André Feitosa Wanderley Cavalcanti
Alexander Douglas Teixeira Machado
Eduardo Couto Carvalho

CAPÍTULO 10 **RISCOS E BENEFÍCIOS DA TERAPÊUTICA CONVENCIONAL** ..**197**
Caio de Assis Moura Tavares

CAPÍTULO 11 **CONCORDÂNCIA DO IDOSO COM A CONDUTA E ADESÃO**
TERAPÊUTICA **207**
Érica Maria Boteon Zamboni
Andrey Augusto Socolovithc
Stéphanie de Souza Costa Viana
Wilson Jacob Filho

Sumário **xvii**

CAPÍTULO 12   TERAPIAS INTEGRATIVAS **219**

12.1 IOGA **221**
Alexandre Douglas Teixeira Machado

12.2 NUTRIÇÃO E ENVELHECIMENTO **223**
Gisela Palumbo Comarovschi Savioli

12.3 MICROBIOTA INTESTINAL E ENVELHECIMENTO **229**
Roque Marcos Savioli

CAPÍTULO 13   O IDOSO EM UNIDADES DE TERAPIA INTENSIVA **247**
Caio de Assis Moura Tavares

Érica Maria Boteon

Felipe Bozi Soares

Wilson Jacob Filho

ÍNDICE REMISSIVO **263**

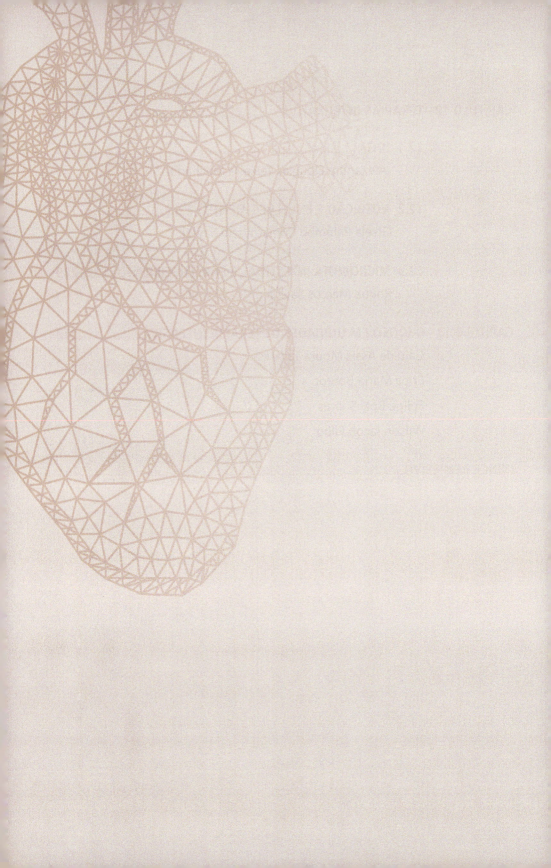

capítulo 1

- João Batista Costa Carvalho de Serro Azul
- Roberto Kalil Filho
- Wilson Jacob Filho

Peculiaridades do Cardiopata Idoso

ASSUNTOS ABORDADOS

1. Introdução
2. Epidemiologia do envelhecimento
3. Alterações cardiovasculares relacionadas ao envelhecimento

INTRODUÇÃO

O processo de envelhecimento é comum a praticamente todos os seres vivos e foi, durante muito tempo, mais combatido do que adequadamente estudado.

Diante do grande desafio da transição epidemiológica e das diferentes formas de evolução desse processo, que se polarizam entre a possibilidade do envelhecimento bem-sucedido por até mais de um século ao extremo da fragilidade após seis ou menos décadas de vida, tem-se a necessidade de implementação do amplo conhecimento baseado na pesquisa científica acerca de todos os fatores de proteção que priorizam o modelo saudável em paralelo aos fatores de risco que determinam as limitações, com consequente perda da autonomia e da independência.[1]

As bases moleculares, metabólicas, genéticas e epigenéticas que regem o processo de envelhecimento são obrigatoriamente interativas e, por isso, devem ser estudadas de forma integrada, a fim de permitir uma visão mais abrangente e, portanto, mais compreensiva da magnitude desse complexo processo, de seus determinantes e de suas consequências.[2]

Para tal, há necessidade da conjunção de diferentes perspectivas acadêmicas – incluindo conhecimentos e ferramentas das ciências básicas, clínicas e epidemiológicas –, respaldadas pela inclusão da abordagem de aspectos sociais e econômicos, o que permitirá a necessária visão interdisciplinar, capaz de abranger todas as nuances do processo do envelhecimento, cuja compreensão colocará esses avanços culturais entre as conquistas científicas mais impactantes do século XXI.

EPIDEMIOLOGIA DO ENVELHECIMENTO

O fenômeno do envelhecimento populacional, de caráter mundial, assume características ainda mais marcantes e dramáticas nos países em desenvolvimento, entre os quais o Brasil.

O número de pessoas com idade igual ou superior a 60 anos, no mundo, mais que dobrou de 1980 a 2017, passando de 382 para 962 milhões. Em 2050, esse número terá dobrado novamente, com cerca de 2,1 bilhões de pessoas nessa faixa etária, que, então, terá superado o número de crianças e adolescentes (estimado em 2,0 bilhões).

Dois terços dos idosos, no mundo, vivem em países em desenvolvimento, proporção que crescerá para oito em cada dez idosos no ano de 2050. Esses aspectos são claramente visualizados na Figura 1.1.

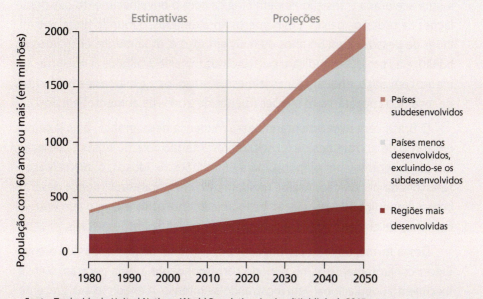

Fonte: Traduzida de United Nations: World Population Ageing (Highlights); 2017.

[1] Seguindo a prática comum, as "regiões desenvolvidas" incluem Europa e América do Norte, além de Austrália, Nova Zelândia e Japão, enquanto as "regiões em desenvolvimento" incluem todas as outras partes do mundo. O uso desses termos no presente documento não implica nenhum julgamento quanto ao estágio atual de desenvolvimento de uma região ou país em particular.

FIGURA 1.1 Número de pessoas com 60 anos ou mais em regiões classificadas por desenvolvimento.

Esse fenômeno se origina do fato de que, nos países desenvolvidos, a mortalidade infantil e de jovens, especialmente por doenças infectocontagiosas, veio caindo ao longo de séculos, pelas melhorias sociais, de saúde e de qualidade de vida, tendo como consequência imediata a redução das taxas de fertilidade e de natalidade.

Nos países em desenvolvimento, porém, essa mesma redução da mortalidade infantojuvenil, especialmente relacionada à importação de novos tra-

4 Manual de CardioGeriatria do InCor

tamentos e medidas preventivas, vem ocorrendo muito mais recentemente e em meio a uma população que ainda tinha taxas de natalidade altas.

A evolução científica dos últimos 100 anos tem influenciado o aumento da expectativa de vida do ser humano. Ao mesmo tempo, a sociedade tem optado por uma diminuição do número de filhos. Esse cenário está levando a uma acelerada transição epidemiológica com o envelhecimento das populações de todos os países. Em números aproximados, o mundo tinha 200 milhões de pessoas com 60 anos ou mais em 1950 e, atualmente, chegamos a 1 bilhão, e as projeções indicam que teremos mais de 2 bilhões (1.000% de aumento) em 2050, enquanto, nesse mesmo prazo, os 2,5 bilhões de habitantes de 1950 não chegarão a 10 bilhões (menos de 400% de aumento) em 2050.

O Brasil vem experimentando essa mudança demográfica, pois já temos em torno de 20 milhões de idosos, representando 10% de nossa população. Em 2050, teremos um aumento para 66 milhões de idosos, o que representará 30% da população. Assim, rapidamente enfrentaremos muitos desafios com a diminuição da população economicamente ativa e com o aumento da demanda de cuidados de saúde, assistência social e pensões sociais.

Dessa forma, um alto contingente populacional de jovens passou a envelhecer conjuntamente, e, no período correspondente a uma geração, o envelhecimento populacional vem mostrando-se intenso. Além disso, mais recentemente, as taxas de natalidade caíram rapidamente, acelerando esse fenômeno.

Além do aumento da população idosa por si, outros fenômenos vêm acompanhando esse processo especificamente no Brasil. Em primeiro lugar, houve uma maior urbanização da população, de forma que a maioria dos idosos brasileiros vive hoje em grandes cidades. Além disso, vem aumentando a proporção de idosos que vivem sozinhos, com a redução daqueles que residem com familiares, especialmente mulheres.

O envelhecimento populacional, por todas as suas consequências, foi forte propulsor do desenvolvimento do saber acerca do envelhecimento em seus diversos aspectos. A produção científica envolvendo esse tema cresceu exponencialmente nas últimas décadas, tanto no cenário mundial quanto no nacional, a ponto de tornar-se hoje um tema majoritário nos cenários científico e cultural.

Ocorre que os fenômenos fisiológicos do envelhecimento (senescência) e a fisiopatologia das doenças no idoso (senilidade), envolvidos no processo de envelhecimento, são múltiplos e complexos, com o envolvimento simultâneo de diversos sistemas e de sua interação com o meio, com os hábitos e com as condições ambientais, entre outros aspectos.

No Brasil, surgiram diversas iniciativas e colaborações, especialmente na área da epidemiologia do envelhecimento, incluindo os estudos EPIDOSO, SABE, Bambuí, FIBRA, entre outros. Simultaneamente, estudos translacionais têm sido conduzidos com específico interesse nas doenças que acometem o ser humano no avançar da idade, como a aterosclerose e suas consequências hemodinâmicas, as doenças neurodegenerativas, as neoplasias, entre outras, o que constitui uma importante contribuição para que se compreenda, com **foco na doença**, o comportamento das enfermidades no idoso.

Entendemos, porém, que essa forma de pesquisar essa relação frequentemente deixa de avaliar as importantes possibilidades e limitações do idoso na sua interação com as enfermidades. Torna-se, pois, necessário que sejam também estudadas, com **foco no envelhecimento**, as condições fisiopatológicas propostas pelas doenças, seja nos seus progressivos períodos de desenvolvimento, seja nas suas perspectivas diagnósticas e terapêuticas. Esse olhar permitirá avançar no conhecimento sobre as consequências deletérias da senilidade na senescência, os efeitos da multimorbidade e a polifarmácia nos seus desvios multissistêmicos, como sarcopenia, redução da funcionalidade e a complexa síndrome da fragilidade, bem como o impacto das condições intermediárias entre o normal e o patológico que possam comprometer a autonomia e a independência de quem envelhece (como o comprometimento cognitivo leve, a intolerância à glicose ou a osteopenia).

Da mesma forma, há uma premente necessidade de mais estudos sobre os determinantes do **envelhecimento bem-sucedido** em seus vários aspectos (biológicos, comportamentais e sociais), o que permitirá propor soluções para tornar as evoluções que resultaram em um importante prolongamento da longevidade em uma real conquista para quem envelhecer no século XXI.[3]

É possível prever algumas transformações na sociedade devido à interação com o envelhecimento. Muitos idosos passarão a morar sozinhos ou apenas com seu cônjuge, e muitos deles serão mais dependentes. Enfrentaremos a baixa disponibilidade de parentes e cuidadores treinados que possam prestar-lhes cuidados ou mesmo de instituições suficientes para recebê-los. A sociedade, portanto, terá de analisar amplamente esse novo contexto para planejar políticas públicas inovadoras e preparar adequadamente seu futuro físico, psíquico e social.

Caminhamos para uma epidemia de doenças crônicas com o aumento da prevalência das seguintes doenças: demências, acidente vascular encefálico, doença pulmonar obstrutiva crônica, diabetes, insuficiência cardíaca e insuficiência coronariana, bem como dos seus fatores determinantes, como obesidade, sedentarismo, tabagismo e uso de drogas lícitas e ilícitas.

Na realidade, os idosos são mais propensos a ter doenças crônicas e vários problemas coexistentes e inter-relacionados, o que se denomina multimorbidade. Uma das principais consequências da multimorbidade é o uso de muitas medicações, o que, somando-se quatro ou mais, passa a se chamar polifarmácia. Ela está associada a maior risco de interações e reações adversas, que muitas vezes podem descompensar as doenças crônicas. Não é raro que o simples ajuste da prescrição melhore vários sintomas de idosos que procuram o serviço de saúde. Nos casos mais complexos, o geriatra tem papel fundamental, pois está preparado para abordar de forma cuidadosa as multimorbidades e a polifarmácia, estabelecendo as prioridades. Em associação com os especialistas em gerontologia, o geriatra enfatiza os tratamentos não farmacológicos e assim diminui, frequentemente, as chances de iatrogenia.

Os profissionais de saúde deverão conhecer alguns aspectos do envelhecimento para atender melhor essa parcela crescente nos sistemas de saúde. A senescência é o processo natural e fisiológico de envelhecimento, e a senilidade é fruto das doenças que acompanham e influenciam o envelhecimento fisiológico. Delimitar a senescência e a senilidade é importante para evitar o excesso de procedimentos diagnósticos e terapêuticos de condições fisiológicas ou, ainda, para evitar negligenciar alguma doença por achar que determinados sinais e sintomas sejam próprios do envelhecimento. A senescência leva a uma diminuição da reserva funcional, o que predispõe a uma maior probabilidade de descompensação frente a fatores estressantes aos órgãos e sistemas, quando em comparação com os mais jovens. Por esse motivo, frequentemente as doenças se manifestam com quadro clínico diferente nos mais idosos. Em pacientes mais novos, o raciocínio clínico geralmente nos permite agrupar os sinais e sintomas apresentados em apenas uma doença, enquanto nos mais idosos, eles costumam estar relacionados a mais doenças.

Um dos aspectos mais característicos da geriatria é uma abordagem multidimensional do indivíduo que envelhece. A Avaliação Global do Idoso (AGI) é uma abordagem multifacetada que se concentra em entender os domínios físicos, cognitivos, psicológicos e sociais de um idoso. Também conhecida como Avaliação Geriátrica Ampla (AGA) ou Avaliação Geriátrica Global (AGG), é o ponto inicial para uma abordagem completa da saúde do idoso – e seu componente crucial é a avaliação abrangente da capacidade funcional e das síndromes geriátricas. Por meio da AGI, é possível fazer diagnósticos das doenças, mapear os riscos de saúde e planejar as condutas. Além da avaliação clínica habitual, existem pontos fundamentais que devem ser destacados, como: humor, cognição, uso de medicamentos, risco de quedas, atividade física, vacinação, hábitos de vida, continência esfincteriana, sexualidade, perdas sensoriais e saúde bucal.

A AGA é mais eficiente que a avaliação habitual, pois proporciona uma visão geral do idoso, melhora a acurácia diagnóstica, gera subsídios para tratamento e acompanhamento a longo prazo, aumenta a sobrevida, reduz atendimentos de emergência, diminui a institucionalização e reduz gastos em saúde. É fundamental a ação de uma equipe multidisciplinar para que as intervenções provenientes da avaliação sejam realizadas, pois apenas assim a AGA pode ser considerada efetiva.[4]

Para avaliação da funcionalidade, pode-se considerar o questionamento da capacidade de realização – de forma independente – das atividades básicas de vida diária (AVD) e das atividades instrumentais de vida diária (AIVD). As atividades básicas são: locomover-se, vestir-se, tomar banho, alimentar-se e usar o banheiro. As atividades instrumentais são: usar transporte, usar o telefone, fazer compras, preparar refeições, lavar roupas, cuidar do dinheiro e tomar os remédios.

Também é possível ter uma avaliação da condição funcional com medidas objetivas obtidas por meio de indicadores de aptidão física como: flexibilidade, força muscular, agilidade e equilíbrio. A habilidade de executar as atividades cotidianas em um padrão normal, de acordo com comportamentos socialmente construídos, envolve funções físicas, mentais e psicossociais. A avaliação da funcionalidade permite: detectar situações de risco, identificar áreas de disfunção, monitorar o declínio funcional, estabelecer um plano de cuidados adequado às demandas assistenciais, identificar a necessidade de utilização de serviços especializados e estabelecer elos para a compreensão multidimensional dos casos.

Para que esse perfil de avaliação se torne cada vez mais frequente entre os profissionais que atuam com essa faixa etária, instrumentos de aplicabilidade facilitada na forma e no tempo de aplicação têm sido buscados. A recém-publicada Avaliação Geriátrica Compacta (AGC10) preenche esses critérios, pois, além de oferecer uma análise adequada das principais funções relacionadas às atividades funcionais cotidianas do idoso, pode ser aplicada por diversos profissionais, previamente treinados, em tempo relativamente reduzido (dez minutos), o que lhe permite ser incluída nas consultas ambulatoriais rotineiras e/ou em outros ambientes assistenciais.[5]

A capacidade funcional preservada tem forte relação com a manutenção da autonomia e da independência. Autonomia é a habilidade de controlar, entender e tomar decisões pessoais, no dia a dia, sobre como viver de acordo com regras e preferências próprias do indivíduo. Independência é a habilidade de desempenhar funções relacionadas com a vida diária, ou seja, a capacidade de viver em seu contexto sem nenhuma ou com pouca ajuda de outras pessoas. O idoso pode ter ambas ou nenhuma, mas frequentemente tem uma melhor que a outra. Nesses casos, caberá ao familiar/cuidador a sensibilidade de disponibilizar o apoio necessário para a tomada de decisão ou para a realização segura das ações.

Como facilmente se deduz, o contexto e o ambiente onde vive o idoso podem ser favoráveis ou desfavoráveis à sua autonomia e/ou independência. Com isso, fica evidente que podemos agir nos dois segmentos da interação idoso–meio ambiente.

A idade tem papel secundário na tomada de decisão sobre procedimentos diagnósticos ou terapêuticos, e essa decisão deve ser baseada principalmente nas informações sobre a capacidade funcional, levando em consideração tanto aspectos cognitivos como físicos. Entretanto, não devemos jamais ignorar a autonomia dos pacientes em relação às condutas, embora muitas vezes os familiares também tenham grande participação nesse processo.

Mesmo quando ainda não são especialistas em gerontologia, os profissionais de saúde certamente poderão aprimorar-se cada vez mais no atendimento aos idosos. Inicialmente essa capacitação era restrita ao período da pós-graduação, mas atualmente vem crescendo a inclusão desse conteúdo nos diferentes períodos da graduação, dando ênfase a uma formação mais adequada para a geração de profissionais que atenderão direta ou indiretamente a população que envelhece. Dessa forma, será fortalecida a sinergia entre os diferentes profissionais de saúde para um atendimento de excelência aos idosos. Equipes trabalhando de forma interdisciplinar favorecem também a transferência de conhecimento, melhorando as orientações e os encaminhamentos.[6]

Caminhamos de maneira célere a desenvolver linhas de cuidado dirigidas às principais afecções que acometem os idosos, permitindo aos profissionais das diferentes especialidades médicas e não médicas o encontro dos caminhos mais eficazes para o diagnóstico precoce e o tratamento específico, obrigatoriamente de forma interdisciplinar, seja nas unidades de emergência, nas unidades de internação, nas unidades de transição e no domicílio, seja nos ambientes de ambulatório e consultório.

Certamente as pessoas acometidas por um distúrbio cognitivo, em qualquer uma das fases evolutivas que caracterizam essa enfermidade, terão grande benefício na inclusão desse perfil de atendimento, visto que, além de essas pessoas merecerem especial atenção pela condição progressiva da sua limitação funcional, há de se valorizar todas as possíveis influências oriundas das multimorbidades (e consequente polifarmácia), as quais caracterizam seu envelhecimento na evolução da demência.

ALTERAÇÕES CARDIOVASCULARES RELACIONADAS AO ENVELHECIMENTO

As alterações cardiovasculares relacionadas ao envelhecimento manifestam-se de forma heterogênea, dependendo principalmente da predisposição genética, do estado de condicionamento físico e da presença de comorbidades. Muitas vezes é difícil definir o que é alteração própria do envelhecimento e o que são alterações influenciadas por mudanças no estilo de vida ou pela presença de outras doenças.

Sabe-se que o envelhecimento determina modificações estruturais e funcionais do sistema cardiovascular, o que torna os idosos mais vulneráveis à perda da capacidade de manter a homeostase. Dentre elas se destacam o enrijecimento, o espessamento e a menor complacência das paredes das artérias de grande calibre. A parede da aorta sofre fragmentação de elastina e deposição de mucopolissacarídeos, de colágeno e de cálcio, com consequente aumento da impedância à ejeção do ventrículo esquerdo, estimulando o desenvolvimento de hipertrofia miocárdica. Além da hipertrofia das fibras miocárdicas, ocorrem substituição dos elementos contráteis por tecido conectivo e deposição de substância amiloide. Tais alterações contribuem para a diminuição da resposta contrátil do miocárdio, evidenciada pelo aumento do volume diastólico final (mecanismo de Frank-Starling) e pela redução da função diastólica. A disfunção diastólica tem papel importante no desenvolvimento da insuficiência cardíaca no idoso, sendo frequente o achado de idosos sintomáticos com função sistólica normal e dificuldade no enchimento ventricular.

A capacidade intrínseca do miócito de gerar força parece não ser afetada pela idade. A resposta de força dos miofilamentos ao Ca^{++} não é alterada pela idade.[7] Por outro lado, a duração do potencial de ação transmembrana é aproximadamente duas vezes mais prolongada no músculo cardíaco isolado de ratos senescentes de 24 meses em comparação ao de adultos jovens de seis a oito meses.[8-10] A taxa de recaptação de Ca^{++} pelo retículo sarcoplasmático diminui no miocárdio senescente, determinando prolongamento do relaxamento miocárdico.[11,12]

O envelhecimento é responsável por diminuição do fluxo sanguíneo para os músculos esqueléticos, redução do número de fibras musculares brancas e redução na atividade das enzimas do ciclo de Krebs, comprometendo a capacidade física aeróbia e anaeróbia.

Com o avançar da idade, há um declínio progressivo na capacidade de resposta beta-adrenérgica. Como resultado, há uma redução das respostas cronotrópica, inotrópica e vasodilatadora beta-adrenérgicas mediadas – por exemplo, durante o exercício. As respostas do sistema alfa-adrenérgico permanecem inalteradas com a idade,[13] entretanto as do sistema beta-adrenérgico nitidamente declinam devido à redução do número e/ou da sensibilidade dos receptores específicos[14] e à consequente elevação da norepinefrina plasmática. O aumento da resistência vascular pode ser relacionado com a menor vasodilatação promovida pelos receptores beta-adrenérgicos associada à normalidade do sistema constritor alfa. Assim, a idade relaciona-se a um desvio do equilíbrio do sistema adrenérgico para o lado do efeito alfa-adrenérgico.

Os idosos são mais sensíveis à sobrecarga de sódio e apresentam atividade plasmática da renina reduzida, sugerindo pouca influência do sistema renina-angiotensina no aumento da resistência vascular periférica. Os baixos níveis de renina e sua menor atividade podem estar relacionados com o declínio da atividade do sistema beta-adrenérgico que governa a sua liberação. Além disso, a hialinização das arteríolas aferentes renais chega a tornar o aparelho justaglomerular menos responsivo aos estímulos para produzir renina. Também é possível que a liberação de renina esteja suprimida pelo maior acúmulo de sódio.

Os efeitos das alterações ateroscleróticas sobre o endotélio vascular podem contribuir para a elevação da resistência vascular periférica no idoso. O endotélio lesado continua a produzir fatores constritores como endotelina, tromboxano e angiotensina II, porém não produz fatores relaxantes como óxido nítrico e prostraciclina, resultando em aumento da resistência periférica.

Provavelmente, os dois principais processos fisiopatológicos fundamentais que culminam nas alterações cardiovasculares relacionadas ao envelhecimento são o enrijecimento arterial e a disfunção endotelial que ocorrem nos vasos sanguíneos. Esses dois processos ocorrem de maneira progressiva. De início, permanecem clinicamente despercebidos por um longo período de tempo, mas, com sua progressão, rompem a barreira subclínica de modo a contribuir para o desenvolvimento de doença isquêmica e de insuficiência cardíaca.

O enrijecimento arterial leva ao aumento da pressão arterial sistólica e da pressão de pulso e determina um aumento compensatório da massa do ventrículo esquerdo e uma consequente hipertrofia. O aumento da pressão arterial torna o idoso mais vulnerável a acidente vascular cerebral, enquanto o aumento de carga vascular e hipertrofia ventricular compromete a reserva funcional ventricular esquerda e aumenta a vulnerabilidade para o desenvolvimento de insuficiência cardíaca. Por outro lado, o enrijecimento vascular contribui para alterações no endotélio, o que acelera o desenvolvimento de doença aterosclerótica e aumenta a vulnerabilidade para o desenvolvimento de isquemia tanto coronária como cerebral.

A pós-carga vascular representa a carga imposta pelo sistema vascular ao ventrículo para ejetar sangue e pode ser avaliada pela relação entre pressão e fluxo. Quanto maior a pós-carga, maior é a pressão gerada para atingir um determinado fluxo. Vários aspectos do sistema vascular contribuem para essa carga. Enquanto a resistência vascular sistêmica aumenta na ordem de 20% da segunda à sexta década de vida, a carga pulsátil se eleva 140%. Isso decorre do enrijecimento das paredes das artérias de grande e médio porte. O enrijecimento arterial eleva a pressão arterial na raiz da aorta e artérias centrais, tanto direta como indiretamente. Diretamente, com a redução da complacência arterial, há um aumento mais significativo da pressão para um dado fluxo de sangue ejetado. Esse é responsável pelo aumento no componente inicial de pressão arterial. Indiretamente, o enrijecimento arterial acelera a velocidade da onda de pulso pelo sistema arterial a partir da raiz da aorta à periferia dos leitos vasculares e leva ao retorno precoce de ondas refletidas da periferia de volta à raiz da aorta.[15-19] Quando o ventrículo esquerdo ejeta sangue na raiz da aorta, ondas de pressão e fluxo se propagam da raiz da aorta para a periferia. Com o aumento da velocidade da onda de pulso, ondas refletidas passam a retornar muito precocemente no ciclo cardíaco, ainda no período sistólico, e são responsáveis pelo aumento de pressão sistólica final na aorta central, mensurado pelo índice de amplificação, sendo responsável por mais de 20% da pressão de pulso da aorta central nesses indivíduos. O enrijecimento arterial, portanto, é o principal determinante da elevação da pressão arterial sistólica.

Alterações ateroscleróticas na região dos seios carotídeos podem reduzir a sensibilidade dos barorreceptores. Elas explicariam a maior variabilidade da pressão arterial dos idosos, sendo provavelmente uma das causas da redução dos reflexos posturais que os predispõem à hipotensão ortostática.

No tecido de condução, há redução das células e depósito de colágeno. O nó sinoatrial sofre redução do volume total, e há destruição irregular das áreas periféricas com substituição por tecido adiposo. Essas mudanças decorrentes do próprio envelhecimento também podem ser encontradas em doenças relacionadas à idade, principalmente doença arterial coronariana e hipertensão arterial, e essas podem acelerar o processo normal decorrente da idade. A linha divisória entre os dois processos não é clara. Os mecanismos podem ser mistos e variar desde apoptose até alterações degenerativas como fibrose e necrose. Os tecidos valvares, especialmente os anéis mitral e aórtico, são envolvidos por fibrose e calcificação que podem atingir o sistema de condução e promover bloqueios atrioventriculares.

SUMÁRIO DAS PRINCIPAIS ALTERAÇÕES CARDIOVASCULARES DETERMINADAS PELO ENVELHECIMENTO

- O sistema vascular apresenta mais alterações do que o coração.
- A contratilidade está preservada.
- A capacidade intrínseca do miócito em gerar força não é afetada pelo envelhecimento.
- O relaxamento ventricular é prolongado.
- A resposta beta-adrenérgica está comprometida – redução das respostas cronotrópica, inotrópica e vasodilatadora.
- Há aumento da pós-carga, principalmente devido ao enrijecimento vascular.
- Ocorre hipertrofia ventricular esquerda, como resultado do aumento da pós-carga.
- A função de bomba em repouso está preservada, com fração de ejeção ventricular esquerda e débito cardíaco normais.
- A reserva funcional está comprometida durante o exercício – há dificuldade em aumentar a fração de ejeção, o débito cardíaco e a frequência cardíaca.
- Há maior dependência no mecanismo de Frank-Starling, com dilatação cardíaca durante o exercício, aumentando a vulnerabilidade à isquemia do miocárdio e à insuficiência cardíaca.
- Há redução da sensibilidade dos barorreceptores, com predisposição à hipotensão ortostática.

REFERÊNCIAS

1. Busse AL, Jacob-Filho W. History and prospects of geriatrics. Rev Med (São Paulo). 2016;95(Special Issue 2):22-6.
2. Morley JE. A brief history of geriatrics. J Gerontol A Biol Sci Med Sci. 2004;59(11):1132-52. doi:10.1093/gerona/59.11.1132.

14 Manual de CardioGeriatria do InCor

3. Chatterji S, Byles J, Cutler D, Seeman T, Verdes E. Health, functioning, and disability in older adults: present status and future implications. Lancet. 2015;385:563-75. doi:10.1016/S0140-6736(14)61462-8.

4. Gold S, Bergman H. Comprehensive geriatric assessment revisited again. Age Ageing. 2000;29(5):387-8.

5. Aliberti MJR, Apolinario D, Suemoto CK, Melo JA, Fortes-Filho S, Saraiva MD, et al. Targeted geriatric assessment for fast-paced healthcare settings: development, validity, and reliability. J Am Geriatr Soc. 2018;66(4):748-54.

6. Busse AL, Jacob-Filho W. Envelhecimento: uma visão multidisciplinar. In: Jacob-Filho W, Jorge AAL, Busse AL. Envelhecimento: uma visão interdisciplinar. São Paulo: Atheneu; 2015. p. 3-10.

7. Bhatnagar GM, Walford GD, Beard ES, Humphreys S, Lakatta EG. ATPase activity and force production in myofibrils and twitch characteristics in intact muscle from neonatal, adult, and senescent rat myocardium. J Mol Cell Cardiol. 1984;16(3):203-18.

8. Capasso JM, Malhotra A, Scheuer J, Sonnenblick EH. Myocardial biochemical, contractile and electrical performance after imposition of hypertension in young and old rats. Circ Res. 1986;58(4):445-60.

9. Wei JY, Spurgeon HA, Lakatta EG. Excitation-contraction in rat myocardium: alterations with adult aging. Am J Physiol. 1984;246(6 Pt 2):H784-91.

10. Walker KE, Lakatta EG, Houser SR. Age associated changes in membrane currents in rat ventricular myocytes. Cardiovasc Res. 1993;27(11):1968-77.

11. Froehlich JP, Lakatta EG, Beard E, Spurgeon HA, Weisfeldt ML, Gerstenblith G. Studies of sarcoplasmic reticulum function and contraction duration in young adult and aged rat myocardium. J Mol Cell Cardiol. 1978;10(5):427-38.

12. Tate CA, Taffet GE, Hudson EK, Blaylock SL, McBride RP, Michael LH. Enhanced calcium uptake of cardiac sarcoplasmic reticulum in exercise-trained old rats. Am J Physiol. 1990;258(2 Pt 2):H431-5.

13. Abrass IB. Catecholamine levels and vascular responsiveness in aging. In: Horan MJ, Steinberg GM, Dumbar JB, Hadley EC, editors. Blood pressure regulation and aging, an NIH symposium. New York: Biomedical Information Corporation; 1986. p. 123-30.

14. Vestal RE, Wood AJ, Shand OG. Reduced betaadrenoceptor sensitivity in the elderly. Clin Pharmacol Ther. 1979;26:181-6.

15. Kelly R, Hayward C, Avolio A, O'Rourke M. Noninvasive determination of age-related changes in the human arterial pulse. Circulation. 1989;80:1652-9.

16. Lakatta EG. Cardiovascular regulatory mechanisms in advanced age. Physiol Rev. 1993;73(2):413-67.

17. Vaitkevicius PV, Fleg JL, Engel JH, O'Connor FC, Wright JG, Lakatta LE, et al. Effects of age and aerobic capacity on arterial stiffness in healthy adults. Circulation. 1993;88:1456-62.

18. Murgo JP, Westerhof N, Giolma JP, Altobeli SA. Aortic input impedance in normal man: relationship to pressure wave forms. Circulation. 1980;62:105-16.

19. Nichols WM, O'Rourke MF, Avolio AP, Yaginuma T, Murgo JP, Pepine CJ, et al. Effects of age on ventricular-vascular coupling. Am J Cardiol. 1985;55:1179-84.

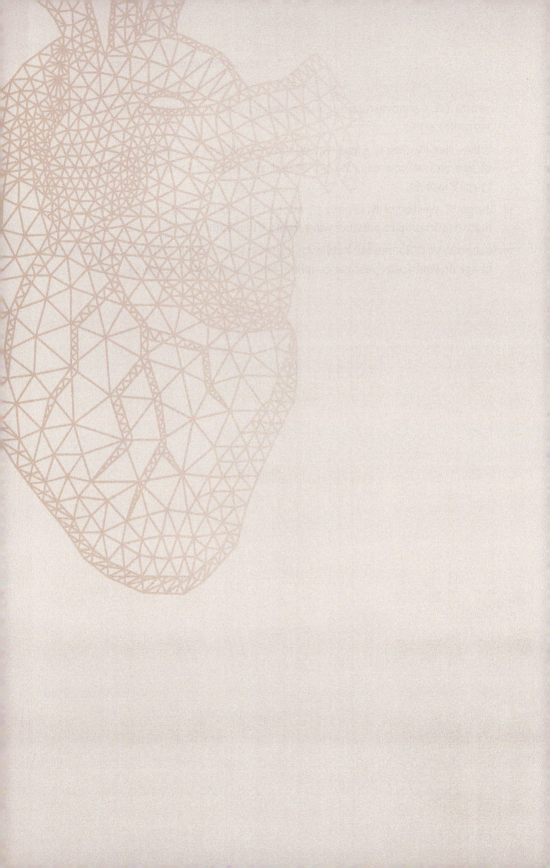

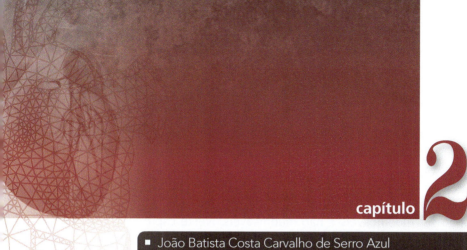

capítulo 2

- João Batista Costa Carvalho de Serro Azul
- Marcos Oliveira Martinelli
- Loren Suyane Oliveira de Andrade ■ Felipe Bozi Soares

Fatores de Risco Cardiovascular em Idosos

ASSUNTOS ABORDADOS

1. Introdução
2. Hipertensão arterial sistêmica
3. Dislipidemia
4. Diabetes *mellitus*
5. Tabagismo
6. Obesidade
7. Atividade física
8. Hábitos alimentares

INTRODUÇÃO

As doenças cardiovasculares constituem a principal causa de mortalidade no Brasil, sendo responsáveis por mais de 30% das mortes nos idosos, segundo o Instituto Brasileiro de Geografia e Estatística (IBGE).[1]

Diversos são os fatores de risco para as doenças cardiovasculares, podendo ser modificáveis e não modificáveis. Neste capítulo, o foco são os modificáveis, entre eles: hipertensão arterial sistêmica, dislipidemia, diabetes *mellitus*, tabagismo, sedentarismo e obesidade.

Em 2010, a American Heart Association desenvolveu uma ferramenta intitulada Life's Simple 7,[2] visando à redução de doenças cardiovasculares, a qual mostra a importância do controle de fatores de risco. É composta por sete métricas ideais a serem atingidas: cessação do tabagismo, prática regular de atividade física, dieta saudável, controle da obesidade, da hipertensão, da dislipidemia e do diabetes.

A fragilidade é uma síndrome geriátrica caracterizada por diminuição da reserva homeostática e da resistência aos diversos estressores, levando ao aumento da vulnerabilidade e dos desfechos clínicos desfavoráveis, com um risco duas vezes maior de morte mesmo após ajustes para comorbidades e idade. Na presença dessa síndrome, faz-se necessária uma abordagem diferenciada dos fatores de risco cardiovascular.[3]

Isso se deve a dois motivos principais: o idoso frágil é mais suscetível a sofrer efeitos colaterais das medicações, e esses efeitos tendem a ser mais graves. Levando-se em conta o prognóstico, há de se contrapor o tempo necessário para que uma terapia proposta leve ao benefício desejado.[3]

Antes, portanto, de desenvolver uma estratégia de tratamento dos fatores de risco cardiovascular para o idoso, é de suma importância realizar avaliação geriátrica ampla, definindo o grau de funcionalidade do paciente, bem como presença ou não de síndromes geriátricas como fragilidade e sarcopenia, visando promover uma abordagem individualizada que possa gerar benefícios e minimizar riscos. Dessa maneira, o médico não deixará de prescrever tratamentos mais intensivos para aqueles que possuem indicação, tampouco indicará tratamentos com maior potencial de malefício para os mais frágeis.

HIPERTENSÃO ARTERIAL SISTÊMICA

A hipertensão arterial sistêmica (HAS) consiste em um dos principais fatores de risco para o desenvolvimento de doenças cardiovasculares no idoso, por se tratar de uma doença muito prevalente e com baixas taxas de controle na população.

Mais de 60% dos idosos no Brasil têm o diagnóstico de HAS, e menos da metade consegue atingir a meta adequada. Isso se deve principalmente à má adesão medicamentosa e, numa menor extensão, à maior prevalência de HAS resistente nessa população.[4]

Nos idosos, por conta das alterações relacionadas ao envelhecimento cardiovascular, pode ocorrer elevação apenas da pressão arterial sistólica (PAS), caracterizando hipertensão sistólica isolada – entidade mais prevalente nos idosos e que acarreta um risco duas a quatro vezes maior de acidente vascular encefálico, infarto agudo do miocárdio, hipertrofia ventricular esquerda, doença renal crônica e mortalidade por causas cardiovasculares.[4,5]

A HAS secundária é também mais prevalente na população geriátrica, portanto deve sempre ser considerada, principalmente nos casos de HAS de difícil controle e resistente. Dentre as causas mais importantes, destacam-se síndrome da apneia obstrutiva do sono, doença renal parenquimatosa e renovascular, distúrbios da tireoide e HAS induzida ou agravada por medicações. Essa última condição é de extrema relevância no idoso, tendo-se em vista maior prevalência de polifarmácia.

Existem quatro classes de anti-hipertensivos considerados de primeira linha por reduzirem o risco de doenças cardiovasculares e a mortalidade decorrente delas. São eles: diuréticos tiazídicos, bloqueadores de canal de cálcio di-hidropiridínicos, inibidores da enzima conversora de angiotensina (iECA) e bloqueadores do receptor de angiotensina II (BRA).[6] A escolha de uma classe em detrimento de outra deve ser norteada de acordo com as peculiaridades do paciente, levando-se em conta a multimorbidade e os possíveis efeitos colaterais.

Até alguns anos atrás, não eram conhecidos os reais benefícios de se tratar a HAS. Os primeiros trabalhos que mostraram os benefícios do tratamento na população geral surgiram em meados da década de 1960; aqueles que evidenciaram os mesmos benefícios na população geriátrica são ainda mais recentes, datando do início da década de 1990, com os ensaios clínicos SHEP e STOP sendo os pioneiros.[7,8]

Atualmente, sabe-se que tratar HAS, bem como hipertensão sistólica isolada, reduz desfechos cardiovasculares na população idosa, entretanto ainda há muita controvérsia a respeito das metas pressóricas que devemos almejar.

Em 2008, foi publicado o HYVET,[9] que comparou tratamento farmacológico *versus* placebo numa população de idosos de 80 anos ou mais, visando atingir uma meta de PA ≤ 150 x 80 mmHg. O estudo concluiu que o tratamento farmacológico, visando tal meta, foi benéfico nessa população.

Mais recentemente, em 2015, foi publicado o SPRINT,[10] que comparou o tratamento intensivo da HAS (cuja meta era PAS < 120 mmHg) com o tratamento-padrão (PAS < 140 mmHg). O estudo mudou o paradigma, até então vigente, de que o tratamento da HAS no idosos deveria visar metas menos rigorosas, ao mostrar que, mesmo no braço que avaliou apenas os idosos com 75 anos ou mais,[11] houve benefício com o tratamento intensivo. Foi realizada, ainda, uma análise de subgrupo de acordo com o grau de fragilidade e a velocidade de marcha,[11] a qual mostrou que mesmo os mais frágeis e os *slow walkers* se beneficiavam do controle intensivo.

O SPRINT foi alvo de polêmica por alguns motivos – e talvez o mais importante tenha sido a forma como foi aferida a PA. A aferição era realizada em uma sala tranquila, utilizando-se um aparelho automático, sem a presença de um profissional de saúde, eliminando-se, portanto, o componente do jaleco branco e, por conseguinte, subestimando-se o valor da PA em cerca de 5 a 10 mmHg.

Independentemente dos vieses, o SPRINT foi um estudo de grande importância ao incluir um número significativo de idosos e mostrar que essa população também se beneficia de tratamento mais intensivo.

Por outro lado, o estudo concluiu que alguns efeitos colaterais, como hipotensão e lesão renal aguda, foram mais frequentes nos pacientes com tratamento intensivo, dado que deve ser levado em conta na prática clínica, em que frequentemente nos deparamos com situações nas quais devemos reduzir a dose da medicação devido à hipotensão sintomática.

Em vista das diferentes conclusões trazidas pelos mais recentes estudos, as diretrizes mais atuais apresentam informações diferentes no que tange à classificação da HAS e às metas a serem atingidas.

A diretriz brasileira sugere como meta PAS < 150 mmHg;[6] já a americana, fortemente influenciada pelos resultados do SPRINT, além de reduzir o ponto de corte para classificação de HAS, traz como recomendação uma meta de PAS < 130 mmHg, desde que o idoso tenha uma boa condição clínica.[12]

A diretriz europeia recomenda manter a PAS entre 130 e 139 mmHg, bem como a pressão arterial diastólica (PAD) abaixo de 90 mmHg (mas, se bem tolerado o tratamento, abaixo de 80 mmHg).[13]

ALGUMAS CONSIDERAÇÕES IMPORTANTES

- O comportamento da curva em J da PAD: tanto valores muito elevados como muito baixos são deletérios e aumentam o risco cardiovascular. Portanto, quando a PAD atingir valores abaixo de 70 mmHg, é preciso reduzir o tratamento anti-hipertensivo.[13]
- A pressão diastólica abaixo de 60 mmHg foi critério de exclusão em grande parte dos estudos.
- É crescente a evidência, ainda com base em estudos observacionais,[3] de que o perfil de funcionalidade e a presença de fragilidade têm impacto nos benefícios do controle da PA.
- A coorte de pacientes selecionados em grandes estudos, como HYVET, é composta de idosos funcionais, com baixa carga de comorbidade.

Devemos lembrar que, muitas vezes, o paciente idoso da vida real não se encaixa nos critérios de inclusão de tais estudos. Dessa forma, devemos tomar nossas decisões analisando tais resultados com parcimônia e utilizando a nossa experiência clínica conjuntamente.

DISLIPIDEMIA

Dislipidemia é a entidade nosológica conceituada como uma ou mais alterações no metabolismo das lipoproteínas. Classifica-se em:[14]

1. Hipercolesterolemia isolada: aumento isolado do LDL-c (LDL-c ≥ 160 mg/dL).
2. Hipertrigliceridemia isolada: aumento isolado dos triglicérides (TG ≥ 150 mg/dL ou ≥ 175 mg/dL, se a amostra for obtida sem jejum).
3. Hiperlipidemia mista: aumento do LDL-c e dos triglicérides (TG > 150 mg/dL ou 175 mg/dL sem jejum).
4. HDL-c baixo: redução do HDL-c (homens < 40 mg/dL e mulheres < 50 mg/dL) isolada ou em associação ao aumento de LDL-c ou de TG.

Prevenção primária

Antes de mais nada, é recomendada a todos os pacientes a mudança do estilo de vida.[14]

Para avaliar a indicação de tratamento com estatinas, é recomendada a avaliação do risco cardiovascular em dez anos por meio das calculadoras de risco.

A diretriz brasileira recomenda o Escore de Risco Global (ERG), que estima o risco de eventos cardiovasculares em dez anos.[14]

A calculadora é obtida no site do Departamento de Aterosclerose da Sociedade Brasileira de Cardiologia (SBC) para os sistemas Android e IOS:

 http://departamentos.cardiol.br/sbc-da/2015/CALCULADORAER2017/index.html. [acesso em 2 jul 2020]

Em algumas situações, entretanto, quando os indivíduos se enquadram em condições de alto risco, a estatina estará indicada, sendo dispensado o uso das calculadoras. Alguns exemplos desse cenário: aterosclerose na forma subclínica (ultrassonografia de carótidas com presença de placa; índice tornozelo-braquial < 0,9; escore de cálcio arterial coronariano > 100 ou presença de placas ateroscleróticas na angiotomografia de coronárias); aneurisma de aorta abdominal; doença renal crônica com taxa de filtração glomerular < 60 mL/min; concentrações de LDL-c ≥ 190 mg/dL; diabéticos com fatores de risco adicionais.[14]

Para aqueles que são submetidos ao cálculo de risco, as seguintes categorias são possíveis, de acordo com o ERG:

Risco alto	Homens > 20% e mulheres > 10%.
Risco intermediário	Homens entre 5 e 20% e mulheres entre 5 e 10%.
Risco baixo	Ambos < 5%.

De acordo com o risco, são estabelecidas as seguintes metas de LDL-c:

Risco alto	< 70 mg/dL.
Risco intermediário	< 100 mg/dL.
Risco baixo	< 130 mg/dL.

Sabe-se que os benefícios da estatina surgem a longo prazo, após anos de tratamento, especialmente no contexto de prevenção primária. Isso não quer dizer, entretanto, que não há benefício para os grandes idosos. Metanálise publicada em 2019 evidenciou tendência a uma menor redução de risco relativo no grupo com mais de 75 anos. Sabendo-se que o risco absoluto de eventos nessa faixa etária é maior, a redução de risco absoluto também é maior e, portanto, o benefício da estatina mantém-se nessa subpopulação.[15]

Mais importante que a análise do fator idade puramente é a avaliação individualizada dos pacientes com múltiplas comorbidades não cardíacas e expectativa de vida inferior a cinco anos, visto que os benefícios da terapia são limitados nesse contexto e podem trazer malefícios, na medida em que contribuem para a polifarmácia.

Os ensaios clínicos que avaliaram estatinas para prevenção primária utilizaram doses de baixa a moderada potência. Entretanto, para aqueles com alto risco de eventos, é recomendada estatina de alta potência. E, quando não tolerada, pode ser indicado o inibidor da PCSK9.

Prevenção secundária

A prevenção secundária tem como objetivo evitar novos eventos cardiovasculares naqueles pacientes com doença cardiovascular estabelecida, portanto considerados de alto ou muito alto risco cardiovascular.

É consenso das diversas diretrizes que esses pacientes se beneficiam do tratamento com estatina de alta potência, pois ela reduz o risco de novos eventos em cerca de 20%, com um NNT de 33 a 100 para cada dez anos de tratamento para cada redução de 38,7 mg/dL de LDL-c.[16,17]

A terapia inicial deve consistir em uso de estatina de alta potência, visando a uma redução de pelo menos 50% do LDL-c. Se essa meta não for atingida ou se o paciente mantiver LDL-c ≥ 70 mg/dL, uma vez confirmada a adequada adesão medicamentosa, parte-se para a terapia dupla ou tripla.[18]

A segunda droga de escolha, em geral, será a ezetimiba, em razão do menor custo e da maior facilidade de uso. Se ainda assim o paciente mantiver LDL-c ≥ 70 mg/dL, deve-se considerar o inibidor da PCSK-9, que pode ser adicionado à terapia dupla ou substituir a ezetimiba.[19,20]

Os benefícios das estatinas na prevenção secundária são evidentes em análises de subgrupo. Ademais, essa é a população com maior risco absoluto de eventos cardiovasculares, portanto a que tende a apresentar maior benefício.

Uma metanálise que visou avaliar os benefícios e a segurança das estatinas em pacientes das diferentes faixas etárias concluiu que a redução de risco relativo de eventos cardiovasculares era semelhante nos pacientes jovens e naqueles com mais de 75 anos no cenário da prevenção secundária. Essa metanálise também corroborou a segurança no uso das estatinas.[21]

No cenário da prevenção secundária, os benefícios da estatina são mais consistentes e observados num intervalo de tempo mais curto. Ainda assim, merecem avaliação individualizada os indivíduos com doenças crônicas avançadas e expectativa de vida limitada, que não viverão tempo suficiente para se beneficiar da ação das estatinas (as quais, portanto, constituirão medida fútil).

DIABETES *MELLITUS*

Diabetes *mellitus* (DM) é uma condição classicamente ligada ao aumento de risco cardiovascular. Apesar disso, há controvérsia sobre o benefício do tratamento intensivo na prevenção de eventos macrovasculares – e nos idosos esse questionamento é ainda maior.

Capítulo 2

Fatores de Risco Cardiovascular em Idosos **25**

São quatro grandes estudos que guiam o manejo do DM atualmente: UKPDS,[22] ADVANCE,[23] VADT[24] e ACCORD.[25] Todos esses excluíram indivíduos com mais de 80 anos e usaram desfechos indiretos para aferição da prevenção de eventos microvasculares. Além disso, não é claro qual subgrupo se beneficia mais do controle glicêmico intensivo.

Alguns autores[26] sugerem a realização de quatro passos para definição da tomada de decisão no controle de DM em idosos:

1. Estimar benefícios de um controle glicêmico intensivo: os quatro estudos foram incapazes de comprovar benefício do controle glicêmico intensivo na incidência de eventos macrovasculares nos primeiros dez anos. Para microvasculares, a curva de benefício entre controle-padrão *versus* intensivo começa a divergir a partir de oito anos de tratamento e param a divergência após 15 anos. Lembrando que a evidência mais importante quanto à proteção microvascular, o UKPDS, analisou pacientes recém-diagnosticados.

2. Estimar malefícios do controle intensivo: o risco de hipoglicemia é maior no tratamento intensivo e é maior quanto maior a idade. Além disso, esses eventos estão relacionados a déficit cognitivo e marcadores de fragilidade.

3. Estabelecer um alvo glicêmico que maximize os benefícios e minimize os malefícios, em decisão conjunta. Devemos lembrar que, no mais otimista dos cenários (UKPDS), o benefício de manter HbA1C < 7,5% é pequeno. Em contrapartida, o risco de hipoglicemia e malefício com o tratamento intensivo é muito bem documentado. Considerar também que valores de HbA1C acima de 9% são associados a maior incidência de sintomas como glicosúria, desidratação, entre outros.

4. Evitar polifarmácia. Para isso, lembrar que, para cada novo hipoglicemiante oral adicionado à prescrição, menor a redução de HbA1C.

Para realização desses quatro passos, portanto, o médico deve considerar presença de multimorbidade, tempo de DM, prognóstico, adesão medicamentosa e expectativa com relação ao tratamento, risco de hipoglicemia e fatores de risco cardiovascular.

A meta de controle será mais intensiva (HbA1C próximo de 7%) quanto menor o número de comorbidades, quanto menor o tempo de DM, quanto maiores a adesão e a expectativa de vida, quanto menor o risco de hipoglicemia e quanto menor o risco cardiovascular – e o oposto para controle menos intensivo.

Devemos considerar, ainda, a interação das diversas síndromes geriátricas com o controle dessa doença:[27]

- **Fragilidade e sarcopenia:** diabetes é condição associada a uma maior prevalência desses dois aspectos. Na resistência insulínica ocorrem diminuição de síntese proteica muscular e aumento de degradação de proteínas musculares. Por essas razões, é aconselhável que se procure por sarcopenia em pacientes diabéticos usando ferramentas de triagem como o SARC-F, e, ao detectar essa condição, é preciso tratá-la agressivamente.

- **Quedas:** diabéticos idosos caem o dobro, e grande parte desse aumento de frequência é explicada por episódios de hipoglicemia. Há diversos fatores de risco para quedas em um idoso diabético: neuropatia periférica, disautonomias com hipotensão postural e arrítmicas, disfunção executiva (dificuldade em dupla tarefa), alterações nos pés, alterações sensoriais, polifarmárcia e síncopes.

- **Déficits sensoriais:** déficit visual é outra limitação importante. A principal causa nesses pacientes não é a retinopatia diabética, mas a catarata, condição que tem DM como fator de risco.

- **Incontinência urinária:** é outro sintoma frequente em diabéticos e que sempre deve ser ativamente questionado. Esses pacientes têm maior risco de infecção, além de a hiperglicemia piorar o quadro.

- **Déficit cognitivo:** idosos diabéticos possuem maior déficit cognitivo em comparação aos não diabéticos, principalmente no domínio executivo. Com relação à maior progressão do déficit, a literatura é controversa. Na prática clínica, o diagnóstico dessa condição é de extrema importância, pois tem impacto direto na eficácia do tratamento.

Tratamento – particularidades no idoso

Apesar de, como já descrito, o benefício na prevenção de eventos macrovasculares nos diabéticos ser duvidoso, há diversas estratégias de tratamento que permitem maior proteção cardiovascular. Todas essas evidências surgiram após exigência, em 2008, pela Food and Drug Administration (FDA) e pela European Medicines Agency (EMA), de realização de estudos de segurança cardiovascular para os antidiabéticos orais após resultados de malefícios e falta de benefícios com controle intensivo até então.

Mudança de estilo de vida

O estudo Look AHEAD comparou pacientes diabéticos obesos com ou sem doença cardiovascular (DCV) quanto a mudança de estilo de vida (MEV) ou tratamento convencional. Evidenciou-se que, apesar do melhor controle glicêmico, da maior perda de peso e da redução de circunferência abdominal, não houve redução de mortalidade cardiovascular entre os grupos. Em análise *post hoc*, aqueles que perderam mais de 10% do peso em qualquer dos grupos (MEV ou não) tiveram benefícios para proteção macrovascular.[28]

Em pacientes idosos com risco de fragilidade ou sarcopenia, a perda de peso deve ser prescrita com cautela, uma vez que há menor qualidade muscular e maior facilidade para perda de massa muscular, piorando o prognóstico.

Metformina

Pelo UKPDS, metformina tem benefício na proteção contra eventos cardiovasculares, embora o número de eventos evitados seja pequeno. Metanálises resultam na mesma conclusão. No estudo HOME, houve proteção cardiovascular ao adicionar a droga ao esquema de insulina, independentemente do controle glicêmico.

Um ponto central na terapêutica de idosos são os efeitos adversos. Com a metformina, tais efeitos gastrointestinais podem ser amenizados iniciando-se a droga em doses mais baixas e com formulações de liberação prolongada.[28]

A metformina está contraindicada naqueles pacientes com insuficiência cardíaca grave, insuficiência hepática grave e *clearance* de creatinina < 30 mL/min/1,73 m.[23]

Pontuamos ainda que, apesar de a metformina ser a primeira opção no tratamento farmacológico recomendado por diversas organizações, ela atua na resistência insulínica central, aspecto de menor importância na fisiopatologia da DM no idoso.

Sulfonilureias

São conflitantes os dados quanto ao benefício cardiovascular, sendo as sulfonilureias até prejudiciais em algumas coortes. Esse fato, somando-se ao risco de hipoglicemia, torna essa classe uma opção pouco favorável, especialmente em idosos e pacientes com disfunção renal.[28]

Tiazolidinedionas (glitazonas)

Atuam melhorando a resistência insulínica periférica, porém pioram sintomas de insuficiência cardíaca (IC) por maior retenção hídrica e de sódio.[28]

Com relação aos riscos cardiovasculares, o estudo IRIS mostrou proteção contra acidente vascular cerebral ao comparar pioglitazona *versus* placebo em pacientes com resistência insulínica, e o estudo RECORD mostrou não inferioridade na proteção cardiovascular quando a rosiglitazona foi comparada com metformina ou sulfonilureia. No entanto, a piora da IC com retenção hidrossalina, o maior risco de fratura osteoporótica e a grande variedade de hipoglicemiantes orais no mercado tornam essa classe uma opção pouco favorável.[28]

Inibidores de DPP-IV

Os benefícios dessa classe na prevenção cardiovascular são incertos. De fato, estudos com alogliptina (EXAMINE) e com saxagliptina (SAVOR TIMI 53) não mostraram superioridade em relação ao placebo – e, além disso, elas aumentaram o número de internações por IC descompensada, o que gerou um alerta para que se evite essa classe em indivíduos com IC. O estudo TECOS teve resultado semelhante quanto à não superioridade da sitagliptina ao placebo, com a vantagem de esse medicamento não ter interferido na IC.

Para a linagliptina, recentemente foram publicados os estudos CARMELINA e CAROLINA. Neles, ela não foi inferior ao placebo e não aumentou o risco de internação por IC, sendo segura após eventos agudos também.

Além disso, é a única escolha, dentre os medicamentos dessa classe, que não necessita de ajuste para função renal.[28]

Como efeitos adversos pontuam-se: dor abdominal; pequeno número de casos, mas estatisticamente significativos, de pancreatite, infecção urinária, infecção de via aérea, nasofaringite e elevação de transaminases.

Agonistas de receptor GLP-1

O estudo LEADER mostrou não inferioridade da liraglutida em relação ao placebo, bem como redução de mortes por causas cardiovasculares em profilaxia primária e secundária. É, porém, uma droga com perfil desfavorável para pacientes que apresentam insuficiência cardíaca com fração de ejeção reduzida (IC FEr), conforme demonstrado no estudo FIGHT. Possíveis explicações: houve aumento da frequência cardíaca (FC) nos pacientes em uso da medicação, e a perda de peso foi maléfica naqueles pacientes que já apresentam perda de peso pela própria IC. Portanto, não é a medicação de escolha para aqueles com IC.[28]

Inibidores de SGLT-2

Atualmente, são disponíveis os seguintes iSGLT-2: empagliflozina, canagliflozina, dapagliflozina e ertugliflozina.

A empagliflozina foi a primeira a ter benefício cardiovascular comprovado no estudo EMPA-REG OUTCOME. Em pacientes com doença aterosclerótica estabelecida, a empagliflozina reduziu o desfecho primário composto às custas da redução de mortes por causas cardiovasculares. Esse benefício foi independente da redução de HbA1C, sugerindo benefício próprio do iSGLT-2 independente da glicose.

Para a canagliflozina, o CANVAS testou profilaxias primária e secundária. Houve redução do desfecho primário composto de mortes por causas cardiovasculares e por todas as causas em ambas as profilaxias, também independente do efeito no tratamento da DM.

Para a dapagliflozina, a média de idade (estudo DECLARE TIMI 58) foi de 65 anos. Esse estudo tem alguns pontos fortes em relação aos demais: amostra grande de 16 mil pacientes diabéticos com e sem doença aterosclerótica. O estudo mostrou não inferioridade ao placebo em eventos cardiovasculares maiores, mas houve benefício em hospitalizações por IC, independentemente de o paciente ter doença aterosclerótica de base.[28]

Recentemente, foram divulgados resultados de importante estudo, o DAPA-HF, no qual foram analisados os benefícios dos iSGLT-2 em pacientes com IC sem o diagnóstico de DM, havendo redução de mortalidade cardiovascular naqueles com IC FEr.

Uma recente metanálise dos estudos dessa classe medicamentosa mostrou que os iSGLT-2 têm moderado benefício na prevenção de eventos cardiovasculares maiores em pacientes com doença aterosclerótica estabelecida; ademais, observou evidência robusta de benefício na progressão da nefropatia diabética e na redução de hospitalização por IC, independente de DCV estabelecida. A idade média dos pacientes foi de 63 anos, e o seguimento variou entre dois e quatro anos.

Com relação aos efeitos adversos, todas as medicações demonstraram aumento de incidência de infecção urinária e maior risco de desidratação. Elas são contraindicadas em pacientes com *clearance* de creatinina menor que 30 mL/min/1,73.[23]

Insulinoterapia

Há um grande número de pacientes diabéticos que, devido à perda da função das células beta ao longo dos anos, acabam requerendo suplemento exógeno de insulina. A instabilidade dos níveis de glicemia é um fator predisponente de complicações micro e macrovasculares. Antes da prescrição de insulina para o paciente idoso, devem ser considerados diversos fatores, como cognição, funções sensoriais e suporte social. É importante avaliar risco de hipoglicemia e sempre ter preferência por esquemas posológicos mais simples e dispositivos mais simples com pré-mistura.[28]

CONCLUSÃO

Para tratar DM em idosos, primeiro devemos levar em conta os diversos fatores que influenciam a escolha de alvos mais ou menos intensivos. Tendo essa definição, é possível optar por esquemas terapêuticos mais simples e mais seguros, além de considerar os benefícios cardiovasculares ligados a cada terapia.

TABAGISMO

O tabagismo está relacionado a aumento de fatores de risco cardiovascular e de doenças crônicas (como neoplasias e doença pulmonar obstrutiva crônica), além de aumentar a mortalidade por todas as causas, sendo o responsável por até 50% das mortes evitáveis em fumantes[29].

O benefício da cessação do tabagismo, já bem estabelecido em evidências robustas para pessoas mais jovens, vem tornando-se mais claro em idosos e grandes idosos, mostrando aumento da sobrevida em até três anos após a cessação[30] e melhora da qualidade de vida no restante dos anos vividos.

Os idosos, em geral, subestimam os riscos do tabagismo e superestimam os benefícios de seguir fumando, quando em comparação com pessoas mais jovens. Além disso, a história longa de tabagismo faz com que eles tenham a ideia de que são sobreviventes ou de que o "dano já está feito".[31] O maior risco de isolamento social, o baixo nível de atividades de lazer, a vulnerabilidade financeira e o baixo nível educacional da nossa população de idosos são outras características que tornam mais difícil a cessação.[32]

Somando-se a isso, observa-se que a equipe de saúde deixa de abordar pacientes idosos e muito idosos quanto à intenção de cessar o tabagismo, o que restringe o acesso desses pacientes às ferramentas necessárias para tal. É sabido que todos os pacientes devem ser questionados sobre o hábito na consulta médica e, quando relevante, devem receber aconselhamento por um profissional que esteja capacitado a indicar as terapias pertinentes.[33]

Entre os preditores de sucesso para a cessação, temos a abstinência alcoólica e o convívio com outras pessoas, o que pode indicar maior suporte social, com mais cobrança para a cessação do tabagismo. Além disso, pacientes com disfunções cognitivas, em especial disfunção executiva, tendem a deixar de fumar, provavelmente em razão de um acesso mais controlado, por parte dos familiares e cuidadores.[32]

Logo, é fundamental que idosos sejam questionados sobre o tabagismo e sobre a intenção de parar de fumar, para que, com tratamento adequado, tanto farmacológico quanto não farmacológico, possamos contribuir para o aumento da sobrevida e dos anos vividos com qualidade.

OBESIDADE

O índice de massa corporal (IMC), tendo-se em vista alterações próprias do envelhecimento, não é a ferramenta ideal para a população idosa. A redistribuição da gordura – com redução da subcutânea e aumento da visceral e da intramuscular –, associada a alterações na composição corporal e à redução na estatura, é uma das razões que mostram a imprecisão desse índice na correlação com adiposidade.[34]

Essa imprecisão se traduz no fato de que, em estudos observacionais, idosos com sobrepeso e obesidade têm menor mortalidade cardiovascular e geral. É o chamado paradoxo da obesidade.

Outras possíveis explicações para esse paradoxo são o viés de sobrevivência dos indivíduos com maior IMC, porém com bom perfil metabólico, e a associação de desfechos negativos com perda de peso em idosos.

Não devemos esquecer, no entanto, que obesidade em idosos é de fato associada a maiores taxas de institucionalização e perda funcional e, portanto, deve ser adequadamente combatida com mudanças de estilo de vida (atividade física e hábitos alimentares), de forma a preservar massa e função muscular a despeito da perda de peso.

ATIVIDADE FÍSICA

A atividade física regular é capaz de reduzir a incidência de fatores de risco cardiovascular e promover melhora dos índices glicêmicos e lipídicos, além de reduzir a mortalidade por todas as causas e por causas cardiovasculares na população em geral, bem como na população idosa. É capaz, também, de retardar a perda muscular associada à idade, contribuindo para a manutenção da força muscular, reduzindo o risco de quedas e promovendo manutenção de autonomia. Essa prática também é associada à redução de ansiedade e depressão, com melhora dos indicadores de qualidade de vida nos pacientes mais ativos.[35]

Vale salientar que o comportamento sedentário vem aumentando na população idosa e muito idosa. Ele apresenta relação direta com o aumento da incidência de eventos cardiovasculares.[36]

Pacientes acima de 70 anos devem passar por avaliação médica antes da indicação de atividade física e, a depender do risco, devem ser submetidos a uma avaliação funcional, utilizando ferramentas como o teste ergométrico, por exemplo. Pacientes mais frágeis devem ser submetidos a uma avaliação ergométrica com protocolos em que a carga inicial seja menor e haja aumento mais lento e progressivo, como o protocolo de Naughton modificado.

Com relação à atividade física aeróbica, a American Heart Association, a European Society of Cardiology e a Sociedade Brasileira de Cardiologia recomendam ao menos 30 minutos de atividade física de moderada intensidade cinco dias na semana, totalizando 150 min/semana, ou 15 minutos de atividade física de vigorosa intensidade cinco dias na semana, totalizando 75 min/semana.

De forma prática, nas atividades moderadas observam-se esforço notável para conclusão da atividade e aumento discreto da FC, e o paciente fica mais suado, discretamente ofegante e é capaz de conversar durante a atividade. Já nas atividades intensas, o esforço para completar a atividade é evidente, ocorrendo aumento moderado da FC, e o paciente apresenta suor profuso e não consegue mais conversar durante a atividade.

Para pacientes idosos, também se recomendam atividades isotônicas em grandes grupos musculares de pernas, quadril, costas, peitoral, abdômen, ombros e braços em dias alternados, ao menos duas vezes na semana, em combinação com atividade aeróbica.

Para pacientes com risco de queda, devem ser indicados exercícios de equilíbrio, sob supervisão, com uma intervenção estruturada, frequente e com aumento progressivo de dificuldade para melhora do equilíbrio.

É importante ressaltar que pacientes com déficits cognitivos também devem ser estimulados a realizar atividade física, já que isso preserva a capacidade física e a independência.[37] Em pacientes com outras doenças neurodegenerativas, como a doença de Parkinson, a prática de atividade física tem efeito positivo em marcha, mobilidade e equilíbrio, promovendo maior independência.[38]

A prática de atividade física e o comportamento ativo devem ser pilares na promoção de saúde do paciente idoso devido aos múltiplos benefícios demonstrados na saúde física e mental.

HÁBITOS ALIMENTARES

O consumo de uma dieta saudável tem relação com menor morbidade e mortalidade por doenças crônicas e com redução de fatores de risco de doenças cardiovasculares, como hipertensão arterial e DM tipo 2.[39]

O Brasil, ao lado de outros países em desenvolvimento, vem passando por uma modificação dos hábitos alimentares de sua população, com alimentos *in natura* ou minimamente processados de origem vegetal (arroz, feijão, batata e outros legumes) sendo substituídos por preparações culinárias que têm como base produtos multiprocessados e industrializados prontos para consumo.[40] O aumento do consumo de calorias, gorduras saturadas e trans, colesterol e açúcares vem proporcionando aumento do risco de doenças do sistema cardiovascular. Logo, a adoção de uma alimentação saudável é importante para a redução do risco cardiovascular individual e para a redução de custos do sistema de saúde.[41]

Diversas dietas são propostas como modelos saudáveis, como a dieta DASH (*dietary approach to stop hypertension*) e a dieta mediterrânea. No Brasil, temos as orientações do *Guia Alimentar para a População Brasileira*, do Ministério da Saúde, publicado em 2014. As evidências de redução de risco cardiovascular com a dieta DASH e a mediterrânea, por exemplo, são diversas e bem estabelecidas. A DASH é baseada em alimentos com baixo teor de gordura saturada e rica em frutas, vegetais e hortaliças com alto teor de magnésio, potássio e cálcio, sendo as proteínas preferenciais peixes e carnes brancas. Já na dieta mediterrânea, também rica em frutas, hortaliças e vegetais, os óleos vegetais, azeites e cereais integrais têm papel principal, além do consumo de peixes e ingesta moderada de vinho.[42]

O *Guia Alimentar para a População Brasileira*, publicação de 2014 do Ministério da Saúde, tem importância ímpar, já que adapta as orientações nutricionais aos padrões socioeconômicos e culturais de nossa população. Nele, ganham destaque quatro recomendações: uma alimentação que tenha em sua base alimentos *in natura* ou minimamente processados; o uso de óleos, gorduras, sal e açúcar em pequenas quantidades para cozinhar e temperar alimentos; a limitação da ingesta de alimentos processados, consumindo-os em pequenas quantidades e apenas como ingredientes das preparações culinárias; e, por fim, a orientação de evitar alimentos ultraprocessados.[40]

REFERÊNCIAS

1. Instituto Brasileiro de Geografia e Estatística. Pesquisa Nacional de Saúde (PNS). Rio de Janeiro; 2013.

2. Lloyd-Jones DM, Hong Y, Labarthe D, Mozaffarian D, Appel LJ, Van Horn L, et al.; on behalf of the American Heart Association Strategic Planning Task Force and Statistics Committee. Defining and setting national goals for cardiovascular health promotion and disease reduction: the American Heart Association's Strategic Impact Goal through 2020 and beyond. Circulation. 2010;121:586-613.

3. Feitosa-Filho GS, Peixoto JM, Pinheiro JES, Afiune Neto A, Albuquerque ALT, Cattani AC et al. Atualização das diretrizes em cardiogeriatria da Sociedade Brasileira de Cardiologia. Arq Bras Cardiol. 2019;112(5):649-705.

4. Scala LC, Magalhães LB, Machado A. Epidemiologia da hipertensão arterial sistêmica. In: Moreira SM, Paola AV; Sociedade Brasileira de Cardiologia. Livro-texto da Sociedade Brasileira de Cardiologia. 2. ed. São Paulo: Manole; 2015. p. 780-5.

5. Izzo JL Jr, Levy D, Black HR. Clinical advisory statement: importance of systolic blood pressure in older Americans. Hypertension. 2000;35:1021.

6. Malachias MVB, Souza WKSB, Plavnik FL, Rodrigues CIS, Brandão AA, Neves MFT et al. 7a diretriz brasileira de hipertensão arterial. Arq Bras Cardiol. 2016;107(3 Supl 3):1-104.

7. Young JH, Klag MJ, Muntner P, Whyte JL, Pahor M, Coresh J. Blood pressure and decline in kidney function: findings from the Systolic Hypertension in the Elderly Program (SHEP). J Am Soc Nephrol. 2002;13:2776-82.

8. Boutitie F, Gueyffier F, Pocock S, Fagard R, Boissel JP; INDANA Project Steering Committee. J-shaped relationship between blood pressure and mortality in hypertensive patients: new insights from a meta-analysis of individual-patient data. Ann Intern Med. 2002;136:438-48.

9. Beckett NS, Peters R, Fletcher AE, Staessen JA, Liu L, Dumitrascu D, et al. Treatment of hypertension in patients 80 years of age or older. N Engl J Med. 2008;358:1887-98.

10. SPRINT Research Group, Wright JT Jr, Williamson JD, Whelton PK, Snyder JK, Sink KM, et al. A randomized trial of intensive versus standard blood-pressure control. N Engl J Med. 2015;373:2103-16.

11. Williamson JD, Supiano MA, Applegate WB, Berlowitz DR, Campbell RC, Chertow GM, et al. Intensive vs standard blood pressure control and cardiovascular disease outcomes in adults aged ≥ 75 years: a randomized clinical trial. JAMA. 2016;315:2673-83.

12. Whelton PK, Carey RM, Aronow WS, Casey DE Jr, Collins KJ, Himmelfarb CD, et al. 2017 ACC/AHA/AAPA/ABC/ACPM/AGS/APhA/ASH/ASPC/NMA/PCNA guideline for the prevention, detection, evaluation, and management of high blood pressure in adults: a report of the American College of Cardiology/American Heart Association Task Force on Clinical Practice Guidelines. Hypertension. 2018;71(6):e13-e115. doi: 10.1161/HYP.0000000000000065.

13. Williams B, Mancia G, Spiering W, Rosei EA, Azizi M, Burnier M, et al. 2018 ESC/ESH guidelines for the management of arterial hypertension. Eur Heart J. 2018;39: 3021-104.

14. Faludi AA, Izar MCO, Saraiva JFK, Chacra APM, Bianco HT, Afiune Neto A et al. Atualização da diretriz brasileira de dislipidemias e prevenção da aterosclerose – 2017. Arq Bras Cardiol. 2017;109(2 Supl 1):1-76.

15. Cholesterol Treatment Trialists' Collaboration. Efficacy and safety of statin therapy in older people: a meta-analysis of individual participant data from 28 randomised controlled trials. Lancet. 2019;393:407-15.

16. Everett BM, Mora S, Glynn RJ, MacFadyen J, Ridker PM. Safety profile of subjects treated to very low low-density lipoprotein cholesterol levels (< 30 mg/dl) with rosuvastatin 20 mg daily (from JUPITER). Am J Cardiol. 2014;114:1682-9.

17. Hsia J, MacFadyen JG, Monyak J, Ridker PM. Cardiovascular event reduction and adverse events among subjects attaining low-density lipoprotein cholesterol < 50 mg/dl with rosuvastatin. The JUPITER trial (justification for the use of statins in prevention: an intervention trial evaluating rosuvastatin). J Am Coll Cardiol. 2011;57:1666-75.

18. Grundy SM, Stone NJ, Bailey AL, Beam C, Birtcher KK, Blumenthal RS, et al. 2018 AHA/ACC/AACVPR/AAPA/ABC/ACPM/ ADA/AGS/APhA/ASPC/NLA/PCNA guideline on the management of blood cholesterol: executive summary: a report of the American College of Cardiology/American Heart Association Task Force on Clinical Practice Guidelines. J Am Coll Cardiol. 2019;73:3168-209.

19. Cannon CP, Blazing MA, Giugliano RP, McCagg A, White JA, Theroux P, et al. Ezetimibe added to statin therapy after acute coronary syndromes. N Engl J Med. 2015;372:2387-97.

20. Sabatine MS, Giugliano RP, Keech AC, Honarpour N, Wiviott SD, Murphy SA, et al. Evolocumab and clinical outcomes in patients with cardiovascular disease. N Engl J Med. 2017;376:1713-22.

21. Newman CB, Preiss D, Tobert JA, Jacobson TA, Page RL, Goldstein LB, et al. Statin safety and associated adverse events: a scientific statement from the American Heart Association. Arterioscler Thromb Vasc Biol. 2019;39(2):e38-e81.

Capítulo 2 Fatores de Risco Cardiovascular em Idosos **37**

22. UK Prospective Diabetes Study (UKPDS) Group. Effect of intensive blood glucose control with metformin on complications in overweight patients with type 2 diabetes (UKPDS 34). Lancet. 1998;352:854-65.

23. Patel A, MacMahon S, Chalmers J, Neal B, Billot L, Woodward M, et al.; ADVANCE Collaborative Group. Intensive blood glucose control and vascular outcomes in patients with type 2 diabetes. N Engl J Med. 2008;358(24):2560-72.

24. DuckworthW, Abraira C, Moritz T, Reda D, Emanuele N, Reaven PD, et al.; VADT Investigators. Glucose control and vascular complications in veterans with type 2 diabetes. N Engl J Med. 2009;360(2):129-39.

25. Gerstein HC, Miller ME, Byington RP, Goff Jr DC, Bigger T, Buse JB, et al.; Action to Control Cardiovascular Risk in Diabetes Study Group. Effects of intensive glucose lowering in type 2 diabetes. N Engl J Med. 2008;358(24): 2545-59.

26. Lipska KJ, Krumholz H, Soones T, Lee SJ. Polypharmacy in the aging patient: a review of glycemic control in older adults with type 2 diabetes. JAMA. 2016;315(10):1034-45.

27. Morley JE, Abbatecola AM, Woo J. Management of comorbidities in older persons whith type II diabetes. JAMA. 2017;18:639-45.

28. Carbone S, Dixon DL, Buckley LF, Abbate A. Glucose lowering therapies for cardiovascular risk reduction in type 2 diabetes mellitus: state-of-art review. Mayo Clin Proc. 2019;93(11):1627-47.

29. Thun, MJ; Carter, Brian D; Feskanich, D; Prentice, R; Lopez, AD; Hartge, P; Gapstur, SM. 50-Year Trends in Smoking-Related Mortality in the United States. N Engl J Med 2013; 368:351-364.

30. Gellert, C; Schottker, B; Brenner, H. Smoking and all-cause mortality in older people: systematic review and meta-analysis Arch. Intern. Med., 172 (11) (2012), pp. 837-844

31. Kerr S, Watson H, Tolson D, Lough M, Brown M. Smoking after the age of 65 years: a qualitative exploration of older current and former smokers' views on smoking, stopping smoking, and smoking cessation resources and services. Health Soc Care Community. 2006;14(6):572-582.

32. Cohen-Mansfield J. Predictors of Smoking Cessation in Old-Old Age. Nicotine Tob Res. 2016 Jul;18(7):1675-9.

33. World Health Organization. Prevention of Cardiovascular Disease Guidelines for assessment and management of cardiovascular risk. Guidelines for assessment and management of cardiovascular risk. Geneva, 2007

34. Kalish VB; Obesity in Older Adults. Prim Care Clin Office Pract 43 (2016) 137–144

35. Fragala MS, Cadore EL, Dorgo S, et al. Resistance Training for Older Adults: Position Statement From the National Strength and Conditioning Association. J Strength Cond Res. 2019;33(8):2019-2052.

36. van der Ploeg HP, Hillsdon M. Is sedentary behaviour just physical inactivity by another name?. Int J Behav Nutr Phys Act. 2017;14(1):142.

37. Blankevoort CG, van Heuvelen MJ, Boersma F, Luning H, de Jong J, Scherder EJ. Review of effects of physical activity on strength, balance, mobility and ADL performance in elderly subjects with dementia. Dement Geriatr Cogn Disord. 2010;30(5):392-402.

38. Lauzé M, Daneault JF, Duval C. The Effects of Physical Activity in Parkinson's Disease: A Review. J Parkinsons Dis. 2016;6(4):685-698.

39. Mach F; Baigent C; Catapano AL; Koskinas, KC; Casula, M; Badimon L; Chapman MJ; De Backer GG; Delgado V; Ference, BA; Graham, IM; Halliday A; Landmesser U; Mihaylova B; Pedersen T; Riccardi G; Richter DJ; Sabatine MS; Taskinen M; Tokgozoglu L; Wiklund O. ESC Scientific Document Group, 2019 ESC/EAS Guidelines for the management of dyslipidaemias: lipid modification to reduce cardiovascular risk: The Task Force for the management of dyslipidaemias of the European Society of Cardiology (ESC) and European Atherosclerosis Society (EAS), European Heart Journal, 2020; 41:(1):111-188.

40. Brasil. Ministério da Saúde. Secretaria de Atenção à Saúde. Departamento de Atenção Básica. Guia alimentar para a população brasileira / Ministério da Saúde, Secretaria de Atenção à Saúde, Departamento de Atenção Básica. – 2. ed., 1. reimpr. – Brasília : Ministério da Saúde, 2014. 156 p. : il.

41. World Health Organization. Global nutrition policy review 2016-2017: country progress in creating enabling policy environments for promoting healthy diets and nutrition. Geneva, 2018.

42. Casas R, Castro-Barquero S, Estruch R, Sacanella E. Nutrition and Cardiovascular Health. Int J Mol Sci. 2018;19(12):3988.

capítulo 3

- Alexander Douglas Teixeira Machado
- Paula Cristiana Calamita Quiroga

Prevenção Primária de Doenças Cardiovasculares em Idosos

ASSUNTOS ABORDADOS

1. Avaliação do risco cardiovascular em idosos

2. Papel da terapia com estatinas na prevenção primária de doenças cardiovasculares em idosos

3. Aspirina para prevenção primária de doenças cardiovasculares em idosos

4. Modificações do estilo de vida

5. Tratamento da hipertensão arterial para redução do risco cardiovascular em idosos

6. Tratamento do diabetes melito para a redução do risco cardiovascular em idosos

40 Manual de CardioGeriatria do InCor

Os principais avanços na área da saúde levaram a um aumento dramático na expectativa de vida ao longo do século passado, com uma mudança demográfica substancial em direção ao envelhecimento da população.[1] Foi demonstrado que o risco de doenças cardiovasculares (DCVs) duplica a cada década de vida, independentemente dos fatores de risco tradicionais.[2] Por isso, a DCV se tornou a principal causa de incapacidade e morte em idosos, e intervenções primárias para as DCVs se tornaram prioritárias.

A prevenção primária de DCVs nos idosos é, porém, particularmente complexa, uma vez que as evidências científicas para prevenção e tratamentos de saúde na população idosa são limitadas. Isso ocorre porque:

1. os ensaios clínicos que endossam as Diretrizes de Prática Clínica (DPCs) frequentemente excluem os pacientes mais idosos ou incluem apenas os mais saudáveis, não representando a realidade da população;[3-5]

2. o benefício líquido dos ensaios clínicos de prevenção é aferido após períodos relativamente longos de tempo, sendo necessários anos de intervenção para alcançar reduções modestas de risco absoluto. É difícil extrapolar esses resultados para os idosos, porque alguns deles podem não ter a expectativa de vida necessária para receber os benefícios;[6]

3. os objetivos dos estudos de prevenção primária com frequência não abordam resultados relevantes para o cuidado de idosos, como qualidade de vida e autonomia;[5,6]

4. benefícios que possam advir de tratamentos breves, mais apropriados aos grandes idosos, não são devidamente avaliados.

A decisão sobre o uso de medicamentos para a prevenção primária de DCVs em idosos é igualmente difícil. Vários fatores devem ser considerados ao prescrever fármacos para prevenção primária de DCVs em pacientes idosos, incluindo funcionalidade, fragilidade, expectativa de vida, comorbidades, tratamentos concomitantes e os desejos do próprio paciente em relação aos objetivos da terapia.[6]

É necessário ponderar os riscos de curto prazo dos efeitos adversos dos fármacos contra os potenciais benefícios futuros, difíceis de quantificar no contexto da expectativa de vida e da saúde geral de cada indivíduo.[4]

Capítulo 3 — Prevenção Primária de Doenças Cardiovasculares em Idosos **41**

A prevalência de comorbidades aumenta com o envelhecimento, e cerca de 70% das pessoas com 75 ou mais anos de idade têm duas ou mais doenças crônicas.[5,6] No entanto, as DPCs se concentram, quase sempre, em uma única doença. A aplicação das DPCs para cada condição isolada leva à polifarmácia, com aumento dos custos de tratamento e do risco de eventos adversos,[7] tornando difícil prever a ação de cada medicamento individualmente e comparar os reais benefícios e riscos da sua utilização.[7,8]

Outra questão refere-se à duração do tratamento preventivo, pois esses medicamentos são frequentemente continuados até o final da vida, fase em que podem não ser mais necessários.[7,9]

Por serem muito heterogêneos em seu estado geral de saúde e funcionalidade, idosos com o mesmo diagnóstico podem responder de maneira diversa ao tratamento.[3,10] Há também alterações fisiológicas associadas ao envelhecimento que devem ser consideradas na prescrição para idosos, como diminuição da absorção gastrointestinal, redução da depuração hepática e renal e menor massa muscular magra, com suas consequentes repercussões farmacocinéticas e farmacodinâmicas, como o maior volume de distribuição de medicamentos lipossolúveis e o maior risco de interações fármaco-fármaco.[6]

AVALIAÇÃO DO RISCO CARDIOVASCULAR EM IDOSOS

As diretrizes internacionais para prevenção primária de DCVs incentivam o uso de escores absolutos de risco (ER) de cinco ou dez anos para direcionar o tratamento.[7] Porém, os modelos de previsão de risco cardiovascular não são bem validados nos indivíduos mais idosos,[8,11] e não existe até o presente uma ferramenta de suporte clínico projetada especificamente para avaliar o risco cardiovascular em pacientes idosos acima dos 75 anos de idade.

No entanto, como o risco cardiovascular aumenta com a idade, e as pessoas com maior risco se beneficiam mais da sua redução, é razoável argumentar que as pessoas mais velhas (e principalmente as mais velhas e saudáveis) têm o potencial de se beneficiar da prevenção primária de DCVs ao menos tanto quanto aqueles mais jovens,[7,10] e aos idosos saudáveis não devem ser negados medicamentos preventivos potencialmente eficazes com base apenas na sua idade cronológica.[7] Por exemplo, as diretrizes de

2018 do American College of Cardiology/American Heart Association sobre o tratamento do colesterol para redução do risco cardiovascular em adultos não endossam o uso da sua calculadora de risco aterosclerótico em pacientes com mais de 75 anos de idade, mas propõem que a terapia deva ser considerada com base na discussão de benefícios *versus* riscos, efeitos adversos, interações medicamentosas e preferência do paciente.[11]

É importante notar também que muitos modelos de previsão de risco cardiovascular comumente usados não avaliam os riscos concorrentes de mortes não cardiovasculares. Isso pode levar à superestimação do risco cardiovascular de curto prazo e do potencial benefício do tratamento preventivo em idosos, especialmente naqueles com uma expectativa de vida muito limitada.[12,13] Os benefícios e malefícios da medicação preventiva para DCVs em idosos são, portanto, incertos.[3,7] A chave em todas essas abordagens é otimizar o atendimento, adaptando cuidadosamente o tratamento ao contexto e às preferências do paciente idoso com multimorbidades.

PAPEL DA TERAPIA COM ESTATINAS NA PREVENÇÃO PRIMÁRIA DE DOENÇAS CARDIOVASCULARES EM IDOSOS

O tratamento com estatinas na prevenção secundária da DCV aterosclerótica está bem estabelecido e evidenciado por estudos observacionais e ensaios clínicos randomizados (ECRs) envolvendo pacientes mais jovens e subgrupos dos ECRs com idosos acima de 75 anos. Já as evidências para a prevenção primária são menos claras.

Cinco diretrizes principais sobre o uso de estatinas nas DCVs ateroscleróticas foram publicadas desde 2014: Instituto Nacional de Excelência em Saúde e Cuidados do Reino Unido (NICE; 2014),[14] Força-Tarefa de Serviços Preventivos dos EUA (USPSTF; 2016),[15] Sociedade Cardiovascular do Canadá (CCS; 2016),[16] American College of Cardiology/American Heart Association, EUA (ACC/AHA; 2018),[11] e Sociedade Europeia de Cardiologia/Sociedade Europeia de Aterosclerose (ESC/EAS; 2019).[17] Embora haja discrepâncias nos limites que indicam o risco cardiovascular nessas diretrizes, todas elas recomendam fortemente o uso profilático de estatinas em indivíduos aparentemente saudáveis com risco elevado e muito elevado para doença arterial coronariana (DAC) até os 75 anos de idade (classe I de evidência). A diretriz do NICE mantém as recomendações até os 84 anos de idade. Ainda que indiretamente, e com menor nível de evidência, algumas diretrizes admitem o uso de estatinas na prevenção primária dos indivíduos muito idosos. A diretriz do NICE preconiza o uso de estatina (especificamente 20 mg de atorvastatina) para indivíduos acima dos 85 anos com risco elevado ou maior, para a redução do infarto do miocárdio não fatal. A diretriz do ACC/AHA, de 2018, considera a manutenção vigilante das estatinas após os 75 anos de idade em pessoas que já tomam e toleram o medicamento.[11]

Há evidências contraditórias sobre a prevenção primária com estatinas em idosos acima dos 75 anos. Muitos estudos observacionais, ECRs e metanálises apoiam a terapia,[22,23,25-27] enquanto outros não[19,24] (Tabela 3.1). Como assinalado, os dados em subgrupos mais idosos (≥ 80 anos de idade) permanecem escassos.[11] Até hoje, nenhum ECR com estatinas incluiu apenas pessoas com mais de 80 anos no início do estudo.

Ao avaliar as indicações e os efeitos do uso de estatinas em pessoas com mais de 75 anos, é preciso ter em conta:[29]

1. início ou continuidade do tratamento;
2. condições individuais do paciente: estado geral de saúde, qualidade do suporte social (familiares e cuidadores), fragilidade, comorbidades, autonomia, habitação (morador da comunidade ou institucionalizado), expectativa de vida;
3. efeitos adversos das estatinas;
4. preferências do paciente;
5. pacientes muito idosos (> 80-85 anos).

Início ou continuidade do tratamento: começando antes ou depois de 75 anos

A utilização de estatinas na prevenção de DCVs ateroscleróticas tem indicação estabelecida (classe I de evidência) nos indivíduos de risco elevado com 30-40 até os 75 anos de idade (ACC/AHA, CCS), uma vez que há evidências robustas de que o tratamento com estatinas – quando iniciado na meia-idade – é benéfico para reduzir a mortalidade total na prevenção

Tabela 3.1 Estudos de intervenção clínica na prevenção primária de doenças cardiovasculares em pacientes idosos.

Estudo	N (% idosos)	Faixa etária (anos)	Estatina (dose)	Seguimento médio (anos)	Resultados principais	NNT
AFCAPS/ TexCAPS[18]	6.605 (21% > 65 anos)	45-73	Lovastatina (20-40 mg)	5,2	Redução de 37% do risco de infarto do miocárdio não fatal, angina instável e morte súbita.	49
ALLHAT-LLT[19]	10.335 (50% > 65 anos)	≥ 55	Pravastatina (40 mg)	4,8	Nenhuma redução significativa em mortalidade, doença coronariana ou acidente vascular cerebral *versus* tratamento usual (4,8 anos).	NS
ASCOT-LLA[20]	10.305 (64% > 60 anos)	40-75	Atorvastatina (10 mg)	3,3	Redução de 36% do risco de infarto do miocárdio não fatal e morte coronariana.	164
CARDS[21]	2.838 (40% > 65 anos)	40-75	Atorvastatina (10 mg)	3,9	Redução de 37% do risco de infarto do miocárdio fatal e não fatal, morte coronariana, angina instável e revascularização.	42
MEGA[22]	7.832 (70% > 55 anos)	40-70	Pravastatina (10-20 mg)	5,0	Redução de 31% dos eventos coronários e de 32% da mortalidade total.	150
CHS[23]	1.914 (100% > 65 anos)	> 65	Estatinas	7,3	Redução de 44% da mortalidade por todas as causas e de 56% das doenças cardiovasculares.	46
PROSPER[24]	5.804 (100% > 70 anos)	70-82	Pravastatina (40 mg)	3,2	Redução de 15% do risco de morte coronariana, infarto do miocárdio não fatal e acidente vascular cerebral.	59
JUPITER[25]	17.802 (32% > 70 anos)	60-71	Rosuvastatina (20 mg)	1,9	Redução de 44% do risco de infarto do miocárdio não fatal, evento cerebrovascular, revascularização, morte coronariana e angina instável.	95

NNT: número necessário para tratar.
NS: sem significância.

Adaptada de Pedro-Botet *et al.*; 2015.[28]

Prevenção Primária de Doenças Cardiovasculares em Idosos **45**

primária. Como o risco cardiovascular se eleva com o passar dos anos, é difícil compreender que o benefício das estatinas desapareceria após algum limiar arbitrário de idade, e, de fato, existem estudos em que o tratamento com estatina está associado a um melhor prognóstico em idosos.[29-31] No entanto, somente estudos de "desprescrição" poderiam confirmar se os benefícios do uso de estatinas iniciado na meia-idade se estenderia também entre os idosos mais velhos.

Um estudo de coorte populacional, utilizando bancos de dados nacionais de saúde da França, acompanhou todos os indivíduos que completaram 75 anos em 2012-2014, sem histórico de doença cardiovascular e com uma taxa de posse de estatinas $\geq$ 80% em cada um dos dois anos anteriores. Ao todo, 120.173 indivíduos foram acompanhados por uma média de 2,4 anos, dos quais 17.204 (14,3%) interromperam o uso de estatinas e 5.396 (4,5%) foram admitidos com um evento cardiovascular, havendo, assim, um aumento de 33% na taxa de risco cardiovascular com a descontinuação das estatinas.[32]

Outros estudos observacionais menores investigaram os efeitos da descontinuação de estatinas no final da vida e mostraram benefícios para a qualidade de vida.[29,33] Como as estatinas têm promovido melhora de sobrevida nos estudos epidemiológicos, há questões éticas que devem ser consideradas na descontinuação do tratamento com esses fármacos na velhice.[29,34] Essas questões estão endereçadas em um novo estudo em andamento na França, o *Statins In The Elderly* (SITE, NCT02547883), com 2.430 participantes com 75 anos ou mais, tratados na prevenção primária. Entre eles, o tratamento com estatina será interrompido ou continuado aleatoriamente. O estudo deve terminar em 2021.

Condições individuais do paciente: a heterogeneidade das pessoas idosas

O uso de estatinas na prevenção primária de DCVs ateroscleróticas em idosos acima dos 75 anos deve considerar cuidadosamente as características individuais do paciente. Pessoas com mais de 75 anos são biologicamente heterogêneas, variando desde pacientes institucionalizados muito frágeis com sarcopenia e demência até idosos robustos, fisicamente ativos e independentes. Peculiaridades dos idosos, como fragilidade, multimorbi-

46 Manual de CardioGeriatria do InCor

dades, polifarmácia, vulnerabilidade a efeitos adversos de medicamentos e elevado índice de mortalidade por causas não cardiovasculares (mortalidade competitiva), geralmente não foram abordadas completamente nos estudos clínicos, e isso deve ser levado em conta quando a prevenção individual é considerada. A prevenção também pode ser inútil se iniciada tarde demais – por exemplo, em pacientes com demência avançada e insuficiência cardíaca ou insuficiência renal avançadas. Por outro lado, quando os medicamentos são usados em pessoas com muito baixo risco, os efeitos adversos podem exceder os benefícios.[29]

Os efeitos adversos das estatinas

Embora não seja algo exclusivo dos idosos, a susceptibilidade aos efeitos adversos das estatinas aumenta com a idade,[11,35] e, em alguns pacientes, os riscos agregados associados ao seu uso podem exceder os seus prováveis benefícios. Indivíduos frágeis com comorbidades e polifarmácia são mais propensos a efeitos adversos e interações medicamentosas de drogas. As preocupações mais comuns são mialgia e miosite, diabetes, distúrbios cognitivos, acidente vascular cerebral (AVC) hemorrágico, fadiga e perda de energia, levando a menos atividade física, pior qualidade de vida e interações medicamentosas. Como a maioria desses efeitos não foi estudada diretamente em ECRs, sendo eles analisados apenas nos parâmetros de eficácia, os efeitos adversos menos graves podem não ter sido totalmente registrados.[33,36]

Os efeitos adversos musculares são, por sua frequência, os mais importantes para um paciente idoso. Esses efeitos variam de mialgias e câimbras discretas sem elevações da creatinoquinase (CK) sérica até rabdomiólise. Felizmente, ocorrência de toxicidade com risco de vida é bastante rara. Sintomas leves são comuns na "vida real", mas a verdadeira relação causa-efeito costuma ser difícil de estabelecer. No estudo observacional PRIMO,[37] os sintomas musculares foram relatados por 10,5% dos pacientes. Nos idosos vulneráveis, os efeitos musculares adversos podem promover sarcopenia e predispor à fragilidade, a quedas e à morbidade, especialmente em residentes de instituições de longa permanência. No entanto, evidências concretas estão ausentes nos estudos disponíveis,[38] e o tratamento com estatinas não tem efeito geral de deterioração na fragilidade nem na função física.[29,39]

Elevações de transaminases hepáticas em geral desaparecem espontaneamente após redução da dose ou descontinuação do medicamento. A progressão para lesões graves no fígado é extremamente rara, e não é necessário o teste de rotina das enzimas hepáticas.[29]

O tratamento com estatina está associado a um risco ligeiramente aumentado de desenvolvimento de diabetes, mas, nos idosos, o significado clínico desse achado é incerto, e devemos lembrar que tratamento com estatinas reduz o risco cardiovascular dos pacientes diabéticos, mesmo entre os mais idosos.[29,30] Atualmente, não há evidências firmes de que o tratamento com estatinas tenha efeito positivo ou negativo na cognição,[29,30,36,40] e o colesterol muito baixo não está diretamente associado a comprometimento cognitivo.[41] As estatinas têm utilidade reconhecida na prevenção do AVC isquêmico,[29,30] um fator de risco conhecido para o declínio cognitivo. Ligeiro aumento do risco de AVC hemorrágico foi observado em pacientes com AVC prévio;[29,36] porém, em pacientes sem antecedentes de AVC, foi observada redução do risco em pesquisa observacional de grande coorte populacional.[29,42]

Finalmente, embora os ECRs de estatinas não tenham produzido benefícios significativos em pacientes com insuficiência cardíaca avançada, doença renal tardia ou demência, nenhum dano específico foi detectado nesses grupos de pacientes mais vulneráveis. Em um grande banco de dados da vida real, a tolerância às estatinas foi semelhante em idosos (> 75 anos) e em adultos jovens na prevenção primária.[29,43] Do mesmo modo, a qualidade de vida relacionada à saúde foi semelhante entre octogenários usuários de estatinas residentes na comunidade em comparação com não usuários.[29,39]

Início de prevenção primária com estatinas na velhice

Um recente estudo de coorte retrospectivo do sistema de atenção primária da Catalunha estratificou 46.864 idosos com 75 ou mais anos de idade, sem DCV aterosclerótica manifesta, para avaliar se o tratamento com estatina estava associado à redução da DCV aterosclerótica e à mortalidade em adultos idosos (75-84 anos) e muito idosos (≥ 85 anos) com e sem diabetes. Em participantes com mais de 74 anos sem diabetes tipo 2, o tratamento com estatina não foi associado a uma redução das DCVs ateroscleróticas ou da mortalidade por todas as causas. Na presença de diabetes, o uso de estatina reduziu de forma estatisticamente significativa a incidência de DCV aterosclerótica e a mortalidade por todas as causas. Esse efeito diminuiu após os 85 anos de idade e desapareceu nos nonagenários. Esses resultados não endossam o uso generalizado de estatinas na prevenção primária de indivíduos idosos e muito idosos, mas apoiam o tratamento em pacientes diabéticos com menos de 85 anos.[44]

Por outro lado, a Colaboração Científica Internacional CTT (Cholesterol Treatment Trialists) forneceu recentemente uma metanálise das evidências randomizadas sobre os efeitos da terapia com estatinas em diferentes idades.[45] Entre 186.854 participantes de 28 estudos, 14.483 (8%) tinham idade > 75 anos na randomização. No geral, a terapia com estatina produziu uma redução relativa de 21% dos principais eventos vasculares (risco relativo 0,79; IC 95%: 0,77-0,81) por redução de 1,0 mmol/L (38 mg/dL) no LDL-c, e houve evidência direta de benefício entre aqueles com idade > 75 anos. A redução relativa nos principais eventos vasculares foi semelhante, independentemente da idade, entre os pacientes com doença vascular preexistente, mas pareceu menor nos indivíduos mais velhos que não sabiam ter doença aterosclerótica. Portanto, há também evidências de que a terapia com estatina produz reduções significativas dos principais eventos vasculares, independentemente da idade.

No geral, os resultados não são inequívocos, mas parecem sugerir benefícios do início do tratamento com estatinas em pacientes com mais de 75 anos com risco aumentado de DCV aterosclerótica, como os diabéticos.

Atualmente, está em andamento na Austrália o ensaio STAtin Therapy for Reducing Events in the Elderly (STAREE, NCT02099123), que inscreveu 18 mil participantes em um estudo randomizado e controlado por placebo para determinar se a atorvastatina (40 mg por dia) prolongará a duração de vida livre de incapacidades entre participantes saudáveis com 70 ou mais anos de idade. O estudo começou em 2015 e deve terminar em 2023. As principais medidas de resultado do STAREE são: (1) morte ou desenvolvimento de demência (medição por testes de função cognitiva) ou desenvolvimento de incapacidade (medição pelo teste de KATZ ADL); ou (2) evento cardiovascular fatal ou não fatal grave. Diversos resultados secundários, como qualidade de vida, declínio cognitivo, fragilidade e relação custo-benefício, também serão analisados.

Preferências do paciente

No cenário de prevenção primária, decisões de não iniciar estatinas em idosos, ou mesmo interromper o seu uso, são razoáveis quando os riscos agregados superam o potencial de benefícios.[11,33] Um processo compartilhado de tomada de decisão entre médicos e pacientes, buscando-se decisões individualizadas, deve ser assegurado, com reavaliações regulares ao longo do tempo.

A avaliação individual e a tomada de decisão compartilhada (desde que o paciente tenha informações verdadeiras sobre estatinas) são importantes, e também é necessário garantir a adesão. Os estudos controlados em andamento, como o STAREE, fornecerão mais informações nos grupos de pacientes muito idosos e estarão disponíveis no início da década de 2020.

A determinação do Escore de Cálcio Coronariano (ECC) pode ser útil, concentrando a terapia com estatina naqueles indivíduos com maior potencial de benefício.[11,46,47] Para idosos com pontuação do ECC igual a zero, a probabilidade de benefícios da terapia com estatinas não supera os riscos, e o paciente pode ser reclassificado para um *status* de menor risco para evitar a terapia com estatinas.[11,48]

Pacientes muito idosos (> 80-85 anos)

Ainda que existam recomendações para a utilização de estatinas na prevenção primária de DAC pelas diretrizes da NICE[14] (Reino Unido) em grupos-alvo de idosos maiores até os 84 anos de idade, as evidências para o uso de estatinas nos pacientes muito idosos permanecem escassas. Logo, a decisão de iniciar ou manter o uso de estatinas na prevenção primária dos muito idosos não possui hoje rígido suporte em evidências e deve, portanto, ser individualizada, considerando-se o desejo do paciente e suas peculiaridades (fragilidade, comorbidades, polifarmácia, potencial para efeitos adversos das medicações e expectativa de vida).

Desprescrição de estatinas

A desprescrição de estatinas é uma opção a ser considerada.[11,49] Os estudos relacionados estão evoluindo, particularmente no domínio dos cuidados paliativos. Um estudo randomizado[11,33] e vários estudos não randomizados

50 Manual de CardioGeriatria do InCor

(embora de qualidade relativamente baixa) mostram viabilidade e utilidade da desprescrição em idosos com complexidade de manejo significativa. No entanto, esses estudos também mostram que as decisões sobre estatinas não são intuitivas, porque muitos pacientes mais frágeis ou mais complexos podem preferir ficar com estatinas precisamente porque apresentam maior risco cardiovascular.[11,50] Portanto, deve-se assegurar que as decisões sobre a terapia com estatinas sejam individualizadas e derivadas de discussões médico-paciente. Além disso, dadas as flutuações previsíveis da dinâmica da saúde, essas decisões compartilhadas devem ser reconsideradas regularmente.

ASPIRINA PARA PREVENÇÃO PRIMÁRIA DE DOENÇAS CARDIOVASCULARES EM IDOSOS

À medida que a população mundial envelhece, a saúde dos idosos se torna uma prioridade da saúde pública. A prevenção de doenças é fundamental para esses objetivos. Como as DCVs são a principal causa de morbidade em idosos,[51] sua prevenção é de particular importância. O uso de aspirina beneficia inequivocamente os pacientes que já sofreram um evento cardiovascular.[52] No entanto, seu papel na prevenção primária é muito mais contencioso.[53]

O ácido acetilsalicílico (AAS, aspirina) permanece entre os medicamentos mais amplamente utilizados em todo o mundo, não apenas para prevenção secundária, mas também para prevenção primária de DCVs, com quase 36 milhões de adultos sem DCV estabelecida tomando aspirina somente nos EUA.[54] Desde sua aprovação para a prevenção secundária de DCVs pela agência Food and Drug Administration (FDA), em 1985, vários ensaios clínicos randomizados examinaram o papel da aspirina na prevenção primária. Enquanto os primeiros ensaios mostraram benefício da aspirina na redução de eventos cardiovasculares, estudos mais recentes desafiaram esses achados, demonstrando danos líquidos.[1]

O uso de AAS em prevenção primária sempre gerou controvérsias, mas três recentes ECRs compararam aspirina *versus* placebo para prevenção primária de DCVs em diferentes coortes de pacientes e forneceram melhores respostas a essa questão:[55] o ASCEND,[56] em diabéticos; o ARRIVE,[57] em pacientes não diabéticos com risco cardiovascular moderado (risco mediano de 15% em dez anos); e o ASPREE,[58] em pacientes com 70 anos ou mais. Os

Capítulo 3 · Prevenção Primária de Doenças Cardiovasculares em Idosos **51**

três estudos compararam o uso diário de 100 mg de aspirina com o placebo durante cinco anos no ARRIVE e no ASPREE e durante 7,5 anos no ASCEND. Não foram encontradas diferenças significativas nas taxas de infarto do miocárdio, mortalidade cardiovascular e mortalidade por todas as causas (ASCEND e ARRIVE), com um pequeno aumento no risco cardiovascular e maior risco de malignidade gastrointestinal entre os usuários de aspirina no estudo ASPREE (provavelmente por diagnóstico antecipado).[55]

No estudo ASPREE, realizado exclusivamente em adultos saudáveis com idade ≥ 70 anos (ou ≥ 65 anos entre negros e hispânicos), a dose baixa de aspirina, além de não diminuir o risco de DCV, também aumentou significativamente o risco de eventos hemorrágicos graves. A aspirina também não demonstrou nenhum benefício em termos de sobrevida livre de incapacidade.[56] Apesar de alguns estudos observacionais sugerirem benefício do uso da aspirina na prevenção primária de pacientes com elevado risco cardiovascular,[59] isso não foi confirmado em subanálises do ASCEND e do ARRIVE. Mesmo em pacientes sob maior risco estimado de eventos cardiovasculares, a aspirina não trouxe benefício líquido, uma vez que induziu mais sangramento nessa subpopulação, e a redução proporcional dos eventos vasculares foi discreta em comparação a indivíduos de menor risco.[56] Metanálise recente de 15 ECRs, com um total de 165.502 participantes, realizada por Saad *et al.*,[1] reiterou a falta de benefício da aspirina na mortalidade em prevenção primária, e o benefício observado na redução de eventos cardiovasculares não fatais foi abolido por uma taxa mais alta de eventos hemorrágicos fatais. Além disso, a incidência de câncer ou a mortalidade por câncer não parecem ter sido reduzidas com aspirina nos 6,5 anos de seguimento.[60]

Outra área de debate sobre a aspirina é o benefício proposto na redução do câncer, especialmente o câncer colorretal. Embora estudos anteriores sugerissem possível redução na incidência de câncer e mortes relacionadas ao câncer, estudos recentes falharam em confirmar esse fenômeno.[56,57,60] É importante ressaltar que estudos contemporâneos examinaram o efeito da aspirina durante um período de acompanhamento relativamente curto, que pode não ser adequado para avaliar o impacto no risco de câncer. Relatórios anteriores sugeriram que o potencial benefício da aspirina na redução do câncer colorretal pode não ser aparente até os dez anos de início da terapia. Esse é um ponto importante a considerar em idosos que podem não ter expectativa de vida suficiente para experimentar esse benefício potencial da aspirina.[1]

As diretrizes atuais são, portanto, contrárias ao uso de aspirina para prevenção primária em idosos com mais de 70 anos de idade, pois o risco de sangramento maior provavelmente supera o potencial benefício na redução de eventos cardiovasculares e a menor probabilidade de se observar o benefício esperado da redução do risco de câncer. A atualização das diretrizes de cuidados preventivos da AHA/ACC[61] recomenda que a aspirina em baixa dose (75-100 mg, por via oral, por dia) não deva ser administrada rotineiramente para a prevenção primária de DCV aterosclerótica em adultos > 70 anos de idade.

Logo, as melhores evidências hoje disponíveis indicam que:[62]

- em idosos saudáveis, residentes na comunidade, com 70 anos ou mais, a aspirina não previne DCVs e aumenta o risco de hemorragia grave. Os médicos não devem oferecer aspirina como prevenção primária para pacientes idosos, de outra forma;
- a aspirina profilática em pacientes saudáveis e idosos não oferece benefício e causa danos; os médicos não devem usá-la para prevenção primária em pacientes com mais de 70 anos de idade.

No entanto, algumas questões sobre o uso de aspirina ainda persistem:[63]

1. Os indivíduos que tomam aspirina há muitos anos e atingiram os 70 anos de idade sem efeitos adversos devem continuar a terapia?
   - Obviamente, a decisão deve ser baseada no risco geral de DCV e nas preferências pessoais, mas as evidências atuais sugerem a suspensão do uso de AAS mesmo nessas circunstâncias.
2. O uso de aspirina deve ser continuado para prevenção secundária em pacientes que se saíram bem por muitos anos, mesmo décadas, após o evento cardiovascular como "terapia vitalícia", especialmente em indivíduos com idade ≥ 70 anos?
   - Hoje, admite-se que sim, mas ainda não temos respostas inequívocas para essa pergunta. É provável que estudos futuros abordem essa importante questão.

MODIFICAÇÕES DO ESTILO DE VIDA

As DCVs são a principal causa de mortalidade entre os idosos e uma fonte significativa de gastos com saúde. Modificações no estilo de vida (MEV), como a suspensão do tabagismo e a prática de atividades físicas, são essenciais na prevenção de DCVs no idoso.

Suspensão do tabagismo

O tabagismo continua sendo um forte fator de risco independente para DCV e morte prematura.[61,64] Mesmo entre os idosos, a cessação do tabaco é benéfica na redução do risco cardiovascular.[65] O risco de insuficiência cardíaca e morte para a maioria dos idosos fumantes é semelhante ao dos nunca fumantes após > 15 anos de abandono do tabaco.[66]

O tabagismo está associado a aumento da pressão arterial, da frequência cardíaca e da resistência vascular periférica.[6] Existe um risco aumentado de doença arterial coronariana (DAC) em todos os níveis do tabagismo, e o risco de eventos diminui rapidamente com a cessação do tabagismo em até 50% em um ano.[67] Uma revisão sistemática da cessação do tabagismo em idosos relatou que parar de fumar reduz o risco de morte dentro de um a dois anos, aproximando-se do risco de nunca fumantes após 15 a 20 anos de abstinência.[68] Um estudo mais recente avaliou a suspensão do tabagismo em > 90 mil pacientes japoneses em duas categorias de idade: 40-64 e 65-79 anos.[69] Embora o maior benefício da cessação do tabagismo tenha ocorrido após dez a 14 anos, o risco diminuiu dentro de dois anos após a cessação do tabagismo em ambos os grupos etários. Portanto, a cessação do tabagismo deve ser incentivada em todos os idosos, independentemente da idade, incluindo aqueles sem histórico prévio de DAC.

Atividade física

A atividade física (AF) possui reconhecido impacto favorável na prevenção de DCVs. Nos EUA, estima-se em 10% o acréscimo de mortalidade geral decorrente do sedentarismo, com gasto anual de 117 bilhões de dólares em assistência médica por patologias associadas a uma AF inadequada.[70] Uma das principais recomendações das diretrizes de AF de 2018, apresentadas pelo Department of Health and Human Services dos EUA,[71] é de que adultos, incluindo idosos, façam pelo menos 150 a 300 minutos semanais de exercícios aeróbicos de intensidade moderada, definidos como 3 a 5,9 equivalentes metabólicos (METs), ou 75 a 150 minutos de exercícios vigorosos, equivalentes a ≥ 6 METs. As diretrizes de AF de 2018 observaram benefícios específicos da AF por idosos, como a redução do risco de quedas e demência, incluindo a doença de Alzheimer.[71]

Os idosos estão entre os grupos mais propensos a não atingir os níveis recomendados de AF diária.[72] Embora o objetivo sejam os 150 a 300 minutos de intensidade moderada, graus mais baixos de AF já produzem resultados benéficos.[71] Estudo recente com mais de 60 mil adultos destaca que mesmo uma a duas sessões por semana (< 150 minutos) de AF moderada levaram a reduções na mortalidade por todas as causas (HR: 0,66; IC 95%: 0,62-0,72) e na mortalidade por DCVs (HR: 0,60; IC 95%: 0,52-0,69) em comparação aos participantes inativos.[73] Endossos semelhantes para pelo menos 150 minutos/semana de AF moderada a vigorosa também receberam uma recomendação forte nas Diretrizes de Prevenção Primária de 2019 do American College Cardiology (ACC)/American Heart Association (AHA).[61] As diretrizes do ACC/AHA também afirmam que, para adultos que não conseguem atingir os níveis recomendados de AF, a realização de qualquer quantidade de AF de intensidade moderada a vigorosa, mesmo que inferior à recomendada, pode reduzir o risco de DCVs. Além disso, reduções no comportamento sedentário também são razoáveis para a redução do risco de DCVs.[61]

O entendimento de que mesmo quantidades limitadas de AF podem ser benéficas é de particular importância em idosos, para os quais as comorbidades podem dificultar (ou até tornar inseguros) os 150 minutos de intensidade moderada ou os 75 minutos de intensidade vigorosa. As diretrizes destacam esse ponto especificamente, sugerindo que aqueles que não conseguem realizar 150 minutos de atividade de intensidade moderada devem ser tão fisicamente ativos quanto suas condições médicas permitirem.[71] Mesmo caminhar/andar de bicicleta dentro dos limites de um trajeto exibiu benefício de DCVs em uma metanálise, com redução de 11% do risco de DCV (HR: 0,89; IC: 0,81-0,98). Substituir a sessão de treino por atividades leves também pode reduzir a mortalidade em algum grau.[74,75] Um benefício adicional das diretrizes atualizadas é a remoção de uma quantidade mínima de AF em uma única etapa (conhecida como "sessão") para atingir as metas diárias de exercícios (as diretrizes anteriores declaravam dez minutos como um incremento mínimo), de forma que, agora, toda AF ao longo do dia conta para o total semanal de 150 minutos.[61,71]

Além disso, não parece haver um limite superior para os benefícios da AF naqueles indivíduos capazes de exceder as recomendações. Como citado nas diretrizes, há fortes evidências de uma relação inversa de dose-resposta entre mortalidade por DCV e AF moderada e/ou vigorosa.[61,71] Portanto, aqueles que ultrapassam esse nível para pelo menos três a cinco vezes as recomendações atuais continuam exibindo um benefício incremental de redução da mortalidade por DCV.[71]

Uma área especificamente destacada pelas diretrizes em relação aos pacientes idosos é a importância da atividade multicomponente, que inclui atividade aeróbica, exercícios de equilíbrio e treinamento com pesos.[71] Isso é relevante não apenas na prevenção primária, mas também em pacientes idosos com DCV conhecida. Idosos submetidos a treinamento resistido e a exercícios complementares exibiram ganhos de mobilidade em relação aos controles. É importante observar que, embora o exercício com múltiplos componentes seja amplamente aprovado pelas diretrizes em pacientes idosos, o pequeno número de estudos sobre efeitos específicos dessas práticas nas DCVs resultou em uma recomendação de evidência limitada para a adição de exercícios multicomponentes na redução do risco de DCVs.[71] A utilidade de categorizar essas atividades em baixa, moderada ou alta intensidade nas populações mais idosas, para as quais a intensidade relativa pode servir como um marcador melhor do que a intensidade absoluta da atividade, ainda precisa ser delineada.

Os benefícios da AF na redução do risco cardiovascular e da mortalidade por DCVs são claros e crescentes. Em idosos com idade ≥ 70 anos, maior condicionamento físico foi associado a uma melhora da sobrevida.[76] Como destacam as diretrizes atualizadas de AF de 2018, os pacientes idosos são uma das populações mais aptas a obter benefícios das intervenções de AF.[71] Embora o objetivo seja atender ou exceder as diretrizes de 150 minutos de atividade de intensidade moderada ou de 75 minutos de intensidade vigorosa, mesmo aumentos modestos de atividade podem levar a uma redução acentuada da morbidade, da mortalidade e dos gastos de saúde com DCVs.

São necessárias mais pesquisas sobre a contribuição da atividade leve, sobre o efeito do exercício de múltiplos componentes no risco e na mortalidade por DCVs e sobre a maior precisão no risco/benefício daqueles com condições crônicas que se exercitam. Independentemente disso, os dados sobre os benefícios cardiovasculares da AF derivados de pacientes idosos são robustos até o momento, e as diretrizes atualizadas da AF atuam como um importante passo adiante na promoção de melhores resultados para essa população de pacientes.

Dieta e risco cardiovascular

Ácidos graxos de cadeia longa (encontrados em peixes, frutos do mar) e ácidos graxos de cadeia intermediária (encontrados em nozes, soja, linhaça) podem reduzir o risco de DCV.[6] Um estudo de coorte prospectivo incluindo 3.910 adultos com idade acima de 65 anos sem DCV relatou que o consumo de peixe duas vezes por semana ou mais estava associado a uma incidência significativamente menor de mortes relacionadas com DAC.[77]

Também houve muitos ensaios com a dieta mediterrânea, que é rica em gordura monoinsaturada, pobre em gordura saturada e tem alto teor de carboidratos complexos. Revisões sistemáticas e metanálises de estudos observacionais confirmaram que uma maior adesão à dieta mediterrânea está relacionada com melhora significativa no estado de saúde e redução da mortalidade geral, bem como da morbimortalidade por DCV e outras doenças crônicas importantes.[78] Em metanálise abrangente com 4.172.412 de participantes, um aumento de dois pontos no escore de adesão à dieta mediterrânea foi associado a uma redução de 8% na mortalidade geral e a um risco de DCV 10% menor.[79] Esses resultados foram corroborados por uma visão geral recente das evidências das metanálises de estudos observacionais e de ECRs.[80] Essa última revisão fornece evidências robustas que apoiam os efeitos benéficos de uma maior adesão à dieta mediterrânea em uma série de resultados de saúde, incluindo mortalidade geral, DCV, doença coronária e infarto do miocárdio.[80] No entanto, contra o grande número de estudos observacionais epidemiológicos, há menos evidências de ECRs bem conduzidos e adequadamente alimentados, em especial no que diz respeito à potencial eficácia da dieta mediterrânea na prevenção primária de DCV.[81] A maioria dos ECRs abordou o efeito de uma dieta mediterrânea na ocorrên-

Capítulo 3 — Prevenção Primária de Doenças Cardiovasculares em Idosos **57**

cia de complicações e eventos recorrentes em pessoas com DCV existente, mostrando efeitos favoráveis na prevenção secundária de DCV.[78,82]

Evidências recentes do PREDIMED (Prevenção com Dieta Mediterrânea), um grande estudo de prevenção primária (7.447 participantes de 55 a 80 anos) com indivíduos de alto risco na Espanha, mostraram que uma dieta mediterrânea suplementada com azeite de oliva extravirgem ou nozes estava associada a grandes benefícios cardiovasculares.[83] Especificamente, ambos os grupos de intervenções tiveram uma redução de aproximadamente 30% (HR: 0,70; IC 95%: 0,54-0,92) na taxa de eventos cardiovasculares maiores (infarto do miocárdio, AVC ou morte por causas cardiovasculares) em comparação com o grupo da dieta controle (aconselhamento para reduzir a gordura da dieta), após um acompanhamento médio de 4,8 anos.[83] Esse estudo foi recentemente retirado e reanalisado quando questões metodológicas relacionadas à randomização vieram à tona. Na nova publicação, com as correções, foram encontrados resultados semelhantes para os desfechos clínicos.[84]

O tipo original de dieta mediterrânea reflete o padrão alimentar comum das comunidades nos países da região mediterrânea no início dos anos 1960, que era uma expressão de raízes culturais e históricas comuns e um conjunto compartilhado de estilo de vida e hábitos alimentares, em vez de uma mera variedade de micro e macronutrientes específicos.[85] A dieta mediterrânea mais bem reproduzida[78,86] inclui os seguintes fatores alimentares: alta ingestão de alimentos vegetais, incluindo principalmente frutas e legumes, cereais e pães integrais, feijões, nozes e sementes; alimentos cultivados localmente, frescos e sazonais, não processados; grandes quantidades de frutas frescas consumidas diariamente, enquanto açúcares concentrados ou mel são consumidos algumas vezes por semana em quantidades menores; azeite como principal ingrediente culinário e fonte de gordura; quantidades baixas a moderadas de queijo e iogurte; baixas quantidades de carne vermelha e maiores quantidades de peixe; e quantidades baixas a moderadas de vinho tinto, geralmente acompanhando as refeições principais.

Controle do peso

A redução de peso é uma recomendação comum para melhoria da saúde cardiovascular. No entanto, a associação entre perda de peso e redução da

58 Manual de CardioGeriatria do InCor

mortalidade cardiovascular é menos clara em idosos.[6] O estudo de Maralani *et al.*[87] investigou a relação entre o índice de massa corporal (IMC) e a mortalidade cardiovascular. Em pacientes com menos de 70 anos, a relação entre o IMC e a mortalidade por todas as causas foi em forma de U, com a maior mortalidade existente nos dois extremos do IMC ($< 18,5$ kg/m² e > 30 kg/m²). Já em pacientes com mais de 70 anos de idade, a relação foi em forma de L, sem aumento do risco entre sobrepeso ou obesidade, mas com alto risco para pacientes com baixo peso (IMC $< 18,5$ kg/m²). No geral, a obesidade conferiu um risco aumentado de morte cardiovascular apenas em pacientes com menos de 70 anos de idade. Um resultado semelhante foi observado por Takata *et al.*,[88] em que a mortalidade cardiovascular foi 78% menor nos octogenários com sobrepeso em comparação com os que estavam abaixo do peso (HR: 0,22; IC 95%: 0,06-0,77).

No Estudo Longitudinal do Envelhecimento de Cingapura,[89] com 2.605 pacientes acima de 55 anos, o IMC mostrou uma relação em forma de U com a mortalidade. Entre os idosos com 65 anos ou mais, a categoria de IMC com sobrepeso ou obesidade não foi associada ao excesso de mortalidade por todas as causas. Do ponto de vista clínico, porém, a controvérsia sobre a associação entre alto IMC e redução da mortalidade em idosos pode levar a interpretações erradas ou confusões quanto ao nível desejado de IMC nos idosos. Certamente, isso não deve ser interpretado como significando que a obesidade transmite um menor risco de mortalidade em idosos em comparação com jovens e pessoas de meia-idade, porque o risco absoluto de mortalidade associado ao aumento do IMC é maior em idosos devido ao acréscimo da mortalidade com o avanço da idade.

O nível desejado de IMC, recomendado nas diretrizes clínicas para o tratamento de sobrepeso e obesidade em adultos, foi baseado principalmente em estudos com coortes jovens e de meia-idade,[89,90] podendo não ser relevante para os mais velhos. Entre os idosos, os riscos da perda excessiva de peso e do baixo IMC são relevantes, refletindo os riscos da sarcopenia e da fragilidade para a saúde. Certamente, os idosos obesos com complicações metabólicas podem beneficiar-se das terapias para controle de peso se as perdas musculares e ósseas forem minimizadas.[89] Estudos demonstraram a viabilidade da redução induzida pelo exercício na circunferência da cintura e na gordura abdominal sem uma redução correspondente no IMC,[89,91] mas são necessários mais ensaios.

TRATAMENTO DA HIPERTENSÃO ARTERIAL PARA REDUÇÃO DO RISCO CARDIOVASCULAR EM IDOSOS

A hipertensão arterial (HA) é uma doença global que afeta 65 a 75% dos indivíduos acima dos 65 anos. Possui associações independentes com morte súbita, acidente vascular encefálico (AVE), infarto agudo do miocárdio (IAM), insuficiência cardíaca (IC), doença arterial periférica (DAP) e doença renal crônica (DRC), respondendo por 45% das mortes cardíacas e 51% das mortes decorrentes de AVE nos EUA. No Brasil, a HA atinge mais de 36 milhões de pessoas (32,5% da população adulta), dos quais 60% são idosos, e contribui direta ou indiretamente para 50% das mortes por DCVs.

Definição de hipertensão arterial nos idosos

A classificação e a definição de HA permanecem inalteradas nas diretrizes europeias, chinesa e brasileira. Elas são definidas como pressão arterial sistólica (PAS) de consultório de pelo menos 140 mmHg e/ou pressão arterial diastólica (PAD) de pelo menos 90 mmHg, o que equivale a uma média de 24 horas na monitorização ambulatorial da pressão arterial (MAPA) de pelo menos 130/80 mmHg ou a uma média da medição residencial da pressão arterial (MRPA) de pelo menos 135/85 mmHg.[92-94] As categorias e os graus da HA em idosos estão na Tabela 3.2.[93]

Tabela 3.2 Classificação da HA pelos níveis tensionais.[93]		
Classificação	PAS (mmHg)	PAD (mmHg)
Normal	≤ 120	≤ 80
Pré-hipertensão	121-139	81-89
Hipertensão estágio 1	140-159	90-99
Hipertensão estágio 2	160-179	100-109
Hipertensão estágio 3	≥ 180	≥ 110

Quando a PAS e a PAS situam-se em categorias diferentes, a maior deve ser utilizada para classificação da PA.
Considera-se hipertensão sistólica isolada se PAS ≥ 140 mmHg e PAD < 90 mm Hg, devendo ela ser classificada em estágios 1, 2 e 3.

As características da hipertensão arterial nos idosos

Com o aumento da idade, diminui a elasticidade e aumenta a rigidez das grandes artérias. A sensibilidade dos barorreceptores e a responsividade do sistema beta-adrenérgico também diminuem, assim como a capacidade renal de manter o equilíbrio iônico. A capacidade de regulação neuro-hormonal da pressão arterial (PA) em idosos diminui, o que se manifesta por aumento da carga volêmica e aumento da resistência vascular periférica. PAS elevada e aumento da pressão de pulso são comuns em pacientes idosos com hipertensão.[94,95]

Objetivos da terapia anti-hipertensiva nos idosos

O tratamento da HA nos idosos visa reduzir o desenvolvimento das DCVs associadas, com diminuição de morbidade e mortalidade, melhora da qualidade de vida e prolongamento da vida útil livre de incapacidades.[94] Como em qualquer idade, o alcance das metas de PA deve ser enfatizado no tratamento da hipertensão em idosos. Se tolerado, a meta da PA deve ser alcançada gradualmente. Após o início da terapia anti-hipertensiva, a PA deve ser monitorada para evitar efeitos adversos causados pelo seu declínio acentuado.[94]

Terapia integrada de fatores de risco cardiovascular

Ao perseguir a meta da PA, todos os fatores adicionais de risco cardiovascular reversíveis ou controláveis (como tabagismo, dislipidemias, obesidade, hiperglicemia, hiperuricemia etc.) devem ser concomitantemente tratados. Também as lesões de órgãos-alvo (LOAs) e as comorbidades relevantes devem ser avaliadas e tratadas. A maioria dos pacientes precisa de tratamento por longo prazo ou mesmo ao longo de toda a vida. Assim, a menos que o paciente já esteja em risco alto ou muito alto devido a uma DCV estabelecida, recomenda-se uma avaliação formal do risco cardiovascular usando-se escores de risco como o SCORE[17] e o FRS.[16] É igualmente importante reconhecer que a presença de LOAs, especialmente hipertrofia ventricular esquerda (HVE), DRC ou retinopatia avançada, aumenta ainda mais o risco de morbimortalidade cardiovascular e deve ser examinada como parte da avaliação de risco em pacientes hipertensos, pois os escores de risco isolados podem subestimar o risco.[94,95]

Capítulo 3   Prevenção Primária de Doenças Cardiovasculares em Idosos   **61**

Recomendações de limiares e metas para tratamento da hipertensão arterial em idosos

Os limiares atuais de tratamento para hipertensão são menos conservadores do que em diretrizes anteriores. Agora, recomenda-se que os pacientes com hipertensão grau 1 (PA no consultório 140-159/90-99) e risco cardiovascular baixo a moderado, mesmo que não possuam LOAs, recebam tratamento medicamentoso se a PA não for controlada após um período de intervenção de até seis meses no estilo de vida. Para pacientes de alto risco com hipertensão grau 1, incluindo aqueles com LOAs, ou pacientes com graus mais altos de hipertensão (por exemplo, hipertensão grau 2, ≥ 160/100 mmHg), recomenda-se iniciar o tratamento medicamentoso em associação com intervenções no estilo de vida. Essas recomendações se aplicam a todos os adultos com menos de 80 anos.

Para qual nível a pressão arterial sistólica deve ser reduzida?

Esse tem sido um tópico muito debatido. Um ponto de discussão importante é o equilíbrio de benefícios potenciais *versus* possíveis danos ou efeitos adversos. Isso é especialmente importante quando as metas da PA são reduzidas, pois há um potencial maior de que o dano exceda o benefício. Por isso, as diretrizes atuais recomendam um intervalo de meta pressórica. As evidências sugerem fortemente que a redução da PAS no consultório para < 140 mmHg é benéfica para todos os grupos de pacientes, incluindo os idosos funcionalmente independentes. Também há evidências que apoiam o direcionamento da PAS para 130 mmHg na maioria dos pacientes, se tolerado. Níveis de PAS ainda mais baixos (< 130 mmHg) serão tolerados e potencialmente benéficos para alguns pacientes, especialmente para reduzir ainda mais o risco de AVC. No entanto, a PAS não deve ser direcionada para menos de 120 mmHg, porque a relação benefício-dano se torna preocupante a partir desses níveis.[94]

Como já apresentado, independência funcional, fragilidade e comorbidades influenciarão as decisões de tratamento, especialmente em pacientes muito idosos (> 80 anos). O intervalo de meta pressórica desejado para a PAS em todos os pacientes com mais de 65 anos é 130-139 mmHg. Essa meta pode não ser factível em todos os pacientes idosos, mas qualquer re-

Manual de CardioGeriatria do InCor

dução da PA em relação a esse objetivo provavelmente será benéfica, se o tratamento for bem tolerado.

Para qual nível a pressão arterial diastólica deve ser reduzida?

O alvo de PAD ideal é menos definido nesse grupo etário, mas recomenda--se um valor inferior a 80 mmHg.[94] Alguns pacientes com artérias rígidas e hipertensão sistólica isolada já terão níveis de PAD abaixo desse valor. Trata-se de pacientes de alto risco, e a baixa PAD não deve desencorajar o tratamento da PAS elevada para o alvo recomendado, desde que tolerado.

As recomendações das III Diretrizes em CardioGeriatria da Sociedade Brasileira de Cardiologia,[96] recém-revisadas, para o idoso ≥ 65 anos de idade, sem critérios de fragilidade, considerado robusto, são de níveis de PAS ≤ 130 mmHg. Para o paciente ≤ 80 anos de idade, sem fragilidade, podem--se considerar níveis pressóricos de PAS < 140 mmHg;[97] nos pacientes ≥ 80 anos e PAS ≥ 160 mmHg, pode-se admitir uma redução inicial da PAS entre 150 e 140 mmHg; no idoso frágil ou com múltiplas comorbidades, a meta terapêutica deve ser individualizada, e a relação risco-benefício precisa ser considerada em cada caso (Tabela 3.3).

▶ Tabela 3.3 Metas terapêuticas do Departamento de CardioGeriatria (DECAGE) da Sociedade Brasileira de Cardiologia para controle da HA em idosos.[96]

Recomendação	Grau de recomendação	Nível de evidência
PAS ≤ 130 mmHg para o idoso ≥ 65 anos, sem fragilidade.	I	A
PAS < 140 mm Hg para o idoso ≤ 80 anos, sem fragilidade.	IIb	C
No idoso > 80 anos e PAS inicial ≥ 160 mmHg, redução inicial da PAS entre 150 e 140 mmHg.	I	B
No idoso frágil ou com múltiplas comorbidades, a meta terapêutica deve ser individualizada, e a relação risco-benefício precisa ser considerada.	IIa	C

PAS: pressão arterial sistólica

CONSIDERAÇÕES ESPECIAIS PARA OS MUITO IDOSOS E OS IDOSOS FRÁGEIS

Para pacientes muito idosos (idade ≥ 80 anos), o objetivo da terapia anti-hipertensiva é manter a função do órgão, melhorar a qualidade de vida e reduzir a mortalidade geral por uma estratégia de tratamento estratificada passo a passo.[97,98] É cada vez mais reconhecido que a idade biológica (e não a cronológica), bem como as condições de fragilidade e independência funcional, determina a tolerabilidade e, portanto, o maior grau de benefício dos medicamentos que reduzem a PA.[94] É importante notar que, mesmo em idade muito avançada (ou seja, > 80 anos), o tratamento da HA reduz a mortalidade e a incidência de AVC e insuficiência cardíaca. Assim, não se deve negar tratamento a esses pacientes nem interromper o tratamento apenas com base na idade. Para pessoas com mais de 80 anos que ainda não receberam tratamento para a PA, é recomendado iniciar a terapia com a PAS do consultório ≥ 160 mmHg, se tolerada.[94-96,98]

TRATAMENTO DO DIABETES MELITO PARA A REDUÇÃO DO RISCO CARDIOVASCULAR EM IDOSOS

Os idosos diabéticos

Aproximadamente um quarto das pessoas com mais de 65 anos tem diabetes, e metade dos idosos tem pré-diabetes.[99] No Brasil, 19,9% dos indivíduos na faixa etária de 65 a 74 anos de idade têm diabetes, segundo dados do Instituto Brasileiro de Geografia e Estatística (IBGE, 2013).[96] O diabetes melito do tipo 2 (DM2) é um distúrbio metabólico caracterizado pela resistência à insulina, levando à hiperglicemia. Diferentemente do diabetes melito tipo 1 (DM1, uma condição autoimune em grande parte não relacionada aos fatores do estilo de vida), o desenvolvimento e a progressão do DM2 são fortemente influenciados por alimentação, atividade física e peso corporal.[61]

Nos idosos diabéticos, há aumento da mortalidade e redução da capacidade funcional com consequente aumento do risco de institucionalização.[96,100] Eles também têm maior incidência de demência por todas as causas, doença de Alzheimer e demência vascular do que pessoas com tolerância normal à glicose.[99]

O risco de DCV aterosclerótica aumenta gradualmente com a idade no diabetes melito.[11] Um estudo longitudinal de longo prazo avaliou a incidência de Infato do Miocárdio (IM) em diabéticos idosos sem DCV conhecida, encontrando valores médios de 25,6 casos/1.000 pacientes/ano naqueles com DM2 e mais de 75 anos. Outro estudo em uma coorte de indivíduos idosos > 75 anos com DM1 encontrou risco de morte por DCV em dez anos de 70% nos homens e de 40% nas mulheres.[11,101] Os critérios diagnósticos para diabetes melito no idoso são semelhantes aos da população mais jovem:[96,100] (1) glicemia de jejum ≥ 126 mg/dL; ou (2) glicemia ao acaso ≥ 200 mg/dL associada a sintomas da doença; ou (3) glicemia duas horas após sobrecarga de 75 g de glicose ≥ 200 mg/dL; ou (4) hemoglobina glicosilada (HbA1C) ≥ 6,5% (desde que o laboratório seja padronizado).

Idosos com diabetes têm risco aumentado para desenvolvimento das síndromes geriátricas, tais como polifarmácia, déficit cognitivo, incontinência urinária, quedas e dor crônica; os indivíduos com essas síndromes que desenvolvem diabetes têm seu quadro agravado. Dessa forma, é fundamental, além do rastreamento para complicações, uma avaliação multidimensional do indivíduo idoso diabético. A realização da Avaliação Geriátrica Ampla (AGA), com avaliações mental, funcional, nutricional e social desses indivíduos, torna-se imperativa para definirmos os alvos a serem atingidos em cada paciente.[96,99]

A revisão de 2019 da American Diabetes Association (ADA) para o cuidado de idosos diabéticos recomenda:[99]

1. A avaliação dos domínios médicos, psicológicos, funcionais (autocuidados) e de suporte social no estabelecimento de metas e abordagens terapêuticas para o manejo do diabetes (nível de evidência: C).

2. O rastreamento de síndromes geriátricas em idosos que experimentam limitações em suas atividades básicas e instrumentais da vida diária, pois podem afetar o autocontrole do diabetes e a qualidade de vida relacionada à saúde (nível de evidência: C).

Capítulo 3 Prevenção Primária de Doenças Cardiovasculares em Idosos **65**

3. O rastreamento para detecção precoce de comprometimento cognitivo leve ou demência e depressão para adultos com 65 anos de idade ou mais na visita inicial e anualmente, conforme apropriado (nível de evidência: B).

4. A hipoglicemia deve ser evitada em idosos com diabetes. Metas glicêmicas e intervenções farmacológicas devem ser avaliadas e ajustadas (nível de evidência: B).

5. Idosos saudáveis, com poucas doenças crônicas coexistentes, função cognitiva e estado funcional preservados, devem ter objetivos glicêmicos mais baixos (como HbA1C < 7,5% [58 mmol/mol]), enquanto aqueles com múltiplas doenças crônicas coexistentes, comprometimento cognitivo ou dependência funcional devem ter objetivos glicêmicos menos rigorosos (como HbA1C < 8,0-8,5% [64-69 mmol/mol]) (nível de evidência: C).

6. As metas glicêmicas para alguns idosos podem ser razoavelmente abrandadas como parte do atendimento individualizado, mas a hiperglicemia sintomática ou com risco de complicações agudas deve ser evitada em todos os pacientes (nível de evidência: C).

7. A triagem de complicações do diabetes deve ser individualizada em idosos. Uma atenção particular deve ser dada às complicações que conduzem a prejuízo funcional (nível de evidência: C).

8. O tratamento da hipertensão com metas individualizadas é indicado na maioria dos idosos (nível de evidência: C).

9. O tratamento de outros fatores de risco cardiovascular deve ser individualizado em idosos, considerando o prazo de benefício. A terapia de redução de lipídios e a terapia com AAS podem beneficiar aqueles com expectativas de vida pelo menos iguais ao prazo de prevenção primária ou dos ensaios de intervenção secundária (menor nível de evidência: E – opinião de especialistas, sem evidência consistente em estudos).

10. Cuidados nutricionais e exercícios regulares, incluindo atividade aeróbica e treinamento de resistência, devem ser incentivados em todos os idosos que podem exercitar-se com segurança (nível de evidência: B).

11. Os medicamentos com baixo risco de hipoglicemia são preferidos em idosos com risco hipoglicêmico elevado (nível de evidência: B).

66 Manual de CardioGeriatria do InCor

12. O tratamento excessivo da diabetes é comum em idosos e deve ser evitado (nível de evidência: B).

13. Regimes terapêuticos complexos devem ser simplificados a fim de reduzir o risco de hipoglicemia, assegurando-se a meta individualizada de HbA1C.

O cuidado de idosos com diabetes é complexo por sua heterogeneidade clínica, cognitiva e funcional. Os provedores que cuidam de idosos com diabetes devem priorizar as metas de tratamento.[99] Para pacientes com complicações e funcionalidade reduzida, é razoável definir metas glicêmicas menos intensivas. Pacientes com boa função cognitiva e física podem beneficiar-se de intervenções e objetivos semelhantes aos dos indivíduos mais jovens. Autoavaliação e educação para o controle do diabetes são vitais para o cuidado. Idosos apresentam maior risco de hipoglicemia por muitas razões, incluindo deficiência de insulina (que exige, por vezes, insulinoterapia) e ocorrência de comorbidades como a insuficiência renal. Os eventos hipoglicêmicos devem ser diligentemente monitorados e evitados. Os alvos glicêmicos e as intervenções farmacológicas podem precisar de ajustes frequentes. É importante prevenir a hipoglicemia para reduzir o risco de declínio cognitivo e outros grandes resultados adversos.

Dessa forma, é imperativa a individualização do tratamento nos pacientes idosos de acordo com seu perfil clínico e funcional e sua expectativa de vida, conforme demonstrado na Tabela 3.4, que traz também as metas para HA e dislipidemia nos idosos diabéticos.[96]

REFERÊNCIAS

1. Saad M, Abdelaziz HK, Mehta JL. Aspirin for primary prevention in the elderly. Aging. 2019;11(17):6618-9. doi:10.18632/aging.102255.

2. Savji N, Rockman CB, Skolnick AH, Guo Y, Adelman MA, Riles T, et al. Association between advanced age and vascular disease in different arterial territories. J Am Coll Cardiol. 2013;61(16):1736-43. doi:10.1016/j.jacc.2013.01.054.

3. Jansen J, McKinn S, Bonner C, Irwig L, Doust J, Glasziou P, et al. Systematic review of clinical practice guidelines recommendations about primary cardiovascular disease prevention for older adults. BMC Fam Pract. 2015;16(1):104. doi:10.1186/s12875-015-0310-1.

Tabela 3.4 Metas de tratamento para glicemia, PA e dislipidemias em idosos diabéticos.[96]

Características do paciente/estado de saúde	Justificativa	Meta razoável de HbA1C	Glicemia em jejum ou pré-prandial (mg/dL)	Glicemia bedtime (mg/dL)	Pressão arterial (mmHg)	Lipídios
Saudável (poucas doenças crônicas coexistindo; cognição e estado funcional intactos)	Longa expectativa de vida	< 7,5%	90-130	90-150	< 140/90	Estatina, se não houver contraindicação ou intolerância
Complexo/intermediário (múltiplas doenças crônicas coexistindo ou AIVDs prejudicadas ou déficit cognitivo leve a moderado)	Intermediária expectativa de vida, alta carga de tratamento, vulnerabilidade à hipoglicemia, risco de quedas	< 8,0%	90-150	100-180	< 140/90	Estatina, se não houver contraindicação ou intolerância
Muito complexo/saúde piorada (cuidados ao longo tempo ou estágio final de doenças crônicas ou moderado a grave déficit cognitivo ou 2+ dependência nas ABVDs)	Limitada expectativa de vida, o que torna o benefício incerto	< 8,5%	100-180	110-200	< 150/90	Considerar a probabilidade do benefício com estatina (prevenção secundária mais do que primária)

ABVDs: atividades básicas de vida diária; AIVDs: atividades instrumentais de vida diária; HbA1C: hemoglobina glicosilada.

Fonte: American Diabetes Association. Older adults. Diabetes Care. 2017;40(Suppl1):S99-S104.

4. Scott IA, Guyatt GH. Cautionary tales in the interpretation of clinical studies involving older persons. Arch Intern Med. 2010;170(7):587-95. doi:10.1001/archinternmed.2010.18.

5. Sardar MR, Badri M, Prince CT, Seltzer J, Kowey PR. Underrepresentation of women, elderly patients, and racial minorities in the randomized trials used for cardiovascular guidelines. JAMA Intern Med. 2014;174(11):1868-70. doi:10.1001/jamainternmed.2014.4758.

6. Barry AR, O'Neill DE, Graham MM. Primary prevention of cardiovascular disease in older adults. Can J Cardiol. 2016;32(9):1074-81. doi:10.1016/j.cjca.2016.01.032.

7. Jansen J, McKinn S, Bonner C, Irwig L, Doust J, Glasziou P, et al. General practitioners' decision making about primary prevention of cardiovascular disease in older adults: a qualitative study. PLoS One. 2017;12(1):e0170228. doi:10.1371/journal.pone.0170228.

8. Gnjidic D, Hilmer SN, Blyth FM, Naganathan V, Waite L, Seibel MJ, et al. Polypharmacy cutoff and outcomes: five or more medicines were used to identify community-dwelling older men at risk of different adverse outcomes. J Clin Epidemiol. 2012;65(9):989-95. doi:10.1016/j.jclinepi.2012.02.018.

9. Russell BJ, Rowett D, Abernethy AP, Currow DC. Prescribing for comorbid disease in a palliative population: focus on the use of lipid-lowering medications. Intern Med J. 2014;44(2):177-84. doi:10.1111/imj.12340.

10. Liew SM, Jackson R, Mant D, Glasziou P. Should identical CVD risks in young and old patients be managed identically? Results from two models. BMJ Open. 2012;2(2):e000728. doi:10.1136/bmjopen-2011-000728.

11. Grundy SM, Stone NJ, Bailey AL, Beam C, Birtcher KK, Blumenthal RS, et al. 2018 AHA/ACC/AACVPR/AAPA/ABC/ACPM/ADA/AGS/APhA/ASPC/NLA/PCNA guideline on the management of blood cholesterol: a report of the American College of Cardiology/American Heart Association Task Force on Clinical Practice Guidelines. Circulation. 2019;139(25):e1144-e1161. doi:10.1161/cir.0000000000000625.

12. Holmes HM, Todd A. Evidence-based deprescribing of statins in patients with advanced illness. JAMA Intern Med. 2015;175(5):701-2. doi:10.1001/jamainternmed.2015.0328.

13. van der Ploeg MA, Floriani C, Achterberg WP, Bogaerts JMK, Gussekloo J, Mooijaart SP, et al. Recommendations for (discontinuation of) statin treatment in older adults: review of guidelines. J Am Geriatr Soc. 2020;68(2):417-25. doi:10.1111/jgs.16219.

14. Duerden M, O'Flynn N, Qureshi N. Cardiovascular risk assessment and lipid modification: NICE guideline. Br J Gen Pract. 2015;65(636):378-80. doi:10.3399/bjgp15x685933.

15. US Preventive Services Task Force; Bibbins-Domingo K, Grossman DC, Curry SJ, Davidson KW, Epling Jr JW, et al. Statin use for the primary prevention of cardiovascular disease in adults. JAMA. 2016;316(19):1997-2007. doi:10.1001/jama.2016.15450.

16. Anderson TJ, Grégoire J, Pearson GJ, Barry AR, Couture P, Dawes M, et al. 2016 Canadian Cardiovascular Society guidelines for the management of dyslipidemia for the prevention of cardiovascular disease in the adult. Can J Cardiol. 2016;32(11):1263-82. doi:10.1016/j.cjca.2016.07.510.

17. Mach F, Baigent C, Catapano AL, Koskinas KC, Casula M, Badimon L, et al. 2019 ESC/EAS guidelines for the management of dyslipidaemias: lipid modification to reduce cardiovascular risk. Eur Heart J. 2020;41(1):111-88. doi:10.1093/eurheartj/ehz455.

18. Downs JR, Clearfield M, Weis S, Whitney E, Shapiro DR, Beere PA, et al. Primary prevention of acute coronary events with lovastatin in men and women with average cholesterol levels. JAMA. 1998;279(20):1615-22. doi:10.1001/jama.279.20.1615.

19. The Allhat Officers And Coordinators For The Allhat Collaborative Research Group. Major outcomes in moderately hypercholesterolemic, hypertensive patients randomized to pravastatin vs usual care: the Antihypertensive and Lipid-Lowering Treatment to Prevent Heart Attack Trial (ALLHAT-LLT). JAMA. 2002;288(23):2998-3007. doi:10.1001/jama.288.23.2998.

20. Sever PS, Dahlöf B, Poulter NR, Wedel H, Beevers G, Caulfield M, et al. Prevention of coronary and stroke events with atorvastatin in hypertensive patients who have average or lower-than-average cholesterol concentrations, in the Anglo-Scandinavian Cardiac Outcomes Trial-Lipid Lowering Arm (ASCOT-LLA): a multicenter randomised controlled trial. ACC Curr J Rev. 2003;12(4):36. doi:10.1016/s1062-1458(03)00278-2.

21. Neil HAW, DeMicco DA, Luo D, Betteridge DJ, Colhoun HM, Durrington PN, et al. Analysis of efficacy and safety in patients aged 65-75 years at randomization: Collaborative Atorvastatin Diabetes Study (CARDS). Diabetes Care. 2006;29(11):2378-84. doi:10.2337/dc06-0872.

22. Nakamura H, Arakawa K, Itakura H, Kitabatake A, Goto Y, Toyota T, et al. Primary prevention of cardiovascular disease with pravastatin in Japan (MEGA Study): a prospective randomized controlled trial. Lancet. 2006;368(9542):1155-63. doi:10.1016/s0140-6736(06)69472-5.

23. Lemaitre RN, Psaty BM, Heckbert SR, Kronmal RA, Newman AB, Burke GL. Therapy with hydroxymethylglutaryl coenzyme a reductase inhibitors (statins) and associated risk of incident cardiovascular events in older adults. Arch Intern Med. 2002;162(12):1395-400. doi:10.1001/archinte.162.12.1395.

24. Shepherd J, Blauw GJ, Murphy MB, Bollen ELEM, Buckley BM, Cobbe SM, et al. Pravastatin in elderly individuals at risk of vascular disease (PROSPER): a randomised controlled trial. Lancet. 2002;360(9346):1623-30. doi:10.1016/s0140-6736(02)11600-x.

25. Glynn RJ, Koenig W, Nordestgaard BG, Shepherd J, Ridker PM. Rosuvastatin for primary prevention in older persons with elevated C-reactive protein and low to average low-density lipoprotein cholesterol levels: exploratory analysis of a randomized trial. Ann Intern Med. 2010;152(8):488-96. doi:10.7326/0003-4819-152-8-201004200-00005.

26. Yusuf S, Bosch J, Dagenais G, Zhu J, Xavier D, Liu L, et al. Cholesterol lowering in intermediate-risk persons without cardiovascular disease. J Vasc Surg. 2016;64(3):827. doi:10.1016/j.jvs.2016.07.054.

27. Orkaby AR, Gaziano JM, Djousse L, Driver JA. Statins for primary prevention of cardiovascular events and mortality in older men. J Am Geriatr Soc. 2017;65(11):2362-8. doi:10.1111/jgs.14993.

28. Pedro-Botet J, Climent E, Chillarón JJ, Toro R, Benaiges D, Flores-Le Roux JA. Statins for primary cardiovascular prevention in the elderly. J Geriatr Cardiol. 2015;12(4):431-8. doi:10.11909/j.issn.1671-5411.2015.04.016.

29. Strandberg TE. Role of statin therapy in primary prevention of cardiovascular disease in elderly patients. Curr Atheroscler Rep. 2019;21(8):28. doi:10.1007/s11883-019-0793-7.

30. Collins R, Reith C, Emberson J, Armitage J, Baigent C, Blackwell L, et al. Interpretation of the evidence for the efficacy and safety of statin therapy. Lancet. 2016;388(10059):2532-61. doi:10.1016/s0140-6736(16)31357-5.

31. Pilotto A, Panza F, Copetti M, Simonato M, Sancarlo D, Gallina P, et al. Statin treatment and mortality in community-dwelling frail older patients with diabetes mellitus: a retrospective observational study. PLoS One. 2015;10(6):e0130946. doi:10.1371/journal.pone.0130946.

32. Giral P, Neumann A, Weill A, Coste J. Cardiovascular effect of discontinuing statins for primary prevention at the age of 75 years: a nationwide population-based cohort study in France. Eur Heart J. 2019;40(43):3516-25. doi:10.1093/eurheartj/ehz458.

33. Kutner JS, Blatchford PJ, Taylor Jr DH, Ritchie CS, Bull JH, Fairclough DL, et al. Safety and benefit of discontinuing statin therapy in the setting of advanced, life-limiting illness. JAMA Intern Med. 2015;175(5):691-700. doi:10.1001/jamainternmed.2015.0289.

34. Strandberg TE. Deprescribing statins-is it ethical? J Am Geriatr Soc. 2016;64(9):1926-7. doi:10.1111/jgs.14270.

35. Mortensen MB, Falk E. Primary prevention with statins in the elderly. J Am Coll Cardiol. 2018;71(1):85-94. doi:10.1016/j.jacc.2017.10.080.

36. Adhyaru BB, Jacobson TA. Safety and efficacy of statin therapy. Nat Rev Cardiol. 2018;15(12):757-69. doi:10.1038/s41569-018-0098-5.

37. Bruckert E, Hayem G, Dejager S, Yau C, Bégaud B. Mild to moderate muscular symptoms with high-dosage statin therapy in hyperlipidemic patients: the PRIMO study. Cardiovasc Drugs Ther. 2005;19(6):403-14. doi:10.1007/s10557-005-5686-z.

38. Skolnik N. Reexamining recommendations for treatment of hypercholesterolemia in older adults. JAMA. 2019;321(13):1249-50. doi:10.1001/jama.2019.1676.

39. Strandberg TE, Urtamo A, Kähärä J, Strandberg AY, Pitkälä KH, Kautiainen H. Statin treatment is associated with a neutral effect on health-related quality of life among community-dwelling octogenarian men: the Helsinki Businessmen study. J Gerontol A Biol Sci Med Sci. 2018;73(10):1418-23. doi:10.1093/gerona/gly073.

40. He Y, Li X, Gasevic D, Brunt E, McLachlan F, Millenson M, et al. Statins and multiple noncardiovascular outcomes. Ann Intern Med. 2018;169:543-53.

41. Giugliano RP, Mach F, Zavitz K, Kurtz C, Im K, Kanevsky E, et al. Cognitive function in a randomized trial of evolocumab. N Engl J Med. 2017;377(7):633-43. doi:10.1056/nejmoa1701131.

42. Ribe AR, Vestergaard CH, Vestergaard M, Fenger-Grøn M, Pedersen HS, Lietzen LW, et al. Statins and risk of intracerebral haemorrhage in a stroke-free population: a nationwide Danish propensity score matched cohort study. EClinicalMedicine. 2019;8:78-84. doi:10.1016/j.eclinm.2019.02.007.

43. Nanna MG, Navar AM, Wang TY, Mi X, Virani SS, Louie MJ, et al. Statin use and adverse effects among adults >75 years of age: insights from the Patient and Provider Assessment of Lipid Management (PALM) registry. J Am Heart Assoc. 2018;7(10):e008546. doi:10.1161/jaha.118.008546.

44. Ramos R, Cufí-Comas M, Martí-Lluch R, Balló E, Ponjoan A, Alves-Cabratosa L, et al. Statins for primary prevention of cardiovascular events and mortality in old and very old adults with and without type 2 diabetes: retrospective cohort study. BMJ. 2018;362:k3359. doi:10.1136/bmj.k3359.

45. Cholesterol Treatment Trialists' Collaboration. Efficacy and safety of statin therapy in older people: a meta-analysis of individual participant data from 28 randomised controlled trials. Lancet. 2019;393(10170):407-15. doi:10.1016/S0140-6736(18)31942-1.

46. Alashi A, Lang R, Seballos R, Feinleib S, Sukol R, Cho L, et al. Reclassification of coronary heart disease risk in a primary prevention setting: traditional risk factor assessment vs. coronary artery calcium scoring. Cardiovasc Diagn Ther. 2019;9(3):214-20. doi: 10.21037/cdt.2019.04.05.

47. Mahabadi AA, Möhlenkamp S, Lehmann N, Kälsch H, Dykun I, Pundt N, et al. CAC score improves coronary and CV risk assessment above statin indication by ESC and AHA/ACC primary prevention guidelines. JACC Cardiovasc Imaging. 2017;10(2):143-53. doi:10.1016/j.jcmg.2016.03.022.

48. Mortensen MB, Fuster V, Muntendam P, Mehran R, Baber U, Sartori S, et al. A simple disease-guided approach to personalize ACC/AHA-recommended statin allocation in elderly people. J Am Coll Cardiol. 2016;68(9):881-91. doi:10.1016/j.jacc.2016.05.084.

49. Rossello X, Pocock SJ, Julian DG. Long-term use of cardiovascular drugs. J Am Coll Cardiol. 2015;66(11):1273-85. doi:10.1016/j.jacc.2015.07.018.

50. Garfinkel D, Ilhan B, Bahat G. Routine deprescribing of chronic medications to combat polypharmacy. Ther Adv Drug Saf. 2015;6(6):212-33. doi:10.1177/2042098615613984.

51. Yazdanyar A, Newman AB. The burden of cardiovascular disease in the elderly: morbidity, mortality, and costs. Clin Geriatr Med. 2009;25(4):563-77. doi:10.1016/j.cger.2009.07.007.

52. Baigent C, Blackwell L, Collins R, Emberson J, Godwin J, Peto R, et al. Aspirin in the primary and secondary prevention of vascular disease: collaborative meta-analysis of individual participant data from randomised trials. Lancet. 2009;373(9678):1849-60. doi:10.1016/s0140-6736(09)60503-1.

53. Guirguis-Blake JM, Evans CV, Senger CA, O'Connor EA, Whitlock EP. Aspirin for the primary prevention of cardiovascular events: a systematic evidence review for the U.S. Preventive Services Task Force. Ann Intern Med. 2016;164(12):804-13. doi:10.7326/m15-2113.

54. Raber I, McCarthy CP, Vaduganathan M, Bhatt DL, Wood DA, Cleland JGF, et al. The rise and fall of aspirin in the primary prevention of cardiovascular disease. Lancet. 2019;393(10186):2155-67. doi:10.1016/s0140-6736(19)30541-0.

55. Précoma DB, de Oliveira GMM, Simão AF, Dutra OP, Coelho OR, Izar MCO, et al. Updated cardiovascular prevention guideline of the Brazilian Society of Cardiology – 2019. Arq Bras Cardiol. 2019;113(4):787-891. doi:10.5935/abc.20190204.

56. The ASCEND Study Collaborative Group. Effects of aspirin for primary prevention in persons with diabetes mellitus. N Eng J Med. 2018;379(16):1529-39. doi:10.1056/nejmoa1804988.

57. Gaziano JM, Brotons C, Coppolecchia R, Cricelli C, Darius H, Gorelick PB, et al. Use of aspirin to reduce risk of initial vascular events in patients at moderate risk of cardiovascular disease (ARRIVE): a randomised, double-blind, placebo-controlled trial. Lancet. 2018;392(10152):1036-46. doi:10.1016/s0140-6736(18)31924-x.

58. McNeil JJ, Wolfe R, Woods RL, Tonkin AM, Donnan GA, Nelson MR, et al. Effect of aspirin on cardiovascular events and bleeding in the healthy elderly. N Eng J Med. 2018;379(16):1509-18. doi:10.1056/nejmoa1805819.

59. Miedema MD, Duprez DA, Misialek JR, Blaha MJ, Nasir K, Silverman MG, et al. Use of coronary artery calcium testing to guide aspirin utilization for primary prevention: estimates from the multi-ethnic study of atherosclerosis. Circ Cardiovasc Qual Outcomes. 2014;7(3):453-60. doi:10.1161/circoutcomes.113.0006.

60. Abdelaziz HK, Saad M, Pothineti NVK, Megaly M, Potluri R, Saleh M, et al. Aspirin for primary prevention of cardiovascular events. J Am Coll Cardiol. 2019;73(23):2915-29. doi:10.1016/j.jacc.2019.03.501.

61. Arnett DK, Blumenthal RS, Albert MA, Buroker AB, Goldberger ZD, Hahn EJ, et al. 2019 ACC/AHA guideline on the primary prevention of cardiovascular disease: executive summary. Circulation. 2019;140(11):e563-e595. doi:10.1161/cir.0000000000000677.

62. O'Sullivan JW. Aspirin for the primary prevention of cardiovascular disease in the elderly. BMJ Evid Based Med. 2019;24(4):143-4. doi:10.1136/bmjebm-2018-111138.

63. Galli M, Andreotti F, D'Amario D, Vergallo R, Montone RA, Porto I, et al. Aspirin in primary prevention of cardiovascular disease in the elderly. Eur Heart J Cardiovasc Pharmacother. 2019;pvz046. doi:10.1093/ehjcvp/pvz046.

64. Pan A, Wang Y, Talaei M, Hu FB. Relation of smoking with total mortality and cardiovascular events among patients with diabetes mellitus. Circulation. 2015;132(19):1795-1804. doi:10.1161/circulationaha.115.01792.

65. Mons U, Müezzinler A, Gellert C, Schöttker B, Abnet CC, Bobak M, et al. Impact of smoking and smoking cessation on cardiovascular events and mortality among older adults: meta-analysis of individual participant data from prospective cohort studies of the CHANCES consortium. BMJ. 2015;350:h1551. doi:10.1136/bmj.h1551.

66. Ahmed AA, Patel K, Nyaku MA, Kheirbek RE, Bittner V, Fonarow GC, et al. Risk of heart failure and death after prolonged smoking cessation. Circ Heart Fail. 2015;8(4):694-701. doi:10.1161/circheartfailure.114.001.

67. Lightwood JM, Glantz SA. Declines in acute myocardial infarction after smoke-free laws and individual risk attributable to secondhand smoke. Circulation. 2009;120(14):1373-9. doi:10.1161/circulationaha.109.87069.

68. Lacroix AZ, Omenn GS. Older adults and smoking. Clin Geriatr Med. 1992;8(1):69-88. doi:10.1016/s0749-0690(18)30498-1.

69. Iso H. Smoking cessation and mortality from cardiovascular disease among Japanese men and women: the JACC study. Am J Epidemiol. 2005;161(2):170-9. doi:10.1093/aje/kwi027.

70. Ferraro RA, Pallazola VA, Michos ED. Physical activity, CVD, and older adults. Aging. 2019;11(9):2545-6. doi:10.18632/aging.101942.

71. Piercy KL, Troiano RP, Ballard RM, Carlson SA, Fulton JE, Galuska DA, et al. The physical activity guidelines for Americans. JAMA. 2020;320(19):2020-8. doi:10.1001/jama.2018.14854.

72. Okunrintemi V, Benson EMA, Tibuakuu M, Zhao D, Ogunmoroti O, Valero-Elizondo J, et al. Trends and costs associated with suboptimal physical activity among US women with cardiovascular disease. JAMA Netw Open. 2019;2(4):e191977. doi:10.1001/jamanetworkopen.2019.1977.

73. O'Donovan G, Lee IM, Hamer M, Stamatakis E. Association of «weekend warrior» and other leisure time physical activity patterns with risks for all-cause, cardiovascular disease, and cancer mortality. JAMA Intern Med. 2017;177(3):335-42. doi:10.1001/jamainternmed.2016.8.

74. Hamer M, Chida Y. Active commuting and cardiovascular risk: a meta-analytic review. Prevent Med. 2008;46(1):9-13. doi:10.1016/j.ypmed.2007.03.006.

75. Beddhu S, Wei G, Marcus RL, Chonchol M, Greene T. Light-intensity physical activities and mortality in the United States general population and CKD subpopulation. Clin J Am Soc Nephrol. 2015;10(7):1145-53. doi:10.2215/cjn.08410814.

76. Whelton SP, McAuley P, Orimoloye O, Michos E, Brawner C, Ehrman J, et al. Fitness and 10-year risk of mortality among adults $\geq$ 70 years old at the extremes of cardiovascular disease risk factor burden: the Fit Project. J Am Coll Cardiol. 2019;73(9):8. doi:10.1016/s0735-1097(19)33770-2.

77. Mozaffarian D, Lemaitre RN, Kuller LH, Burke GL, Tracy RP, Siscovick DS, et al. Cardiac benefits of fish consumption may depend on the type of fish meal consumed. Circulation. 2003;107(10):1372-7. doi:10.1161/01.cir.0000055315.79177.16.

78. Rees K, Takeda A, Martin N, Ellis L, Wijesekara D, Vepa A, et al. Mediterranean–style diet for the primary and secondary prevention of cardiovascular disease. Cochrane Database Syst Rev. 2019;3(3):CD009825. doi:10.1002/14651858.CD009825.pub3.

79. Sofi F, Macchi C, Abbate R, Gensini GF, Casini A. Mediterranean diet and health status: an updated meta-analysis and a proposal for a literature-based adherence score. Public Health Nutr. 2013;17(12):2769-82. doi:10.1017/s1368980013003169.

80. Dinu M, Pagliai G, Casini A, Sofi F. Mediterranean diet and multiple health outcomes: an umbrella review of meta-analyses of observational studies and randomised trials. Eur J Clin Nutr. 2017;72(1):30-43. doi:10.1038/ejcn.2017.58.

81. Serra-Majem L, Roman B, Estruch R. Scientific evidence of interventions using the Mediterranean diet: a systematic review. Nutr Rev. 2006;64(2 Pt 2):S27-47. doi:10.1111/j.1753-4887.2006.tb00232.x.

82. Panagiotakos DB, Notara V, Kouvari M, Pitsavos C. The Mediterranean and other dietary patterns in secondary cardiovascular disease prevention: a review. Curr Vasc Pharmacol. 2016;14(5):442-51. doi:10.2174/1570161114999160719.

83. Estruch R, Ros E, Salas-Salvadó J, Covas MI, Corella D, Arós F, et al. Primary prevention of cardiovascular disease with a Mediterranean diet. N Engl J Med. 2013;368(14):1279-90. doi:10.1056/nejmoa1200303.

84. Estruch R, Ros E, Salas-Salvadó J, Covas MI, Corella D, Arós F, et al. Retraction and republication: primary prevention of cardiovascular disease with a Mediterranean diet: N Engl J Med. 2013;368:1279-90. N Engl J Med. 2018;378(25):2441-2. doi:10.1056/nejmc1806491.

85. Trichopoulou A, Lagiou P. Healthy traditional Mediterranean diet: an expression of culture, history, and lifestyle. Nutr Rev. 2009;55(11):383-9. doi:10.1111/j.1753-4887.1997.tb01578.x.

86. Willett WC, Sacks F, Trichopoulou A, Drescher G, Ferro-Luzzi A, Helsing E, et al. Mediterranean diet pyramid: a cultural model for healthy eating. Am J Clin Nutr. 1995;61(6 Suppl):1402S-1406S. doi:10.1093/ajcn/61.6.1402s.

87. Maralani HG, Tai BC, Wong TY, Tai ES, Li J, Wang JJ, et al. The prognostic role of body mass index on mortality amongst the middle-aged and elderly: a competing risk analysis. Diabetes Res Clin Pract. 2014;103(1):42-50. doi:10.1016/j.diabres.2013.11.025.

88. Takata Y, Ansai T, Soh I, Akifusa S, Sonoki K, Fujisawa K, et al. Association between body mass index and mortality in an 80-year-old population. J Am Geriatr Soc. 2007;55(6):913-7. doi:10.1111/j.1532-5415.2007.01170.x.

89. Ng TP, Jin A, Chow KY, Feng L, Nyunt MSZ, Yap KB. Age-dependent relationships between body mass index and mortality: Singapore longitudinal ageing study. PLoS One. 2017;12(7):e0180818. doi:10.1371/journal.pone.0180818.

90. Clinical guidelines on the identification, evaluation, and treatment of overweight and obesity in adults: executive summary. Expert Panel on the Identification, Evaluation, and Treatment of Overweight in Adults. Am J Clin Nutr. 1998;68(4):899-917. doi:10.1093/ajcn/68.4.899.

91. Ross R. Reduction in obesity and related comorbid conditions after diet-induced weight loss or exercise-induced weight loss in men. Ann Intern Med. 2000;133(2):92. doi:10.7326/0003-4819-133-2-200007180-00008.

92. Williams B, Mancia G, Spiering W, Rosei EA, Azizi M, Burnier M, et al. 2018 ESC/ESH guidelines for the management of arterial hypertension. J Hypertens. 2018;36(10):1953-2041. doi:10.1097/hjh.000000000000194.

76 Manual de CardioGeriatria do InCor

93. Malachias MVB, Souza WKSB, Plavnik FL, Rodrigues CIS, Brandão AA, Neves MFT, et al. 7a diretriz brasileira de hipertensão arterial. Arq Bras Cardiol. 2016;107(3Supl.3):1-83.

94. Hua Q, Fan L, Li J; Joint Committee for Guideline Revision. 2019 Chinese guideline for the management of hypertension in the elderly. J Geriatr Cardiol. 2019;16(2):67-99. doi:10.11909/j.issn.1671-5411.2019.02.001.

95. Elliott WJ. ACCF/AHA 2011 expert consensus document on hypertension in the elderly: a report of the American College of Cardiology Foundation Task Force on Clinical Expert Consensus Documents developed in collaboration with the American Academy of Neurology, American Geriatrics Society, American Society for Preventive Cardiology, American Society of Hypertension, American Society of Nephrology, Association of Black Cardiologists, and European Society of Hypertension. Yearbook Cardiol. 2012;2012:6-9. doi:10.1016/j.ycar.2012.02.075.

96. Feitosa-Filho GS, Peixoto JM, Pinheiro JES, Afiune Neto A, Albuquerque ALT, Cattani AC et al. Atualização das Diretrizes em Cardiogeriatria da Sociedade Brasileira de Cardiologia. Arq Bras Cardiol. 2019;112(5):649-705.

97. SPRINT Research Group; Wright Jr JT, Williamson JD, Whelton PK, Snyder JK, Sink KM, et al. A randomized trial of intensive versus standard blood-pressure control. N Engl J Med. 2015;373(22):2103-16. doi:10.1056/NEJMoa1511939.

98. Beckett NS, Peters R, Fletcher AE, Staessen JA, Liu L, Dumitrascu D, et al. Treatment of hypertension in patients 80 years of age or older. N Engl J Med. 2008;358(18):1887-98. doi:10.1056/nejmoa0801369.

99. American Diabetes Association. Older adults: standards of medical care in diabetes – 2019. Diabetes Care. 2018;42(Suppl 1):S139-S147. doi:10.2337/dc19-s012.

100. Kirkman MS, Briscoe VJ, Clark N, Florez H, Haas LB, Halter JB, et al. Diabetes in older adults. Diabetes Care. 2012;35(12):2650-64. doi:10.2337/dc12-1801.

101. Soedamah-Muthu SS, Fuller JH, Mulnier HE, Raleigh VS, Lawrenson RA, Colhoun HM. High risk of cardiovascular disease in patients with type 1 diabetes in the U.K.: a cohort study using the general practice research database. Diabetes Care. 2006;29(4):798-804. doi:10.2337/diacare.29.04.06.dc05-1433.

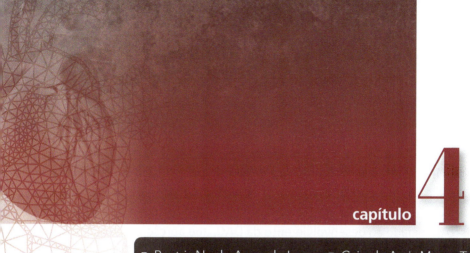

capítulo 4

- Beatriz Noele Azevedo Lopes ■ Caio de Assis Moura Tavares
- Fabio Grunspun Pitta

Coronariopatias no Idoso

ASSUNTOS ABORDADOS

1. Doença arterial coronária
2. Síndrome coronariana aguda no idoso
3. Tratamento
4. Estratégias de revascularização em pacientes idosos

DOENÇA ARTERIAL CORONÁRIA

Introdução

A doença arterial coronária (DAC) é uma das principais causas de morbimortalidade nos pacientes idosos, representando 32,3% dos óbitos por doença cardiovascular no Brasil no ano de 2018. A idade é o principal fator de risco associado ao desenvolvimento da DAC, que apresenta pior prognóstico nessa população.[1]

Há uma lacuna na literatura quanto ao diagnóstico e ao manejo da DAC no idoso, pois os estudos normalmente excluem essa população da análise ou incluem apenas aqueles sob baixo risco. Com o envelhecimento populacional, torna-se relevante estudar estratégias efetivas para melhor diagnóstico e tratamento dos idosos com essa comorbidade.[2,3]

Histórico (epidemiologia)

Nas últimas décadas, vem ocorrendo um declínio na taxa de mortalidade por DAC em todo o mundo, inclusive no Brasil. Não houve, contudo, uma redução da prevalência dessa doença, o que sugere melhor prognóstico nos pacientes diagnosticados. Ainda assim, a morbimortalidade da DAC é maior em idosos, pois a extensão e a gravidade das lesões coronárias são maiores e a função ventricular é mais comumente comprometida.[1]

Estudos prévios demonstraram que a prevalência de DAC em idosos acima de 80 anos é maior em homens do que em mulheres (30,6% *versus* 21,7%).

Uma porcentagem elevada da população idosa (60 a 90%) apresenta doença aterosclerótica subclínica, caracterizada pela evidência de escore de cálcio coronariano elevado, aumento da espessura médio-intimal das carótidas ou aumento do índice tornozelo-braquial.[2]

Conceito (e etiologia)

A DAC abrange isquemia silenciosa, angina estável, angina instável, infarto agudo do miocárdio (IAM) e morte súbita. As duas primeiras são definidas como DAC estável; as demais, como síndromes coronarianas agudas (SCAs).[1]

Fisiopatologia

O mecanismo fisiopatológico da DAC ocorre por um desbalanço entre a oferta e o consumo de oxigênio, sendo traduzido como uma desproporção entre o fluxo coronariano e a demanda metabólica. A limitação ao fluxo de sangue ocorre pela progressão do processo de aterogênese nas artérias coronárias: dependente de uma complexa interação entre células da parede do vaso, apoliproteínas aterogênicas circulantes no sangue, citocinas inflamatórias, disfunção endotelial – e que leva à progressão da doença na túnica íntima do vaso arterial e a uma consequente obstrução progressiva do lúmen.[1]

Estudos de necropsia demonstraram uma alta prevalência de DAC obstrutiva em idosos com mais de 80 anos, com calcificação importante de vasos (80-90%), doenças de múltiplos vasos e presença de tortuosidade de coronárias. Como fatores de risco principais, temos hipertensão, diabetes *mellitus*, dislipidemia, disfunção renal e tabagismo.[1,2]

A base fisiopatológica da doença coronariana está no envelhecimento vascular, cujas alterações anatômicas e funcionais reduzem a reserva cardíaca.[1] Esse processo é acelerado por estresse oxidativo, inflamação, disfunções mitocondrial e endotelial, instabilidade genômica e mutações epigenéticas.[2]

Outros processos patológicos em idosos compartilham os mesmos fatores de risco para DAC, como é o caso da demência. A presença dessas mudanças relacionadas à idade em outros sistemas orgânicos pode influenciar o prognóstico cardiovascular.[2]

Alterações e mecanismos específicos

Pacientes idosos têm maior propensão a desenvolver doenças coronarianas mais graves, com lesão em tronco de coronária esquerda, doença de múltiplos vasos ou associação com disfunção ventricular esquerda.[1,2]

Diagnóstico

O diagnóstico de DAC no idoso pode ser desafiador, pois idosos podem apresentar-se com sintomas atípicos e inespecíficos (equivalentes anginosos), como fadiga, dispneia, mal-estar, náuseas e vômitos ou desconforto epigástrico, em vez da presença de angina clássica,[2] a qual ocorre em apenas metade dessa população.[1] A presença de fragilidade, multimorbidade e desempenho físico limitado pode mascarar os sintomas de DAC, devido à incapacidade de gerar demanda miocárdica suficiente para aparecimento dos sintomas.[2]

O exame físico no paciente com angina estável é, na maioria das vezes, normal. É importante avaliar outras evidências de doença aterosclerótica não coronariana, como sopros abdominais ou carotídeos e redução de pulsos periféricos.[1]

A identificação de indivíduos assintomáticos com DAC subclínica também é importante, visto que esses pacientes estão sob risco aumentado de eventos cardiovasculares futuros, como IAM e morte. A DAC subclínica aumenta o risco de morte em 2,8 vezes no homem e 1,7 vez na mulher. A isquemia silenciosa nos idosos tem a probabilidade de dobrar o risco de eventos coronários, por isso é fundamental a instituição de medidas de tratamento e prevenção secundárias nesses pacientes.[1]

As diretrizes enfatizam a relevância de se estimar a probabilidade pré-teste (PPT) de DAC estável significativa, pois isso influencia o algoritmo diagnóstico e auxilia na escolha do exame mais adequado para tal. A PPT é influenciada pela prevalência de doença na população estudada. Anteriormente, ela era determinada por idade, sexo e características/intensidade dos sintomas, porém estudos mais recentes indicaram que, atualmente, a prevalência de DAC obstrutiva (definida como estenose de vaso epicárdico > 50%) na população com suspeita dessa doença é menor do que a estimada em dados prévios.[3]

Dessa forma, a diretriz europeia optou por refinar a avaliação de PPT, incluindo pacientes com dispneia como único sintoma ou como sintoma principal. Essa nova avaliação reduziu substancialmente a necessidade de testes não invasivos e invasivos em pacientes com suspeita de DAC estável.[3]

Pacientes com PPT $\leq$ 5% devem ser investigados para outras hipóteses diagnósticas. Aqueles entre 5-15% têm uma probabilidade intermediária e devem ser avaliados quanto à presença de fatores modificadores que aumentam a probabilidade de DAC obstrutiva (história familiar de doença cardiovascular, dislipidemia, diabetes, hipertensão, tabagismo, onda Q no eletrocardiograma [ECG], alterações de segmento ST e/ou onda T, disfunção ventricular sugestiva de isquemia, alterações do teste ergométrico, escore de cálcio coronariano). Por último, pacientes com PPT > 15% se beneficiam da realização de teste não invasivo para diagnóstico.[3]

Capítulo 4 — Coronariopatias no Idoso **81**

Tabela 4.1 Probabilidade clínica pré-teste (PPT) em pacientes com dor torácica.								
	Angina típica		Angina atípica		Dor não anginosa		Dispneia*	
Idade	Homem	Mulher	Homem	Mulher	Homem	Mulher	Homem	Mulher
30-39	3%	5%	4%	3%	1%	1%	0%	3%
40-49	22%	10%	10%	6%	3%	2%	12%	3%
50-59	32%	13%	17%	6%	11%	3%	20%	9%
60-69	44%	16%	26%	11%	22%	6%	27%	14%
≥ 70	52%	27%	34%	19%	24%	10%	32%	12%

* A classificação de dispneia foi adicionada às categorias de Diamond-Forrester.

A marcação em rosa-escuro identifica o grupo com indicação de teste não invasivo (PPT > 15%). A região em rosa-claro identifica pacientes com PPT entre 5-15%, em que o teste diagnóstico deve ser considerado após se acessar a probabilidade clínica de DAC, com base nos modificadores de PPTs. A região em cinza denota pacientes com PPT ≤ 5%.

Fonte: ESC; 2019.

O ECG é um dos exames mais utilizados na avaliação de doença cardíaca. A presença de onda Q, bloqueios de ramo e intraventriculares, sobrecarga ventricular esquerda e alterações do segmento ST e da onda T é comum em idosos, o que torna a especificidade desses achados limitada para auxílio diagnóstico de DAC. Apesar das limitações mencionadas, o ECG de repouso pode fornecer informações prognósticas, já que alterações do segmento ST-T, presença de bloqueios de ramo esquerdo e de fascículo anterossuperior esquerdo se correlacionam com pior prognóstico, gravidade da cardiopatia e doença multiarterial.[1]

Nesse cenário, o ecocardiograma transtorácico pode ser útil para avaliação de disfunção ventricular global ou segmentar e presença de alterações estruturais, sendo um exame indicado em todos os pacientes com suspeita de angina.[1,2]

O uso de testes funcionais não invasivos para diagnóstico de isquemia é mais confiável quando a PPT de DAC é intermediária. O teste ergométrico com protocolo de Duke não foi eficaz em predizer morte cardíaca e IAM

Manual de CardioGeriatria do InCor

em idosos. Dos testes não invasivos, o ecocardiograma sob estresse e a tomografia computadorizada com emissão de fótons (SPECT) estratificaram o risco dos idosos com mais precisão. Em pacientes que não conseguem realizar estresse físico, vasodilatadores (como dipiridamol ou adenosina) ou agentes cronotrópicos positivos (como dobutamina) são necessários para provocar uma assimetria no fluxo coronariano e podem ser usados com segurança em idosos, apesar do risco de complicações, como taquiarritmias, hipotensão e isquemia miocárdica grave.[2]

A angiotomografia de coronárias é um teste não invasivo que não requer estresse físico ou farmacológico, porém algumas dificuldades técnicas podem reduzir a acurácia do método nos idosos. Alguns pacientes não conseguem segurar a respiração para o teste, além de maior probabilidade de fibrilação atrial, disfunção renal e alta densidade de calcificação coronária nessa população. Uma alternativa seria fazer avaliação de perfusão miocárdica por meio da angiotomografia coronária com reserva de fluxo, a qual consegue identificar doença coronariana funcionalmente importante, entretanto esse exame ainda não tem aprovação no Brasil.[1,2]

Uma abordagem individualizada deve ser adotada antes de se recomendar estratificação invasiva com cineangiocoronariografia em pacientes de idade mais avançada. Algumas indicações para esse exame são inquestionáveis em algumas circunstâncias clínicas, como morte súbita abortada, arritmias graves com risco de vida, angina limitante mesmo com tratamento otimizado ou presença de disfunção ventricular associada. Os potenciais riscos, contudo, devem ser levados em consideração, já que ocorrem com mais frequência em idosos, como sangramento, complicações embólicas e neurológicas, além de nefropatia por contraste.[2] O Fluxograma 4.1 resume a linha de raciocínio para avaliação diagnóstica de um paciente com sintomas que possam ser secundários à DAC – devem-se levar em conta características da dor, idade, funcionalidade do paciente e fatores de risco para DAC, para então se tomar uma decisão sobre como prosseguir a investigação de acordo com a PPT para DAC e a disponibilidade dos exames complementares.

Capítulo 4 — Coronariopatias no Idoso 83

1	Avaliar sintomas e iniciar investigação clínica

2	Considerar comorbidades e qualidade de vida do paciente

3	Realizar ECG, bioquímica, radiografia de tórax e ecocardiograma em pacientes selecionados

4	Avaliar a propabilidade pré-teste e a probabilidade clínica de DAC

5	Utilizar testes diagnósticos

A escolha do teste é baseada na probalidade clínica, característisicas e preferências do paciente e disponibilidade

Nenhum teste necessário → Anglotomografia de artérias coronárias → Teste isquêmico não invasivo → Angiografia invasiva

Muito baixa — Probabilidade pré-teste de DAC — Muito alta

6	Escolha da terapia apropriada baseada em sintomas/probabilidade de doença e risco de eventos

ECG: eletrocardiograma.

Fluxograma 4.1 Avaliação de paciente com suspeita de doença arterial coronária (DAC).
Modificada de Knuuti *et al.*; 2019.[3]

SÍNDROME CORONARIANA AGUDA NO IDOSO

Introdução

A síndrome coronariana aguda (SCA) ocorre por uma instabilização da placa aterosclerótica e pode ser classificada em infarto agudo do miocárdio com supradesnivelamento do segmento ST (IAMCSST), infarto agudo do miocárdio sem supradesnivelamento do segmento ST (IAMSSST) ou angina instável (AI). Os dois últimos são agrupados na síndrome coronariana aguda sem supradesnivelamento do segmento ST (SCASSST). É importante frisar que, usualmente, pacientes acima de 70 anos com AI são considerados de alto risco, com base apenas na idade.[2]

Histórico (epidemiologia)

Tanto a prevalência quanto a incidência de IAM aumentam com a idade. A primeira vai de 13,4% dos 75-79 anos para 16,5% acima de 85 anos; e a segunda vai de 12,9% a 19,5% para as mesmas faixas etárias. Um estudo desenvolvido nos EUA demonstrou que a prevalência de IAM em relação ao sexo foi de 17,5% em homens e 11,0% em mulheres acima de 80 anos.

O IAMCSST é relativamente o mais frequente em pacientes mais jovens, enquanto o IAMSSST é mais frequente na população idosa. Ainda assim, cerca de 28% dos pacientes com IAMCSST e 38% daqueles com SCASSST têm idade maior ou igual a 75 anos. Os infartos silenciosos correspondem a mais de um terço dos IAMs em idosos, especialmente naqueles com diabetes e hipertensão.

A idade também é um determinante de mortalidade em pacientes com SCA, e suas complicações também são mais frequentes em idosos, como insuficiência cardíaca, arritmias e bloqueios, acidente vascular cerebral (AVC) e choque cardiogênico.[2]

Diagnóstico

Assim como na DAC estável, pacientes idosos são mais propensos a apresentar sintomas atípicos e inespecíficos, quando em vigência de SCA. A avaliação inicial deve incluir medida dos sinais vitais e análise da perfusão periférica, da volemia e do *status* neurológico. Um ECG de 12 derivações deve ser realizado prontamente, assim como a dosagem dos marcadores de necrose miocárdica.[1,2] Na presença de sintomas duvidosos em um paciente idoso, como diaforese, náuseas/vômitos e dispneia, com instalação súbita e sem causa óbvia estabelecida, deve-se investigar a possibilidade de SCA com manifestação atípica com dosagem de troponina ultrassensível e realização de ECG.

Em pacientes idosos com IAMCSST, está recomendada a cineangiocoronariografia como estratégia de reperfusão dentro das primeiras 12 horas de sintomas, salvo contraindicações. Na impossibilidade de intervenção coronariana percutânea dentro de 120 minutos da chegada do paciente, terapia fibrinolítica deve ser considerada, apesar de a incidência de sangramento intracerebral ser maior nos idosos.

Na SCASSST, a estratégia invasiva precoce também deve ser considerada em pacientes ≥ 75 anos, já que pode proporcionar uma redução absoluta de morte e novo IAM em seis meses, quando em comparação com pacientes mais jovens. No entanto, o tratamento conservador também é uma alternativa, quando o paciente é um candidato fraco à revascularização, com base em funcionalidade, capacidade cognitiva, comorbidades e preferências do paciente e de seus familiares.

Dados revelam que, até os dias atuais, pacientes idosos são muito menos submetidos a estratégia invasiva e revascularização após um infarto, quando comparados com os mais jovens. Um estudo demonstrou que apenas 32,2% dos pacientes com IAMCSST e idade superior a 85 anos foram submetidos à reperfusão com cineangiocoronariografia, enquanto 52,1% com < 55 anos receberam tal estratégia.

A população idosa tem maior probabilidade de apresentar elevações de troponina, principalmente em situações de aumento da demanda miocárdica de oxigênio ou da redução de fluxo, como na vigência de infecção, anemia, insuficiência respiratória ou arritmias. Nesse caso, diferenciar de IAM por rotura ou erosão de placa aterosclerótica pode ser desafiador. Além disso, há outras etiologias de elevação de troponina, como miocardite e trauma, e o infarto também pode ser um fator complicador de outras doenças muito frequentes em idosos, como pneumonia, insuficiência renal e hipotensão. Mesmo assim, o prognóstico dos pacientes que apresentam o infarto do tipo 2 (por desbalanço de oferta/consumo) é pior, podendo ter uma mortalidade de até 63% em três anos, normalmente atribuída à presença de outras comorbidades. Por isso, é importante interpretar a elevação dos marcadores de necrose dentro de um contexto clínico, em vez de considerá-la como uma medida isolada.[2]

TRATAMENTO

Considerações iniciais

Como pacientes idosos são mais propensos a complicações, estabelecer a presença e a gravidade das comorbidades não cardíacas é essencial para determinar a relação risco-benefício das terapias propostas (tratamento clínico *versus* intervenção ou ambos). A avaliação funcional e cognitiva também é mandatória na consideração da estratégia de tratamento.

86 Manual de CardioGeriatria do InCor

A fragilidade tem-se tornado um parâmetro importante para guiar decisões terapêuticas em idosos, já que ela é um fator preditor de eventos adversos cardiovasculares na idade avançada. Pacientes frágeis, com déficits cognitivo e funcional podem não se beneficiar de tratamentos agressivos ou intervenções invasivas.[2] Deve-se ponderar, para esse subgrupo de pacientes, um tratamento voltado para controle de sintomas, dado que, por muitas vezes, o tratamento convencional pode ser fútil. Ressalta-se, no entanto, que não se deve privar o paciente do tratamento convencional apenas por idade avançada – e a avaliação geriátrica ampla fornece substrato ao clínico para auxiliar nessa difícil tomada de decisão.

O manejo das comorbidades que aumentam o risco cardiovascular, como diabetes e hipertensão, é fundamental no tratamento dos pacientes com DAC. Já foi demonstrado que o controle pressórico intensivo em idosos $\geq$ 75 anos promoveu uma redução nos desfechos primários de IAM, SCA, AVC, insuficiência cardíaca e morte cardiovascular, com orientação de meta pressórica nesses pacientes < 130 x 80 mmHg,[4] o que é controverso na literatura.

As mudanças no estilo de vida, como prática de atividade física, perda de peso e dieta orientada por profissional qualificado, foram associadas à redução de todas as causas de morte em indivíduos > 70 anos. Além de melhorar desfechos cardiovasculares, o exercício físico ajuda a prevenir quedas e a manter deambulação e funcionalidade do paciente.[1,2]

Por fim, devemos observar que, no envelhecimento, ocorrem alterações na função renal, na composição corporal, na farmacocinética e na dinâmica dos medicamentos, contribuindo para uma maior chance de efeitos adversos droga-droga e droga-doença, assim como para a não aderência medicamentosa. Dessa forma, alguns idosos podem necessitar de doses menores ou diferentes daquelas padronizadas pelas diretrizes para o tratamento.[2]

Antiplaquetários

Para pacientes com DAC, o uso da aspirina é bem estabelecido na redução de risco de morte cardiovascular, IAM não fatal e AVC em pacientes entre 65 e 74 anos, com doença cardiovascular comprovada. A recomendação sugere o uso de 81-325 mg/dia após SCA e 75-162 mg/dia para pacientes com DAC estável, salvo contraindicações.

Inibidores de P2Y12 também são comumente prescritos nesse cenário. Alguns pacientes apresentam eventos recorrentes mesmo em uso de aspirina, provavelmente por redução de sua biodisponibilidade ou por resistência. O clopidogrel exerce uma prevenção efetiva para novos eventos cardiovasculares em pacientes com DAC que não toleram o uso da aspirina. Quando há necessidade de dupla antiagregação plaquetária (DAPT), estudos demonstraram maior taxa de sangramento naqueles acima de 75 anos, quando comparados aos mais jovens.

O uso do prasugrel não é recomendado para > 75 anos, pois não foi demonstrado benefício clínico quando comparado ao clopidogrel, e houve maior taxa de sangramentos fatais e com risco de vida em pacientes tratados com prasugrel. Já o ticagrelor, um inibidor reversível do receptor P2Y12, reduz morte por todas as causas e cardiovascular, além de novos eventos, inclusive em idosos. A taxa de sangramento não foi maior com essa droga, quando comparada ao clopidogrel. Dessa forma, em idosos que necessitam de DAPT para prevenção secundária após uma SCA, evidências fortes recomendam o uso do ticagrelor como o inibidor de P2Y12 de escolha,[2] sobretudo naqueles com baixo risco de sangramento por outros fatores além da idade cronológica.

A idade avançada já é um fator de risco para complicações hemorrágicas. Nesse caso, um tempo mais curto de DAPT pode ser considerado nos idosos após angioplastia primária (de 3-6 meses em DAC estável e de 6-12 meses após SCA), a depender de outros fatores. O tipo de *stent* inserido também pode influenciar o tempo de DAPT – por exemplo, *stents* farmacológicos à base de polímeros absorvíveis.[3]

Anticoagulantes

A terapia anticoagulante está indicada para pacientes com SCA na fase inicial do tratamento hospitalar. Os estudos que comparam a eficácia e a segurança da heparina não fracionada (HNF) e da heparina de baixo peso molecular (HBPM) em pacientes idosos são contraditórios. Ressalva-se a necessidade de correção de dose da HBPM para aqueles com mais de 75 anos ou com disfunção renal.

O fondaparinux demonstrou eficácia similar à da heparina, com menor taxa de sangramento, mas deve ser associado a *bolus* de heparina durante a cineangiocoronariografia em pacientes que serão submetidos a uma angioplastia primária, pelo risco de trombose de cateter, sendo contraindicado naqueles com insuficiência renal grave. Nos casos de SCASSST tratados de maneira conservadora, o fondaparinux demonstrou eficácia similar à da heparina, com menor taxa de sangramento, e é recomendado sobretudo em pacientes de alto risco para sangramento.

Alguns pacientes idosos apresentam comorbidades com indicação de anticoagulação crônica, como fibrilação atrial (FA) ou doenças tromboembólicas. Nesses casos, a aspirina é menos efetiva para prevenção de eventos cerebrovasculares, quando comparada à varfarina. Os novos anticoagulantes têm um perfil de segurança e eficácia melhor que o dos inibidores da vitamina K em pacientes idosos, com um menor risco de sangramento intracraniano.

O desafio está nos pacientes com FA que sofreram uma SCA com necessidade de angioplastia primária, os quais, além da anticoagulação, também precisam de terapia antiplaquetária. O tratamento com terapia tripla (dupla antiagregação plaquetária e varfarina) foi associado a maior risco de hemorragia intracraniana e readmissão hospitalar por sangramento, com taxas semelhantes de desfechos isquêmicos, quando comparado ao uso de um anticoagulante de ação direta com clopidogrel.[2]

Estudo recente realizado numa população com média de idade de 70 anos demonstrou que, em pacientes com FA que tiveram uma SCA recente ou que se submeteram a uma angioplastia primária, a terapia antitrombótica (que incluía um inibidor de P_2Y_{12} associado a apixabana, sem uso de aspirina) reduziu o risco de sangramento e de hospitalizações, sem haver diferença significativa na incidência de novos eventos isquêmicos, em relação a regimes que incluíam varfarina, aspirina ou ambas.[5] A Tabela 4.2 resume as recomendações atuais de acordo com risco hemorrágico/risco isquêmico. Dentro da classificação de risco isquêmico e risco hemorrágico (de acordo com escores clinicolaboratoriais), pacientes podem oscilar dentro da sua categoria de acordo com variáveis não mensuradas. Já a Tabela 4.3 fornece características que ajudam na decisão sobre agressividade do tratamento anticoagulante/antiplaquetário e sua duração.

Capítulo 4 — Coronariopatias no Idoso **89**

▶ **Tabela 4.2** Proposta sobre uso de anticoagulação e antiplaquetários, de acordo com risco hemorrágico e isquêmico.

Cenário	DAC + FA	SCA + FA
Risco Isquêmico > Risco Hemorrágico	Warfarina ou DOAC† + Antiplaquetário	Warfarina ou DOAC* + Clopidogrel 12 meses + AAS 1-6 meses
Risco Hemorrágico > Risco Isquêmico	Warfarina ou DOAC†	Warfarina ou DOAC* + Clopidogrel 6-12 meses + AAS 1 mês
Risco Hemorrágico >> Risco Isquêmico	Warfarina ou DOAC†	Warfarina ou DOAC* + Clopidogrel 12 meses**

* preferencialmente apixabana; ** uso de AAS durante internação ou por sete dias.

DOAC = Anticoagulantes de Ação Direta; * = preferencialmente DOAC; ** = uso do AAS durante internação ou por até 7 dias; † = se CHA2DS2-VASc maior ou igual a 2.

▶ **Tabela 4.3** Fatores para decisão sobre tempo e intensidade de anticoagulação/antiagregação plaquetária.

Favorece risco isquêmico	Favorece risco hemorrágico
Angioplastia de artéria derradeira	Neoplasia ativa com risco de sangramento
Trombose prévia de *stent* em uso de antiplaquetário	Má aderência
Doença multiarterial e diabetes *mellitus*	Síndrome demencial moderada/avançada
Clearance de creatinina entre 15-60 mL/min	Doença renal crônica estádio 5
Angioplastia com três ou mais *stents*	Sangramento maior ou de sistema nervoso central prévio
Angioplastia de bifurcação	Abuso de álcool
Comprimento total de *stents* > 6 cm	Anemia

Adaptada de Capodanno *et al.*; 2019.[6]

Estatinas

Recomendam-se estatinas de alta potência (redução esperada de ao menos 50% do LDL-c basal) para pacientes idosos com doença cardiovascular estabelecida, desde que tolerem o tratamento sem efeitos adversos. Devem-se ponderar, obviamente, expectativa de vida, fragilidade, sarcopenia e multimorbidade, dado que pacientes acamados, frágeis e com baixa expectativa de vida muito provavelmente não obtenham benefícios a longo prazo da redução do LDL-c. No entanto, para pacientes robustos e com boa expectativa de vida, a idade cronológica não deve ser um fator limitante para prescrição de estatinas nem para associação de outros hipolipemiantes (ezetimiba, inibidores de PCSK9) sobretudo naqueles que não toleraram estatinas de alta potencia ou não alcançaram o alvo preconizado de redução do LDL-c, assim como é recomendando para pacientes mais jovens..

Agentes antianginosos

O uso de betabloqueadores reduz a angina e a demanda do miocárdio, com efeito benéfico em remodelamento ventricular e em redução de mortalidade a curto prazo após evento isquêmico, principalmente em pacientes com disfunção ventricular esquerda. O benefício dessa medicação na mortalidade também se estende para > 75 anos, porém poucos estudos acessam os efeitos dos betabloqueadores nessa população. Deve-se ter atenção com a administração desse tipo de medicação em idosos, pelos efeitos colaterais associados, como hipotensão e bloqueios do sistema de condução.

Os bloqueadores dos canais de cálcio podem ser utilizados como antianginosos, porém sem benefício em redução de mortalidade comprovado em pacientes idosos com DAC. Efeitos colaterais possíveis são hipotensão, arritmias e edema de membros inferiores. Os nitratos também funcionam como antianginosos, sem efeito na mortalidade, e devem ser utilizados com cautela em pacientes com SCA hipovolêmicos.[2]

A trimetazidina tem ação exclusivamente metabólica. Atua reduzindo a angina e a isquemia induzida pelo esforço físico, aumentando a contratilidade cardíaca, sem alterar a frequência ou a pressão arterial. É contraindicada em pacientes com doenças motoras/do movimento, como a doença de Parkinson e os distúrbios de marcha, e em pacientes com doença renal crônica e idade > 75 anos.[1]

Outras drogas, como a ranolazina e a ivabradina, podem auxiliar no manejo da angina: a primeira reduzindo a angina aos esforços (porém com perfil de efeitos colaterais maior em idosos – constipação, náuseas e tontura, com maior taxa de suspenção da medicação quando em comparação com indivíduos mais jovens); a segunda reduzindo a demanda miocárdica por controle do ritmo cardíaco.[2] O uso da ivabradina é recomendado em pacientes mantendo angina apesar do uso de betabloqueadores em dose máxima, com frequência cardíaca (FC) > 70 bpm e em ritmo sinusal.[1]

Outras medicações

O uso de inibidores da enzima conversora de angiotensina e de bloqueadores dos receptores de angiotensina II promove redução das taxas de IAM, AVC e morte em cinco anos, em pacientes acima de 70 anos com doença aterosclerótica.[7] Os inibidores de aldosterona apresentaram redução de morte em pacientes com insuficiência cardíaca pós-IAM, efeito não visualizado em indivíduos acima de 65 anos. Os diuréticos em idosos com DAC não demonstraram aumento de sobrevida, sendo utilizados apenas para controle sintomático de congestão e tratamento de hipertensão.[1,2]

ESTRATÉGIAS DE REVASCULARIZAÇÃO EM PACIENTES IDOSOS

Doença arterial coronária estável

É comprovado que a revascularização em idosos com DAC estável reduz sintomas e melhora a qualidade de vida, ainda sendo incerto seu efeito no prognóstico desses pacientes. A diretriz europeia recomenda a revascularização em pacientes com DAC estável nas seguintes situações: (1) estenose do tronco de coronária esquerda > 50%; (2) estenose de artéria descendente anterior proximal > 50%; (3) paciente com doença bi ou triarterial (estenose > 50%) com disfunção ventricular esquerda (fração de ejeção do ventrículo esquerdo [FEVE] ≤ 35%); (4) extensa área de isquemia comprovada por testes funcionais (> 10% de área isquêmica) ou por reserva de fluxo fracionada (FFR, *fractional flow reserve*); (5) artéria derradeira (única artéria não ocluída, mas com estenose > 50%). Ressalta-se que para estenoses entre 50%-90% pode-se considerar a realização de testes funcionais para documentação de isquemia. É importante frisar que essas recomendações não foram estudadas exclusivamente em pacientes idosos.[3]

Alguns estudos demonstraram efeito benéfico da revascularização precoce (tanto com angioplastia primária quanto com cirurgia de revascularização do miocárdio) em redução de mortalidade, IAM não fatal e readmissão por SCA em pacientes ≥ 75 anos com DAC estável, em relação ao tratamento clínico otimizado sozinho, porém esse efeito tornou-se não significativo após quatro anos de seguimento.[8] Já outro ensaio clínico, realizado em pacientes com DAC e idade média de 72 anos e estratificados para estratégia invasiva e tratamento clínico *versus* tratamento clínico sozinho, não encontrou diferença nos desfechos duros (morte, IAM e AVC) entre os grupos.[9] Recentemente publicado, o estudo ISCHEMIA comparou a a terapia invasiva com tratamento clinico otimizado em pacientes com DAC e isquemia moderada a grave em testes não invasivos. A mediana de idade foi de 64 anos, e foi observado que a estratégia invasiva falhou em reduzir desfechos cardiovasculares maiores, mortalidade por todas as causas e cardiovascular, em relação ao tratamento clínico otimizado, em um seguimento de 3,3 anos; a análise de subgrupo não mostrou diferenças com a idade.[10]

Síndrome coronariana aguda sem supradesnivelamento do segmento ST

Pacientes idosos com SCASSST parecem ser beneficiados pela revascularização, segundo estudos que evidenciam uma menor tendência de morte, IAM, AVC ou necessidade urgente de revascularização com a terapia invasiva precoce. Isso é válido para pacientes acima de 80 anos, com a ressalva de que as complicações hemorrágicas nessa faixa etária acontecem de forma mais frequente.[2]

Síndrome coronariana aguda com supradesnivelamento do segmento ST

Embora sua eficácia em mortalidade a curto prazo em pacientes idosos seja questionável, a terapia fibrinolítica é ainda recomendada nesses doentes, salvo contraindicações e quando a angioplastia primária não está disponível. Ao contrário da fibrinólise, a Angioplastia Transluminal Coronariana (ATC) primária em idosos com IAMCSST promove benefício em reduzir morte e taxa de reinfarto, em comparação com fibrinólise, lembrando que a associação com o tratamento clínico otimizado deve ainda melhorar a sobrevida nesses pacientes, independentemente da terapia de reperfusão escolhida.[2]

Angioplastia primária versus cirurgia de revascularização do miocárdio

Os resultados que comparam as estratégias de revascularização quanto aos desfechos são conflitantes na população idosa. Em geral, nos mais jovens, a cirurgia de revascularização do miocárdio é reservada para pacientes com doença aterosclerótica extensa (doença de múltiplos vasos ou tronco de coronária esquerda). Em idosos, ainda é controverso o benefício quanto à redução de mortalidade e infarto, porém o grupo da angioplastia primária, no contexto de doença extensa, apresentou uma maior necessidade de revascularização.

Apesar de a cirurgia possibilitar, com maior frequência, uma revascularização completa com menores taxas de reabordagem nos idosos, é importante avaliar condições funcionais e de fragilidade, comorbidades e riscos associados, já que uma estratégia menos invasiva, como a angioplastia primária, pode ser apropriada em casos específicos.[2]

CONCLUSÃO

Observa-se que a quantidade de estudos dedicados a avaliar o diagnóstico e o tratamento da DAC na população idosa ainda é limitada, principalmente naqueles com idade superior a 75 anos. A maioria das recomendações atuais é realizada por extrapolação de resultados de ensaios clínicos realizados em pacientes mais jovens.

Em se tratando de doença com maior mortalidade e que mais compromete a funcionalidade dos nossos pacientes, torna-se iminente a necessidade de incluir os idosos nos estudos de DAC. É importante considerar variáveis que influenciam a estratégia de escolha do plano terapêutico nessa população, como *status* funcional, cognição, fragilidade, comorbidades associadas, desejos do paciente e familiares. A decisão quanto a procedimentos invasivos deve ser individualizada, considerando-se os riscos e os benefícios expostos.

REFERÊNCIAS

1. Freitas EV, Py L, editoras. Tratado de geriatria e gerontologia. 4. ed. Rio de Janeiro: Guanabara Koogan; 2016. 1696 p. ISBN: 9788527729406.

2. Madhavan MV, Gersh BJ, Alexander KP, Granger CB, Stone GW. Coronary artery disease in patients ≥ 80 years of age. J Am Coll Cardiol [Internet]. 2018 May 08 [cited 2019 Nov 11];71(18):2015-40. doi: https://doi.org/10.1016/j.jacc.2017.12.068. Available from: https://www.sciencedirect.com/science/article/pii/S0735109718336167.

3. Knuuti J, Wijns W, Saraste A, Capodanno D, Barbato E, Funck-Brentano C, et al. 2019 ESC guidelines for the diagnosis and management of chronic coronary syndromes: the Task Force for the diagnosis and management of chronic coronary syndromes of the European Society of Cardiology (ESC). Eur Heart J [Internet]. 2019 Aug 31 [cited 2019 Nov 18];41(3):407-77. doi: https://doi.org/10.1093/eurheartj/ehz425. Available from: https://academic.oup.com/eurheartj/article/41/3/407/5556137.

4. Whelton PK, Carey RM, Aronow WS, Casey Jr DE, Collins KJ, Himmelfarb CD, et al. 2017 ACC/AHA/AAPA/ABC/ACPM/AGS/APhA/ASH/ASPC/NMA/PCNA guideline for the prevention, detection, evaluation, and management of high blood pressure in adults: a report of the American College of Cardiology/American Heart Association Task Force on Clinical Practice Guidelines. J Am Coll Cardiol. Epub 2017 Nov 7.

5. Lopes RD, Heizer G, Aronson R, Vora AN, Massaro T, Mehran R, et al. Antithrombotic therapy after acute coronary syndrome or PCI in atrial fibrillation. N Engl J Med [Internet]. 2019 Mar 17 [cited 2019 Dec 16];380:1509-24. doi: 10.1056/NEJMoa1817083. Available from: https://www.nejm.org/doi/full/10.1056/NEJMoa1817083.

6. Capodanno D, Huber K, Mehran R, Lip GYH, Faxon DP, Granger CB, et al. Management of antithrombotic therapy in atrial fibrillation patients undergoing PCI. J Am Coll Cardiol. 2019;74(1):83-99.

7. Gianmmi M, Bosch J, Pogue J, Probstfield J, Dagenais G, Yusuf S, et al. Effect of long-term ACE-inhibitor therapy in elderly vascular disease patients. Eur Heart J. 2007;28(11):1382-8.

8. TIME Investigators. Trial of invasive versus medical therapy in elderly patients with chronic symptomatic coronary-artery disease (TIME): a randomised trial. Lancet [Internet]. 2001 Sep 22 [cited 2019 Dec 16];358(9286):951-7. doi: 10.1016/S0140-6736(01)06100-1. Available from: https://www.ncbi.nlm.nih.gov/pubmed/11583747.

9. Teo KK, Sedlis SP, Boden WE, O'Rourke RA, Maron DJ, Hartigan PM, et al. Optimal medical therapy with or without percutaneous coronary intervention in older patients with stable coronary disease: a pre-specified subset analysis of the COURAGE (Clinical Outcomes Utilizing Revascularization and Aggressive druG Evalua-

tion) trial. J Am Coll Cardiol [Internet]. 2009 Sep 29 [cited 2019 Dec 16];54(14):1303-8. doi: 10.1016/j.jacc.2009.07.013. Available from: https://www.ncbi.nlm.nih.gov/pubmed/19778673.

10. Maron DJ, Hochman JS, Reynolds HR, Bangalore S, O'Brien SM, Boden WE, et al. Initial Invasive or Conservative Strategy for Stable Coronary Disease. N Engl J Med. 2020;382(15):1395-407.

11. Nanna MG, Navar AM, Wojdyla D, Peterson ED. The association between low-density lipoprotein cholesterol and incident atherosclerotic cardiovascular disease in older adults: results from the National Institutes of Health Pooled Cohorts. J Am Geriatr Soc [Internet]. 2019 Aug 14 [cited 2019 Sep 5];67(12):2560-7. doi: 10.1111/jgs.16123. Available from: https://www.ncbi.nlm.nih.gov/pubmed/31411740.

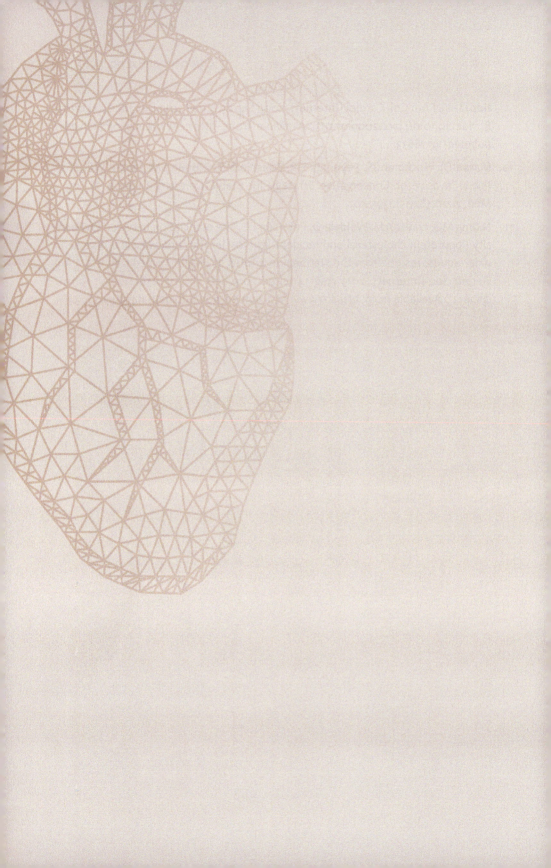

capítulo **5**

- Angela Cristina Silva dos Santos ▪ Roney Orismar Sampaio
- João Otávio Ferreira Meyer

Valvopatias em Idosos

ASSUNTOS ABORDADOS

1 Princípios do manejo de valvopatias em pacientes idosos

2 Estenose mitral

3 Insuficiência mitral

4 Estenose aórtica

5 Etiologia

6 Fisiopatologia

7 Quadro clínico

8	Diagnóstico
9	Tratamento
10	Insuficiência aórtica
11	Diagnóstico
12	Tratamento

PRINCÍPIOS DO MANEJO DE VALVOPATIAS EM PACIENTES IDOSOS

As valvopatias são um grupo particular de doenças cardíacas, em que existe mau funcionamento de uma ou mais valvas. A compreensão da fisiopatologia de cada uma das valvopatias é essencial para permitir o entendimento das suas consequências hemodinâmicas, dos mecanismos adaptativos do coração, dos sintomas gerados por cada uma delas e das estratégias terapêuticas que podem ser adotadas em cada caso.

Em geral, as valvopatias crônicas apresentam um longo período assintomático, no qual os mecanismos adaptativos do coração são capazes de manter a hemodinâmica compensada. Entretanto, com o passar dos anos, as disfunções valvares tendem a se agravar de forma progressiva, podendo levar a um esgotamento dos mecanismos compensatórios, resultando em disfunção cardíaca e aparecimento de sintomas.

Tipicamente, tratamentos medicamentosos não têm eficácia na modificação da história natural da doença, servindo apenas para controle de sintomas ou como prevenção de complicações (por exemplo, anticoagulação na fibrilação atrial valvar). A partir do momento em que a valvopatia passa a gerar sintomas, o tratamento intervencionista deve ser indicado.

O mesmo acontece em valvopatias importantes assintomáticas, porém acompanhadas de complicações. As especificidades do momento adequado para indicação de intervenção dependem do tipo de valvopatia, dos riscos associados ao procedimento e das demais condições de saúde do paciente em questão.

Evidências sugerem que a correção da valvopatia leva a melhores resultados quando é realizada de forma mais precoce na história natural da doença. Infelizmente, a indicação de cirurgia muitas vezes é postergada até fases mais tardias em pacientes idosos, por receio dos riscos inerentes aos procedimentos.[1] Essa indicação tardia inevitavelmente resulta em piores desfechos e reforça a falsa ideia de que idosos não toleram cirurgias valvares.[2]

A presença de sintomas pode ser um dado difícil de ser obtido nas populações idosas. Muitas vezes, os sintomas de cansaço e diminuição da *performance* física são atribuídos ao próprio processo de envelhecimento, ou às comorbidades, quando na verdade podem representar manifestações da cardiopatia.[1]

A indicação dos procedimentos de correção de valvopatias deve levar em consideração o risco e a viabilidade do procedimento. Não é adequado indicar cirurgias de alto risco em pacientes com expectativa ou qualidade de vida já muito limitadas por outros problemas de saúde que não serão corrigidos pela operação. Da mesma forma, há situações clínicas que impõem um risco operatório proibitivo, tornando insensata a indicação de cirurgia. Além disso, devem ser levados em consideração os valores e desejos do paciente e da família, respeitando-se sempre as vontades daqueles pacientes que têm capacidade cognitiva para manter a autonomia.

Idealmente, os idosos com doença valvar devem ser acompanhados por uma equipe multidisciplinar, e a decisão terapêutica deve ser compartilhada com o paciente e sua família.[2] Estratégias de educação do paciente sobre a sua condição e discussão de riscos e benefícios de forma transparente levam a maior satisfação com o atendimento e reduzem a probabilidade de conflitos.[1]

De forma isolada, a idade cronológica não deve ser usada para contraindicar um procedimento potencialmente benéfico. A avaliação de domínios geriátricos, como cognição, estado nutricional e funcionalidade, deve ser usada para guiar a terapêutica de valvopatias nessa população. A síndrome da fragilidade merece atenção especial no acompanhamento desses pacientes.[1] Essa condição, tradicionalmente avaliada de forma inteiramente subjetiva por cardiologistas e cirurgiões, é mais bem percebida quando são aplicados critérios objetivos e validados. Em especial, a velocidade de marcha habitual tem-se mostrado um indicador útil e de fácil aplicação, sendo demonstrado que pacientes mais lentos apresentam maiores taxas de mortalidade perioperatória e internações mais prolongadas.[3] Dessa forma, a avaliação da fragilidade permite uma melhor análise dos riscos e auxilia na tomada de melhores decisões terapêuticas para cada paciente de forma individual.

O idoso multimórbido também apresenta riscos elevados de desfechos perioperatórios adversos. A presença de doença renal crônica e doença pulmonar obstrutiva crônica, por exemplo, está associada a maiores riscos de internação prolongada, dependência prolongada de suporte intensivo e mortalidade. Doença arterial aterosclerótica (coronariana, carotídea ou periférica) também eleva sobremaneira o risco cirúrgico.[2]

ESTENOSE MITRAL

Introdução

A estenose da valva mitral (EM) é definida pelo progressivo estreitamento do orifício da valva, gerando um gradiente de pressão entre o átrio esquerdo e o ventrículo esquerdo durante a diástole ventricular.

Epidemiologia e etiologia

A principal etiologia da EM no Brasil e no mundo é a valvopatia reumática. Esses pacientes se apresentam com espessamento dos folhetos, encurtamento das cordoalhas e fusão de comissuras valvares. Embora essa doença seja relativamente comum entre pacientes jovens, em especial em países em desenvolvimento, é uma entidade mais rara em idosos. Dessa forma, a EM é uma valvopatia incomum em pacientes nessa faixa etária.[2]

Com o envelhecimento populacional, casos de EM degenerativa têm-se tornado mais comuns, chegando a representar até um quarto dos casos em países desenvolvidos.[4] Esses pacientes apresentam calcificação do anel mitral sem fusão de comissuras. A EM degenerativa é associada a idade avançada, sexo feminino, doença renal crônica, presença de fatores de risco cardiovascular e aterosclerose clínica.[5]

Fisiopatologia

A área valvar mitral normal é entre 4 e 6 cm². Quando essa área se reduz de forma significativa, passa a haver dificuldade de esvaziamento atrial, gerando um gradiente de pressão entre o átrio esquerdo e o ventrículo esquerdo durante a diástole. A pressão no átrio esquerdo se eleva de forma crônica, gerando dilatação, hipertrofia e fibrose atriais.

O aumento da pressão no átrio esquerdo leva à congestão pulmonar. As modificações estruturais também podem levar ao desenvolvimento de fibrilação atrial (FA), com aumento do risco de eventos tromboembólicos. Mesmo pacientes que mantêm o ritmo sinusal podem apresentar risco aumentado de desenvolvimento de trombo em átrio esquerdo devido à lentificação do fluxo sanguíneo e à dilatação atrial.

O desenvolvimento de FA também pode ser um fator desencadeador de congestão pulmonar, por dois motivos. O primeiro é a perda da sístole atrial, que, em estenoses significativas, tende a ter um papel importante no enchimento ventricular. O segundo é o aumento da frequência cardíaca, com redução do tempo diastólico, levando a uma dificuldade ainda maior de esvaziamento atrial.[4]

Em estenoses mais avançadas, pode ocorrer elevação da pressão arterial pulmonar, podendo levar a quadros graves de falência ventricular direita. O desenvolvimento de hipertensão pulmonar (HP) significativa carrega consigo um prognóstico bastante reservado, estando associado a uma sobrevida mediana inferior a três anos.[2]

Quadro clínico

O surgimento de sintomas ocorre em fases avançadas da EM, representando arautos de mau prognóstico. A dispneia, causada pela congestão pulmonar, é o principal sintoma, inicialmente aparecendo ao exercício físico. Com o avançar do quadro, a dispneia pode passar a se apresentar em re-

Manual de CardioGeriatria do InCor

pouso, associada a ortopneia e dispneia paroxística noturna. Palpitações e tonturas causadas pela FA são comuns, bem como eventos tromboembólicos, especialmente os acidentes vasculares encefálicos. De forma mais rara, podem estar presentes disfagia ou rouquidão, causadas respectivamente pela compressão do esôfago ou do nervo laríngeo recorrente pelo átrio esquerdo dilatado – quadro conhecido como síndrome de Ortner. A HP grave pode também levar à hemoptise.[6]

Ao exame físico, o paciente apresenta sopro mesotelediastólico em ruflar, mais audível em foco mitral, com hiperfonese de B1 e reforço pré--sistólico se o paciente mantiver ritmo sinusal. Sinais clínicos de congestão e FA também podem estar presentes.[4] Muitas vezes, principalmente em pacientes idosos, o sopro pode ser difícil de ser auscultado, não devendo ser descartada a possibilidade de EM apenas com base na ausência desse sinal.[6]

Diagnóstico

O ecocardiograma é o exame de escolha para confirmar o diagnóstico, avaliar a gravidade da lesão e as repercussões, além de guiar a terapêutica. A classificação da gravidade da lesão mitral deve levar em conta a área valvar, o gradiente diastólico atrioventricular médio e a pressão sistólica de artéria pulmonar (PSAP), conforme a Tabela 5.1. A avaliação com ecocardiograma transesofágico é recomendada para identificação de trombo em átrio esquerdo, quando a janela para realização de ecocardiografia transtorácica é inadequada, ou quando há indicação de valvuloplastia mitral por cateter--balão (VMCB).

▶ Tabela 5.1 Critérios de gravidade da lesão estenótica mitral.

	Discreta	Moderada	Importante
Área valvar mitral (cm²)	> 1,5	1,0-1,5	< 1,0
Pressão sistólica de artéria pulmonar (mmHg)	< 30	30-50	> 50
Gradiente médio (mmHg)	< 5	5-10	> 10

O eletrocardiograma pode mostrar sobrecarga atrial esquerda, FA e, em casos de HP importante associada, sobrecarga de câmaras direitas. A radiografia de tórax pode exibir sinais de congestão pulmonar. Além disso, sinais de aumento do átrio esquerdo podem ficar evidentes, como o duplo contorno da silhueta cardíaca à direita; o aparecimento de um quarto arco na silhueta cardíaca à esquerda, formando um contorno convexo; e o aumento do ângulo subcarinal com elevação do brônquio principal esquerdo, que fica horizontalizado (conhecido como "sinal da bailarina").[4]

Tratamento

Tratamento clínico

Como nas demais doenças valvares, o tratamento medicamentoso tem a função tão somente de aliviar os sintomas associados à valvopatia grave, sem efeito sobre a história natural da doença ou sobre o prognóstico do paciente. Os pacientes que apresentarem congestão pulmonar devem fazer restrição hidrossalina, além de se beneficiarem do uso de diuréticos de alça. Drogas cronotrópicas negativas, como betabloqueadores e bloqueadores de canal de cálcio não di-hidropiridínicos, têm papel especialmente importante nesses pacientes, uma vez que a redução da frequência cardíaca permite um tempo diastólico maior, facilitando o esvaziamento atrial e reduzindo a pressão no átrio esquerdo ao final da diástole.[2]

Deve ser indicada anticoagulação para pacientes que desenvolvam FA, trombo em átrio esquerdo ou naqueles que apresentem evento tromboembólico prévio. Até o presente momento, não há evidências que embasem o uso de anticoagulantes orais diretos (os "novos" anticoagulantes orais) nos pacientes com EM moderada ou importante. Segue sendo, portanto, a varfarina a droga de escolha para anticoagulação desses pacientes, com INR-alvo entre 2,0 e 3,0.[4] É importante lembrar que o risco de eventos tromboembólicos aumenta com o avançar da idade; logo, não existe motivo para se contraindicar anticoagulação em virtude somente de idade avançada.

Tratamento intervencionista

As indicações de tratamento intervencionista da EM estão descritas na Tabela 5.2. Todos os pacientes que desenvolvam sintomas (mesmo que apresen-

104 Manual de CardioGeriatria do InCor

tem melhora com tratamento clínico) ou aqueles assintomáticos que apresentem FA de início recente ou HP devem ser candidatos a intervenção.[7]

▶ **Tabela 5.2** Indicações de tratamento intervencionista na EM, pela Sociedade Brasileira de Cardiologia.

Procedimento	Condição clínica	Indicação
Valvuloplastia mitral percutânea por cateter-balão	EM reumática sintomática, na ausência de contraindicações	I A
	EM reumática assintomática com complicadores, sem contraindicações	I C
Tratamento cirúrgico	EM reumática sintomática com contraindicação à VMCB	I B
	EM reumática assintomática com complicadores, não elegível para VMCB	IIa C
	EM degenerativa sintomática refratária ao tratamento clínico	IIb C
	EM reumática assintomática em programação de outra cirurgia cardíaca	I C
Implante valvar mitral transcateter	EM degenerativa sintomática refratária ao tratamento clínico, com contraindicação ou alto risco para tratamento cirúrgico	IIb C

EM: estenose mitral; VMCB: valvuloplastia mitral percutânea por cateter-balão.

Atualmente, existem dois tipos de tratamento intervencionista bem estabelecidos para EM: a VMCB e a cirurgia (comissurotomia ou troca valvar). Trabalhos recentes têm avaliado a viabilidade de um implante valvar mitral transcateter, procedimento similar ao implante transcateter em valva aórtica (TAVI), mas esse procedimento ainda tem caráter experimental.

Valvuloplastia mitral percutânea por cateter-balão

A VMCB é a opção de escolha em pacientes que apresentem EM reumática importante com indicação de intervenção, anatomia favorável e ausência de contraindicações. Em pacientes selecionados, o procedimento tem bons resultados, levando a um aumento importante da área valvar e a uma redução significativa do gradiente atrioventricular. A seleção de pacientes deve ser determinada pelo escore de Wilkins, que atribui pontuação de 1 a 4 a quatro aspectos anatômicos avaliados pelo ecocardiograma (mobilidade, espessamento dos folhetos, calcificação e espessamento subvalvar). Os melhores resultados são encontrados em pacientes com escore baixo (até 8). Quando bem indicada, a VMCB apresenta taxas de sucesso próximas a 90%, e a maior parte dos pacientes permanece livre de complicações relacionadas à valvopatia por muitos anos.

As contraindicações à realização desse procedimento incluem presença de trombo em átrio esquerdo e insuficiência mitral moderada a importante.[4] Complicações graves são raras, mas podem incluir perfuração de ventrículo esquerdo, embolização sistêmica e infarto agudo do miocárdio.[2]

As taxas de sucesso e a duração do alívio sintomático tendem a ser menores em pacientes com idade mais avançada. Ainda assim, para alguns pacientes idosos com contraindicação à cirurgia ou risco cirúrgico proibitivo, mesmo que apresentem aspectos anatômicos desfavoráveis, a VMCB pode até ser preferível ao tratamento clínico, desde que não haja contraindicações.[2]

Infelizmente, nos casos de EM degenerativa, que predominam na faixa etária geriátrica, a VMCB não tem eficácia. Esse procedimento obtém sucesso por causa da sua capacidade de romper as fusões comissurais entre os folhetos valvares. Como a EM degenerativa tem como característica a ausência de fusões comissurais, não há papel para a VMCB no seu tratamento.[8]

Tratamento cirúrgico

A VMCB é um tratamento menos invasivo e com taxas elevadas de sucesso em pacientes com escore de Wilkins baixo, portanto o tratamento cirúrgico é reservado para aqueles que apresentam contraindicações, anatomia desfavorável ou falha de tratamento. A cirurgia também é preferível em pacientes que necessitem realizar outros procedimentos cirúrgicos cardíacos, como troca de valva aórtica ou revascularização miocárdica. Há duas opções de tratamento cirúrgico: o reparo valvar com comissurotomia (para EM reumática) e a troca valvar por prótese mecânica ou biológica. A comissurotomia está associada a menor risco perioperatório, sendo preferida quando viável.[4]

106 Manual de CardioGeriatria do InCor

Os casos de EM degenerativa são bastante desafiadores para o tratamento cirúrgico. A presença de calcificação importante do anel mitral está associada a riscos cirúrgicos mais elevados, e a ausência de fusão comissural impede que o reparo valvar com comissurotomia possa ser considerado.[8] Muitas vezes é necessário realizar desbridamento do anel, uma vez que a adesão da prótese ao anel valvar é prejudicada pela calcificação, porém esse procedimento pode resultar em dano à artéria circunflexa, perfuração do miocárdio e separação atrioventricular.[5]

Esses riscos levaram a Sociedade Brasileira de Cardiologia (SBC) a recomendar, para o caso de pacientes com EM degenerativa importante sintomática, manter inicialmente o tratamento clínico, reservando o tratamento cirúrgico para os casos refratários.[7]

Implante valvar mitral transcateter

Dada a impossibilidade de tratamento de EM degenerativa importante com VMCB, além dos resultados cirúrgicos ruins e do prognóstico reservado dos casos tratados clinicamente, torna-se crucial o desenvolvimento de técnicas alternativas eficazes e seguras para tratamento dessa condição.[8] Recentemente, relatos e séries de casos têm sido publicados, em que foram usadas próteses valvares criadas para TAVI, implantadas no anel mitral.

Foi publicada recentemente uma série de 64 casos[9] de troca transcateter de valva mitral (TMVR) em pacientes com calcificação grave de anel mitral e impossibilidade de realização de cirurgia. Os pacientes tinham idade média de 73 anos e alta prevalência de comorbidades graves. Deles, 92% apresentavam-se em classe funcional da New York Heart Association (NYHA) III ou IV, e 93,5% tinham como valvopatia principal a EM. Ao todo, 13 pacientes (20%) apresentaram complicações do procedimento (como obstrução da via de saída do ventrículo esquerdo, embolização ou perfuração), e 19 (30%) faleceram nos primeiros 30 dias. No entanto, entre os sobreviventes com seguimento clínico em 30 dias, a maior parte apresentou melhora funcional importante, evoluindo para classe funcional de NYHA I ou II.

Está em andamento um estudo desenhado para avaliar a segurança e a viabilidade do implante de próteses transcateter em pacientes apresentando valvopatia mitral degenerativa sintomática com calcificação importante do anel mitral, com previsão de ser concluído em dezembro de 2022 (estudo MITRAL).[10] Também serão incluídos pacientes em uso de próteses valvares com disfunção importante. Os desfechos principais incluem a segurança do procedimento em 30 dias e a eficácia do tratamento no seguimento de um ano.

Novas evidências podem tornar essa prática um tratamento-padrão para pacientes que tenham EM degenerativa importante com alto risco cirúrgico; atualmente, porém, a TMVR permanece uma terapia experimental.

INSUFICIÊNCIA MITRAL

Introdução

A insuficiência da valva mitral (IM) é definida como a incapacidade da valva em fechar-se de forma adequada, resultando em refluxo de sangue do ventrículo esquerdo para o átrio durante a sístole ventricular. A IM pode ser uma valvopatia crônica ou aguda. A IM aguda costuma apresentar-se como um quadro exuberante de insuficiência cardíaca de início rápido, geralmente associado a endocardite infecciosa ou infarto agudo do miocárdio.[2] Aqui, o foco é a IM crônica.

Epidemiologia e etiologia

A IM é a valvopatia mais comum na população idosa, sendo encontrada em cerca de 10% da população com 70 anos de idade ou mais.[1] Essa condição é associada ao envelhecimento, apresentando prevalências significativamente maiores em faixas etárias mais avançadas. Com base no mecanismo fisiopatológico, pode ser dividida em primária (ou orgânica), quando decorre de alterações do próprio tecido valvar, e secundária (ou funcional), quando a falha no fechamento dos folhetos é consequência da dilatação do ventrículo esquerdo e do anel mitral.[2]

As principais etiologias da IM primária são a cardiopatia reumática e o prolapso da valva mitral. Outras causas incluem endocardite infecciosa e doença arterial coronária. Já a IM secundária, que é a forma mais comum no idoso, pode ser causada por uma cardiopatia isquêmica ou por outra causa de disfunção ventricular esquerda. A identificação da etiologia tem implicações prognósticas: indivíduos com IM por prolapso têm prognóstico melhor que aqueles com doença reumática, que, em compensação, evoluem melhor que aqueles com IM secundária.[11]

Fisiopatologia

A presença de IM crônica impõe uma sobrecarga de volume às câmaras esquerdas. Essa sobrecarga deflagra um remodelamento, com dilatação das cavidades e hipertrofia miocárdica excêntrica. Essa adaptação do coração permite que o volume regurgitante seja acumulado e o débito cardíaco, mantido. Nesse estágio, chamado de fase compensada, o diâmetro diastólico do ventrículo esquerdo é aumentado, enquanto o diâmetro sistólico (DSVE) é preservado. Entretanto, a dilatação ventricular leva a maior tracionamento das cordoalhas tendíneas e dilatação do anel mitral, o que piora a regurgitação e a sobrecarga de volume. Como esse processo se retroalimenta, os mecanismos adaptativos acabam por se esgotar e ocorre disfunção sistólica do ventrículo esquerdo, com queda da fração de ejeção (FEVE) e aumento do seu diâmetro sistólico.[11]

A queda da FEVE tem implicações prognósticas importantes mesmo quando discreta. Em pacientes com FEVE acima de 60%, a sobrevida em dez anos sem tratamento é de cerca de 70%. Esse valor cai para 53% naqueles com FEVE entre 50 ou 60%, e cai para 32% naqueles com FEVE inferior a 50%.[2]

Quando o coração não consegue mais acomodar a sobrecarga de volume e preservar a função ventricular, pode ocorrer quadro de insuficiência cardíaca. A dilatação do átrio esquerdo também predispõe ao desenvolvimento de FA e fenômenos tromboembólicos. Em quadros mais avançados, pode haver o desenvolvimento de HP e falência ventricular direita.[11]

Quadro clínico

Na maior parte dos casos, os pacientes permanecem assintomáticos por muitos anos. A apresentação mais comum da fase sintomática é de insuficiência cardíaca, com dispneia aos esforços, ortopneia e dispneia paroxística noturna. Palpitações e fenômenos tromboembólicos são frequentes quando o paciente desenvolve FA.[11] Dor torácica atípica também é um sintoma comum em indivíduos com prolapso de valva mitral.[2]

Ao exame físico, observa-se um sopro holossistólico regurgitativo, geralmente de alta frequência, mais bem auscultado no ápice cardíaco, com irradiação para axila e região dorsal do tórax. Com a dilatação ventricular, o *ictus cordis* pode estar desviado e hiperdinâmico, e uma terceira bulha pode ser audível.[11]

Diagnóstico

A realização de um ecocardiograma é essencial na confirmação diagnóstica e na avaliação da gravidade da valvopatia, além de fornecer dados relativos a etiologia, FEVE, pressão de artéria pulmonar e diâmetro das cavidades. O eletrocardiograma pode mostrar sobrecarga de câmaras esquerdas e FA. Na radiografia de tórax, além de sinais de congestão pulmonar, pode ser visto aumento da área cardíaca secundário à dilatação das câmaras esquerdas.[11]

Tratamento

Tratamento clínico

Como nas outras valvopatias, não há comprovação de que qualquer tratamento medicamentoso para a IM interfira na história natural da doença ou previna o desenvolvimento de disfunção ventricular. Dessa forma, em casos de IM primária assintomática, não há benefício com o tratamento medicamentoso. Nos casos secundários, o tratamento deve ser voltado para a cardiopatia de base.

Após o desenvolvimento do quadro de insuficiência cardíaca, o uso de diuréticos de alça e a restrição hidrossalina podem aliviar os sintomas. Ao mesmo tempo, o controle pressórico com vasodilatadores reduz a pós-carga, o que auxilia no controle da congestão.[11] Pacientes que desenvolvem FA devem receber anticoagulantes orais para prevenção de eventos tromboembólicos, sem restrição em função da idade.

Tratamento intervencionista

Os pacientes com IM moderada ou importante devem ser acompanhados com ecocardiogramas periódicos e reavaliação clínica. Aqueles que apresentam sintomas ou que apresentam sinais ecocardiográficos de que estão transicionando para a fase descompensada da doença, com disfunção e dilatação ventricular, devem ser encaminhados para o tratamento intervencionista.[11]

Além da presença de sintomas, outras indicações de intervenção na IM importante incluem a presença de FEVE inferior a 60%, a dilatação ventricular com DSVE maior que 40 mm e o desenvolvimento de HP ou FA. É importante ressaltar que, uma vez que o paciente apresente sintomas, a indicação de terapia intervencionista permanece mesmo que o paciente melhore significativamente com o tratamento medicamentoso.[11]

Tratamento cirúrgico

Há duas estratégias possíveis para o tratamento cirúrgico da IM: o reparo (ou plastia) valvar e a troca da valva por prótese biológica ou mecânica. A realização de reparo valvar, quando viável, está associada a excelentes resultados, com melhora da regurgitação e aumento da sobrevida, sendo rara a necessidade de reoperação nos anos subsequentes.[11] Em comparação com a troca valvar, o reparo cirúrgico está associado a taxas de mortalidade perioperatórias significativamente menores e melhor sobrevida a longo prazo nos pacientes mais idosos, além de prescindir da necessidade de anticoagulação a longo prazo. Essas evidências, entretanto, dizem respeito principalmente a casos de IM primária.[1]

Quando, porém, o reparo valvar não é possível, a realização de troca valvar por prótese mecânica ou biológica deve ser indicada. A prótese mecânica tem uma durabilidade maior em comparação com a biológica, mas vem associada a um risco elevado de eventos tromboembólicos, sendo necessária a anticoagulação com varfarina a longo prazo. Dada a expectativa de vida limitada dos muito idosos, é provável que próteses biológicas sejam apropriadas para essa faixa etária, especialmente para aqueles com risco elevado de sangramento.[2]

A presença de calcificação importante do anel mitral, comum na população mais idosa, prejudica os resultados do implante de prótese. Há dificuldades técnicas importantes no ancoramento da prótese mitral no anel calcificado, o que pode levar à necessidade de desbridamento dessa estrutura, um procedimento arriscado que pode gerar complicações graves.[1]

Reparo valvar percutâneo

O procedimento de reparo percutâneo da valva mitral tem sido objeto de estudos publicados recentemente. Ele consiste na apreensão das porções centrais dos dois folhetos valvares e na colocação de um clipe que mantenha a coaptação. Dessa forma, cria-se um orifício valvar duplo durante a diástole e reduz-se o diâmetro do orifício regurgitante durante a sístole.[12]

O estudo EVEREST II, de 2011, demonstrou que o reparo percutâneo, embora inferior à cirurgia, poderia ser útil na melhora clínica dos pacientes com IM importante.[12] Dois estudos recentes avaliaram a utilidade do reparo percutâneo em pacientes com IM secundária importante sintomática que não fossem candidatos a cirurgia. O MITRA-FR teve resultado negativo, enquanto o COAPT demonstrou superioridade da intervenção percutânea sobre o tratamento clínico.[13,14]

As razões dos resultados discordantes entre os dois ensaios têm gerado intenso debate entre cardiologistas. Autores ressaltam que os pacientes do COAPT apresentavam maior área do orifício regurgitante efetivo e menor volume diastólico final indexado do ventrículo esquerdo do que aqueles do MITRA-FR, e que as taxas de sucesso na correção da regurgitação foram maiores no COAPT.[15] De acordo com as diretrizes da SBC, o reparo percutâneo de valva mitral na IM fica reservado para casos não reumáticos, com sintomas refratários e que apresentem risco alto ou contraindicação à cirurgia.[7]

ESTENOSE AÓRTICA

A área da valva aórtica normal varia em torno de 3 a 4 cm^2. Estenose ocorre quando há redução dessa área, e, habitualmente, torna-se clinicamente relevante quando alcança valores menores que 1,5 cm^2. Estenose valvar aórtica (EAo) importante é definida se houver área efetiva do orifício da valva aórtica (EOA) $\leq$ 1,0 cm^2 e gradiente transvalvar médio $\geq$ 40 mmHg. É a lesão valvar mais frequente entre os idosos a partir da sexta década de vida, e a etiologia degenerativa é a mais comum.[16]

A maioria (50 a 70%) dos pacientes com EAo grave desenvolve hipertrofia ventricular esquerda (HVE) com tamanho normal da cavidade do

112 Manual de CardioGeriatria do InCor

ventrículo esquerdo e FEVE, o que permite a manutenção da função normal do ventrículo esquerdo e a manutenção do paciente assintomático por longo período.

ETIOLOGIA

Degenerativa

É a causa mais comum de EAo no idoso e está associada aos mesmos fatores de risco tradicionais para aterosclerose, tais como senilidade, tabagismo, hipertensão, diabete melito e dislipidemia. A prevalência chega a 3 a 5% da população acima dos 75 anos. É um processo complexo e multirregulado, incluindo inflamação crônica, deposição de lipoproteínas, ativação do sistema renina-angiotensina, transformação osteoblástica de células intersticiais valvares e calcificação das valvas causada pelo estresse mecânico prolongado. A fibrose e a calcificação, em geral, iniciam-se na base da valva e progridem para as bordas livres dos folhetos. Entretanto, outras vezes a calcificação pode predominar nas extremidades e no terço médio dos folhetos. A estenose resulta da rigidez das válvulas. De 30 a 50% dos casos de EAo estão associados com doença coronariana, tendo correlação com a presença de mais fatores de risco para coronariopatia.

Reumática

Ocorre em faixas etárias mais jovens e caracteriza-se por fusão comissural e acometimento mitroaórtico, estando associada a variados graus de insuficiência aórtica. A EAo reumática ainda é comum em nosso meio. Entretanto, com o envelhecimento populacional, temos notado aumento da etiologia degenerativa em relação à reumática e à bicúspide, particularmente na população idosa.

Valva bicúspide

A valva bicúspide ou bivalvular ocorre em 2% da população e se associa a aortopatia em 70% dos casos. Embora seja menos frequente na população idosa, não é raro encontrarmos casos de EAo por etiologia congênita em pessoas acima de 60 anos. Isso se deve a lesões pouco significativas na infância que foram acentuando-se ao longo de décadas, motivadas por lesão pela passagem do fluxo sanguíneo (cisalhamento) ou quando em associação com fatores comuns à degenerativa, acarretando inflamação, cicatrização e acentuação do grau de lesão valvar.

FISIOPATOLOGIA

A fibrose e a calcificação progressiva produzem reduções da área valvar e levam a uma sobrecarga pressórica, com aumento inicial da tensão diastólica e, mais adiante, da tensão sistólica do ventrículo esquerdo. O aumento da carga de pressão intraventricular imposta pela EAo resulta na hipertrofia compensatória do ventrículo esquerdo sem aumento da cavidade (hipertrofia concêntrica). À medida que a história natural se prolonga, ocorre esgotamento dos mecanismos compensatórios, com aumento secundário da cavidade do ventrículo esquerdo, redução da FEVE e diminuição do débito cardíaco. Os sintomas podem ter início nessa fase ou antes da falência dos mecanismos compensatórios. Os pacientes apresentando EAo com história natural avançada têm alto risco de morte se não houver interrupção com tratamento cirúrgico aberto ou intervencionista.

Vale lembrar que, na EAo, ocorre aumento da contratilidade atrial esquerda, que passa a exercer papel importante no enchimento ventricular. Se houver perda da contração do átrio esquerdo, por eventual fibrilação, perde-se a contribuição atrial, com queda importante do débito cardíaco, acentuação dos sintomas e piora do prognostico.

QUADRO CLÍNICO

Os sintomas clássicos de pacientes com EAo importante são dispneia, síncope e dor torácica. A dispneia é sintoma inicial mais comum, decorrente da congestão pulmonar resultante do aumento da pressão diastólica final do ventrículo esquerdo, causada por hipertrofia do ventrículo esquerdo, disfunção sistólica ou ambas. A síncope, ou tontura pós-esforço, ocorre quando pressões elevadas do ventrículo esquerdo estimulam barorreceptores nele localizados, induzindo hipotensão arterial, diminuição do retorno venoso e bradicardia. A dor precordial é resultado do desbalanço entre a oferta e a

114 Manual de CardioGeriatria do InCor

demanda de oxigênio no miocárdio hipertrófico, exacerbado pela diminuição de fluxo na presença de estenoses coronarianas. No paciente idoso, os sintomas podem ser subestimados, inclusive pelo próprio paciente, que se autolimita, ou mascarados por comorbidades ou queixas atípicas. Na progressão da EAo, os sintomas progridem para insuficiência cardíaca, HP secundária e insuficiência cardíaca direita. Pacientes com história natural avançada em geral apresentam associação com refluxo valvar mitral ou tricúspide secundários a dilatação ventricular esquerda e HP, respectivamente.

FA suprimindo a sístole atrial, anemia, febre e endocardite são fatores precipitantes de descompensação da insuficiência cardíaca. O estresse de cisalhamento elevado através da valva aórtica estenosada pode degradar os multímeros do fator de von Willebrand. A coagulopatia resultante pode causar sangramento gastrointestinal em pacientes com angiodisplasia (síndrome de Heyde). O sangramento gastrointestinal pode ser fator de descompensação em paciente com EAo previamente assintomático ou ser um indicador de investigação da cardiopatia não anteriormente identificada.

Em pacientes com EAo grave, a sobrevida diminui significativamente após o início dos sintomas e geralmente é inferior a dois ou três anos.

Recentemente, descreveu-se uma proposta de estadiamento da história natural em indivíduos com EAo e indicação cirúrgica, por meio de subestudo do PARTNER 2.[17] Nesse estudo, o uso de fatores clínicos e ecocardiográficos associados resultou em maior mortalidade por todas as causas em até um ano após a troca valvar ou o tratamento intervencionista, conforme houve aumento do estadiamento. A maioria (75%) dos pacientes encontrava-se no estágio 2 ou 3 no momento da avaliação inicial.

- **Estágio 0:** sem outros danos cardíacos, exceto EAo – mortalidade de 4,4%.
- **Estágio 1:** acometimento do ventrículo esquerdo (HVE), disfunção diastólica ao menos moderada (E/e' > 14), FEVE ≤ 50% – mortalidade de 9,2%.
- **Estágio 2:** aumento do átrio esquerdo (volume > 34 mL/m^2) ou FA ou refluxo da valva mitral moderado ou importante – mortalidade de 14,4%.
- **Estágio 3:** HP (PSAP > 60 mmHg) ou insuficiência tricúspide moderada ou importante – mortalidade de 21,3%.
- **Estágio 4:** acometimento de ventrículo direito (disfunção sistólica) – mortalidade de 24,5%.

DIAGNÓSTICO

Exame clínico

Tradicionalmente, reconhece-se a gravidade da EAo com base em alterações propedêuticas características. Assim, o paciente com EAo de grau importante pode apresentar:

- *ictus cordis* do tipo impulsivo;
- pulso *parvus et tardus* palpável nas artérias carótidas e caracterizado por ascensão lenta, baixa amplitude e base alargada. Pode não estar presente em idosos devido à calcificação no leito arterial;
- segunda bulha hipofonética, por calcificação importante com limitação da mobilidade dos folhetos valvares;
- sopro sistólico ejetivo, crescendo-decrescendo ou em losango, com pico telessistólico tardio, de baixa ou média frequência, irradiado para artérias carótidas ou fúrcula e eventualmente com frêmito;
- sopro sistólico de alta frequência ou piante, irradiado para foco mitral com timbre agudo, compatível com fenômeno de Gallavardin.

Ecocardiograma com doppler colorido

É o principal método diagnóstico. Avalia a etiologia da EAo, efetua sua graduação (Tabela 5.3) e analisa o grau de calcificação da valva, a função do ventrículo esquerdo e a espessura da parede; detecta, ainda, a presença de outra doença valvar associada ou de patologia da aorta e fornece informações prognósticas.

Há quatro tipos de EAo importante, considerando área valvar ≤ 1 cm^2 ou área valvar indexada $\leq 0,6$ cm^2/m^2 (Figura 5.1).

- EAo "clássica", ou seja, com gradiente elevado e função ventricular esquerda ainda adequada. Nessa situação, temos gradiente médio ≥ 40 mmHg, velocidade máxima ao nível da valva aórtica ≥ 4 m/s e FEVE $\geq 50\%$.
- EAo com FEVE reduzida ($\leq 50\%$) e gradiente elevado (≥ 40 mmHg). Esses pacientes ainda mantêm alguma reserva miocárdica, uma vez que, embora a FEVE esteja reduzida, o gradiente transvalvar persiste elevado.

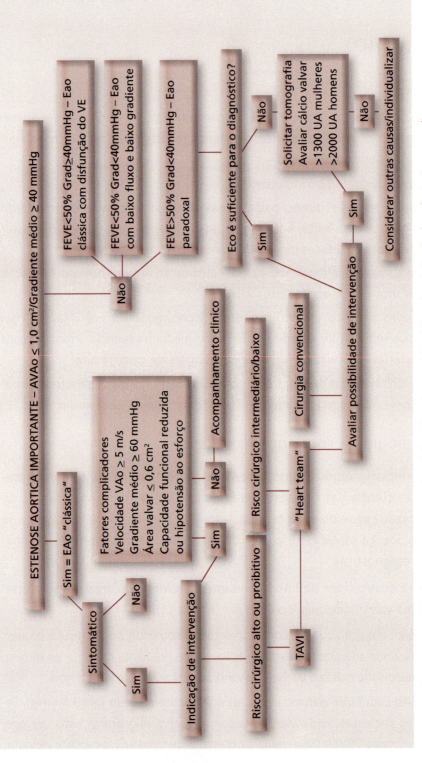

AVAo: área valvar aórtica; TAVI: implante transcateter em valva aórtica; EAo: estenose aórtica; VAo: valva aórtica; Grad: gradiente; Eco: ecocardiograma.

FIGURA 5.1 Fluxograma de avaliação da estenose aórtica.

- EAo de baixo fluxo e baixo gradiente (LF-LG) e FEVE reduzida. Temos gradiente médio < 40 mmHg, FEVE < 50%, além de índice de volume sistólico (SVi) ≤ 35 mL/m². O ecocardiograma com dobutamina em baixa dose é recomendado nesse cenário para distinguir EAo importante e pseudoestenose aórtica ou EAo não importante. Habitualmente, em pacientes com EAo verdadeiramente importante, há aumento de ao menos 10 mmHg do gradiente médio transvalvar aórtico em relação aos valores basais, ao passo que a área valvar aórtica permanece quase ou totalmente inalterada. Pode-se identificar a reserva contrátil ou de fluxo quando há aumento do volume sistólico (> 20%). Embora seja algo controverso, os pacientes sem reserva contrátil habitualmente estão mais avançados na história natural, apresentam maior associação com doença coronariana e têm mortalidade perioperatória maior, embora isso não seja contraindicação para tratamento cirúrgico ou intervencionista. Estudo recente demonstrou prognóstico tardio semelhante independente da reserva contrátil em pacientes submetidos a tratamento intervencionista por cateter. Os casos em que há aumento da área valvar aórtica (> 0,3 cm²), sem aumento significativo do gradiente transvalvar, são denominados pseudoestenose aórtica.

- EAo de baixo fluxo e baixo gradiente (LF-LG) com FEVE preservada (gradiente médio < 40 mmHg, fração de ejeção ≥ 50%, SVi ≤ 35 mL/m²).[18] Observada com mais frequência em idosos, mulheres e pessoas de baixa estatura. Está associada a pequeno tamanho ventricular, hipertrofia acentuada do ventrículo esquerdo e história de hipertensão. O diagnóstico de EAo grave nesse cenário permanece desafiador e requer exclusão cuidadosa de erros de medida e outras razões para tais achados ecocardiográficos. A avaliação do grau de calcificação valvar pela tomografia computadorizada *multislice* ajuda na confirmação do diagnóstico; sobretudo quando acima de 1.300 UA em mulheres e 2.000 UA em homens, tem correlação com a gravidade da EAo. A avaliação do grau de deformação miocárdica pelo ecocardiograma com *strain* (*strain global longitudinal* < 16%) pode representar disfunção miocárdica intrínseca mesmo na presença de FEVE normal, o que pode explicar, em parte, a redução do gradiente médio.

Tabela 5.3 Graduação da estenose aórtica.

Classificação	Área valvar	Gradiente médio	Relação das velocidades de VSVE/VAo
Discreta	> 1,5 cm²	10-20 mmHg	> 0,50
Moderada	1,0-1,5 cm²	20-39 mmHg	0,25-0,50
Importante	≤ 1,0 cm²	≥ 40 mmHg	≤ 0,25

VSVE: via de saída do ventrículo esquerdo; VAo: valva aórtica.

Teste ergométrico

É seguro em pacientes supostamente assintomáticos, quando há dúvida em relação à capacidade funcional e/ou presença de autolimitação. Deve ser realizado sob supervisão médica experiente e em ambiente hospitalar. Recomenda-se em pacientes fisicamente ativos, o que restringe o seu uso para a maioria dos idosos.

Tomografia computadorizada multislice e ressonância magnética cardíaca

Fornecem informações adicionais sobre a avaliação tanto da raiz da aorta como da aorta ascendente, assim como quantificação da calcificação coronariana e da aorta. São importantes para avaliação pré-operatória – seja para troca valvar cirúrgica, seja para TAVI. A tomografia computadorizada *multislice* (TCMS) é obrigatória para análise antes da TAVI. Permite avaliar as medidas de interesse relacionadas com dimensão do anel valvar, perímetro, área, altura das coronárias em relação ao anel valvar, bem como extensão e quantificação do cálcio.[19] É fundamental para análise da melhor via de acesso, pelas medidas das artérias femorais, ilíacas e da aorta. Além das dimensões do vaso, a TCMS permite identificar calcificações, trombos e tortuosidades do vaso para TAVI.

A ressonância magnética cardíaca (RNM) pode ser útil para detecção e quantificação de fibrose miocárdica, sendo de valor prognóstico independente da presença de doença coronariana. Os pacientes com EAo com baixo fluxo e baixo gradiente têm maior grau de fibrose que os demais subgrupos de EAo importante. A RNM pode ser útil em pacientes com restrição ao contraste para avaliação valvar, embora a TCMS seja superior nessa análise.

Peptídeos natriuréticos (BNPs) podem predizer a sobrevida e os resultados livres de sintomas na EAo de grau importante "clássica" e de baixo fluxo. Da mesma forma, podem ser úteis em pacientes assintomáticos, para determinar o momento ideal da intervenção, e em idosos limitados fisicamente. Valores isolados de BNPs para identificar presença de insuficiência cardíaca descompensada, entretanto, só terão importância se acima de 400 pg/mL. Consideramos isso relevante, por outro lado, se os valores estiverem persistentemente elevados, ou em elevação, ao longo de várias avaliações, ainda que menores que a normalidade (até 100 pg/mL).

TRATAMENTO

O tratamento clínico da EAo é pouco eficaz. Pode-se utilizar diurético para reduzir a congestão pulmonar. O uso de vasodilatadores deve ser cuidadoso, pelo risco de hipotensão e agravamento dos sintomas, sobretudo síncope, mas pode ser utilizado em pacientes com hipertensão arterial sistêmica (um terço dos pacientes com EAo) e com disfunção ventricular esquerda, enquanto se aguarda o procedimento definitivo.

O tratamento cirúrgico da EAo deve ser indicado sempre que houver sintomas clássicos (dispneia, síncope, angina) e perda da função ventricular esquerda (FEVE < 50% ao ecocardiograma).

Em pacientes assintomáticos com EAo importante devemos considerar tratamento cirúrgico em pacientes com estenose muito importante (área valvar < 0,6 cm^2, gradiente transvalvar mitral > 60 mmHg, velocidade aórtica > 4,5 a 5 m/s), além de outros fatores como tolerância reduzida ao esforço, queda da pressão sistólica durante o teste ergométrico ou em caso de necessidade de outra cirurgia associada, valvar ou coronariana.

A escolha do modo de intervenção deve levar em consideração características cardíacas e extracardíacas do paciente, risco individual da cirurgia, viabilidade do TAVI, além de experiência da equipe cirúrgica ou intervencionista. O tratamento definitivo é cirúrgico, por meio da substituição valvar aórtica.[20]

Valvoplastia aórtica com balão

Essa intervenção possui papel limitado quando empregada isoladamente no adulto, pois a eficácia é baixa e, também, a reestenose e a deterioração clínica ocorrem dentro de seis a 12 meses, na maioria dos pacientes. Há alta taxa de complicações do procedimento: 2,2% de óbitos, 1,2% de acidente vascular cerebral e 0,5% de tamponamento. A valvoplastia aórtica por balão tem sido usada como ponte para um tratamento definitivo (SAVR, TAVI) em pacientes instáveis. Pode ser útil, também, para diferenciar possíveis outras causas de dispneia em pacientes com EAo importante, como doença pulmonar associada. Entretanto, raras vezes é utilizada com esse objetivo.

Substituição cirúrgica da valva aórtica

Em estudos recentes, foi demonstrada mortalidade operatória da troca de valva aórtica (AVR) de 4 a 8% em idosos com EAo e mais de 70 anos. Nos pacientes com idade inferior, a mortalidade operatória está ao redor de 1 a 3%. Alguns fatores correlacionam-se com o aumento do risco operatório: idade avançada, comorbidades, sexo feminino, classe funcional III ou IV, operação de urgência, disfunção do ventrículo esquerdo, HP, doença coronariana crônica coexistente e cirurgia cardíaca prévia. Novas técnicas cirúrgicas menos invasivas, como a substituição da raiz da aorta usando bioproteses sem implante e a substituição da valva aórtica (SAVR) usando bioproteses sem sutura, têm melhorado a mortalidade cirúrgica perioperatória em idosos. Foi demonstrado que a cirurgia prolonga e melhora a qualidade de vida, mesmo em pacientes selecionados acima de 80 anos de idade. A idade não deve ser, portanto, considerada uma contraindicação para a cirurgia.

Implante transcateter de valva aórtica

O implante de valva aórtica por cateter teve início em 2002 com Cribier *et al.*[21] Desde então, mais de 500 mil implantes de valva aórtica foram realizados em todo o mundo. O procedimento foi restrito a idosos com risco cirúrgico proibitivo (> 50%) ou alto risco cirúrgico (≥ 8 a 10%) pelo Euroscore II e pelo escore STS, respectivamente. Ensaios clínicos randomizados e grandes registros envolvendo pacientes idosos com risco cirúrgico aumentado demonstraram que o TAVI é superior à terapia médica em pacientes de risco extremo e não inferior ou superior à cirurgia em pacientes de alto risco, sobretudo quando utilizado o acesso transfemoral.[20]

Os resultados favoráveis precipitaram estudos em pacientes[22] com risco intermediário (4 a 8%)[23, 24] e, mais recentemente, baixo risco cirúrgico (< 4%). O TAVI é não inferior à cirurgia quando o acesso transfemoral for possível, mesmo em pacientes de risco intermediário ou baixo.

O TAVI demonstrou ser viável, com taxa de sucesso > 90%,[25] usando diversos acessos, destacando-se o transfemoral e o transapical. A via transfemoral é a preferida na ausência de contraindicações anatômicas. Nos estudos mais recentes com dispositivos de última geração, a taxa de mortalidade em 30 dias caiu para 1 a 2%. As principais complicações relacionadas ao procedimento incluem acidente vascular encefálico (1-5%), necessidade de novo marcapasso (até 13% para o balão expansível e até 40% para os sistemas autoexpansíveis) e complicações vasculares (até 20%). Essas complicações têm sido progressivamente reduzidas com os novos dispositivos de implante, sem contar a experiência da equipe intervencionista. Apenas 1 a 2% dos casos necessitaram de cirurgia cardíaca de urgência por complicações com risco de vida.

A sobrevida relatada em um ano para TAVI varia de 60 a 85% em pacientes cirúrgicos de alto risco, dependendo, em parte, da gravidade das comorbidades, atingindo 95% em pacientes de risco intermediário. A melhoria do estado de saúde e da qualidade de vida em um ano é comparável à alcançada pela SAVR, mas surge mais rapidamente devido à natureza menos invasiva do procedimento. A decisão quanto à realização de TAVI, sobretudo em pacientes com risco intermediário e baixo, ou em casos em que há dúvida na conduta, deve ser compartilhada com médicos com *expertise* em várias áreas, ou seja, cardiologistas clínicos, cirurgiões, intervencionistas e especialistas em imagem ("*heart team*") (Figura 5.1).[26,27,28]

INSUFICIÊNCIA AÓRTICA

A insuficiência aórtica (IA) resulta da doença dos folhetos aórticos ou da raiz da aorta que distorce os folhetos e impede seu correto fechamento. A prevalência de IA aumenta com a idade, ocorrendo em até 2% dos indivíduos acima de 70 anos.[29]

Etiologia

A IA pode ser causada por doença primária das cúspides da valva aórtica e/ou anormalidades da raiz da aorta e geometria da aorta ascendente. As causas aórticas da IA incluem dilatação idiopática da raiz, síndrome de Marfan, dissecção de aórtica, doença vascular do colágeno e sífilis.

Já as causas secundárias de IA são: degenerativas, valva aórtica bicúspide, endocardite infecciosa e reumática. A causa degenerativa é a mais frequente e atinge dois terços dos casos, de acordo com o Euro Heart Survey on Valvular Disease.[30]

Fisiopatologia

A IA aguda grave em um ventrículo esquerdo não dilatado (por exemplo, na dissecção aguda da aorta e na endocardite bacteriana) causa um aumento abrupto da pressão diastólica final e, consequentemente, uma diminuição do débito cardíaco.

Na IA crônica, o aumento progressivo do ventrículo esquerdo mantém a complacência dentro de uma faixa razoável e, portanto, limita o aumento da sua pressão diastólica final. O aumento do volume do ventrículo esquerdo permite aumentar o volume total, compensa o volume regurgitante e preserva o débito cardíaco normal. O aumento da pós-carga é compensado pela hipertrofia excêntrica do ventrículo esquerdo. Essa compensação de sobrecarga de volume e pressão mantém alguns pacientes com IA grave crônica assintomáticos por um longo tempo. Invariavelmente, o início dos sintomas está relacionado com a disfunção sistólica do ventrículo esquerdo.

Quadro clínico

A IA aguda rapidamente acarreta incapacidade de dispneia ou edema pulmonar devido à rápida elevação das pressões diastólicas finais do ventrículo esquerdo não dilatado e não complacente. E pode evoluir com choque cardiogênico.

Pacientes assintomáticos com IA crônica grave e função normal do ventrículo esquerdo têm probabilidade baixa de eventos adversos. Mas, se o diâmetro diastólico final do ventrículo esquerdo for ≥ 50 mm, a probabilidade de morte, sintomas ou disfunção do ventrículo esquerdo é de 19% ao ano.[31]

Na IA crônica, há um longo período latente, e dispneia ao esforço ocorre em um estágio tardio do processo da doença devido às pressões diastólicas finais do ventrículo esquerdo. Mesmo sem doença aterosclerótica, pode ocorrer angina em virtude de diminuição da pressão de perfusão do miocárdio, causada pela redução da pressão diastólica da aorta e pelo aumento da demanda de oxigênio.

Exame físico

A IA tem uma das mais ricas propedêuticas da cardiologia. Pulsações arteriais expressivas estão relacionadas a aumento do volume em veia cava superior e reversão do fluxo diastólico. A pressão alargada de pulso é o principal sinal clínico para quantificar IA crônica. Os sinais clássicos de IA grave são:

1. Pulso de Corrigan do tipo golpe de aríete com distensão abrupta e colapso rápido no nível das unhas dos dedos;

2. Sinal de Musset com movimentos da cabeça (ou seja, balançando a cabeça) após pulsações exageradas da carótida;

3. Sinal de Duroziez com sopro sistólico e diastólico ouvido na altura das artérias femorais;

4. Impulso apical do ventrículo esquerdo aumentado e deslocado para a esquerda devido à sua dilatação;

5. Sopro holodiastólico com um pico inicial e em decrescendo, o qual está no seu máximo na borda externa esquerda, mais bem ouvido na posição sentada e inclinada para a frente. É frequentemente associado a um sopro mesossistólico causado pelo aumento do volume sistólico;

6. Sopro de Austin Flint, um sopro diastólico apical baixo devido a um jato direcionado ao folheto anterior, causando vibrações e um som mesossistólico ("tiro de pistola") ouvido na altura das artérias femorais;

7. Surgimento de uma terceira bulha no ápice quando ocorre a disfunção do ventrículo esquerdo e a pressão de pulso diminui.

DIAGNÓSTICO

Ecocardiograma transtorácico e transesofágico

É o principal exame para descrever a anatomia valvar, quantificar a IA, avaliar os mecanismos de regurgitação, definir a morfologia da aorta e determinar a viabilidade do reparo da valvar. As análises do tipo de jato, se central ou excêntrico, e de sua origem na visão do eixo central ou comissural permitem avaliar a reparabilidade da válvula. O ecocardiograma transtorácico e transesofágico (EED) é obrigatório no intra e no pós-operatório para avaliar os resultados funcionais e identificar os pacientes com risco de recorrência precoce da IA.

A raiz da aorta e a aorta ascendente devem ser medidas: anel, seios de Valsalva, junção sinotubular e aorta ascendente. É importante diferenciar três tipos de fenótipo para adequada indicação cirúrgica: (1) aneurisma da raiz da aorta (seios de Valsalva ≥ 45 mm); (2) aneurisma tubular de aorta ascendente (seios de Valsalva < 40-45 mm); e (3) IA isolada (todos os diâmetros < 40 mm). Os aneurismas radiculares requerem substituição total da raiz da aorta, com ou sem preservação da valva aórtica nativa (nesse caso, exige-se reimplante coronário), enquanto os aneurismas tubulares da aorta ascendente requerem substituição do enxerto do tubo supracomissural sem reimplante coronário. Obviamente, a aorta ascendente não precisa ser substituída nos casos de IA isolada.

É importante determinar a função e as dimensões do ventrículo esquerdo, bem como a indexação do diâmetro do ventrículo esquerdo para a área de superfície corporal (ASC), principalmente nos pacientes com baixa ASC (≤ 1,68 m²).

Os critérios ecocardiográficos para IA importante são:

1. *Vena contracta* > 0,6 cm;

2. Largura do jato regurgitante ≥ 65% da via de saída do ventrículo esquerdo;

3. Área do jato regurgitante ≥ 60% da via de saída do ventrículo esquerdo;

4. Fração regurgitante ≥ 50%;

Capítulo 5

5. Volume regurgitante $\geq$ 60 mL/batimento;

6. Área efetiva do orifício regurgitante $\geq$ 0,3 cm2;

7. Presença de fluxo diastólico reverso na aorta abdominal.

Tomografia computadorizada multislice

Para avaliar o diâmetro máximo em pacientes com dilatação da aorta. Devem-se relatar diâmetro mínimo e máximo no anel, seio de Valsalva, junção sinotubular, aorta ascendente e nível do arco aórtico, bem como presença ou ausência de coarctação, principalmente em paciente com valvas bicúspides.

Ressonância magnética

Pode ser útil para quantificar a fração regurgitante quando as medidas ecocardiográficas são ambíguas.

TRATAMENTO

Indicações cirúrgicas

Na IA aguda sintomática, é indicada intervenção cirúrgica urgente/emergencial (Tabela 5.4).

▶ **Tabela 5.4** Indicações para cirurgia em IA grave e doença da raiz da aorta (independentemente da gravidade da IA).[32]

Indicações para cirurgia	Classe[a]	Nível[b]
IA severa		
Cirurgia é indicada em pacientes sintomáticos	I	B
Cirurgia é indicada em assintomáticos com FEVE $\leq$ 50%	I	B
Cirurgia é recomendada em paciente com indicação de cirurgia de revascularização miocárdica ou cirurgia de aorta ascendente (ou outra cirurgia valvar)	I	C

126 Manual de CardioGeriatria do InCor

Tabela 5.4 Indicações para cirurgia em IA grave e doença da raiz da aorta (independentemente da gravidade da IA).[32] (*continuação*)

Indicações para cirurgia	Classe[a]	Nível[b]
IA severa		
Em grupo selecionado de pacientes,[c] cirurgia de plastia da valva aórtica	I	C
Cirurgia pode ser cogitada para pacientes com FEVE $\geq$ 50% com DDVE $\geq$ 70 mm ou volume sistólico final de ventrículo esquerdo > 50 mm (em pacientes com ASC > 25 mm/m²)	IIa	B
Rotura de aorta ou aneurisma tubular ascendente[d] (independentemente da gravidade da IA)		
Em paciente jovem e com cirurgião experiente, técnica de anuloplastia aórtica com reimplantação e valvoplastia aórtica	I	C
Cirurgia é indicada em pacientes com síndrome de Marfan, com rotura de aorta e diâmetro aórtico 50 mm	I	C
Cirurgia pode ser considerada em pacientes que tenham rotura de aorta com diâmetro aórtico máximo:		
$\geq$ 45 mm na presença de síndrome de Marfan e fator de risco adicionale ou paciente com mutação nos genes TGFBR1 ou TGFBR2 (incluindo síndrome de Loeys-Dietz)f	IIa	C
$\geq$ 50 mm na presença de valva bicúspide com fator de risco adicionale ou coarctação	IIa	C
$\geq$ 55 mm para todos os outros pacientes	IIa	C
Cirurgia primariamente para troca da valva aórtica e da aorta ascendente rota (ou aneurisma da aorta ascendente) pode ser considerada quando $\geq$ 45 mm, particularmente na presença de valva bicúspide.	IIa	C

IA: insuficiência aórtica; ASC: área de superfície corporal; DDVE: diâmetro diastólico final do ventrículo esquerdo; FEVE: fração de ejeção do ventrículo esquerdo.

[a] Classe de recomendação; [b] nível de evidência; [c] pacientes com válvulas tricúspides ou bicúspides flexíveis e não calcificadas que possuem mecanismo de regurgitação aórtica tipo I (aumento da raiz da aorta com movi-

mento normal da cúspide) ou tipo II (prolapso da cúspide); [d] para a tomada de decisão clínica, as dimensões da aorta devem ser confirmadas por meio da medição da tomografia computadorizada (ECG); [e] história familiar de dissecção aórtica (ou história pessoal de dissecção vascular espontânea), IA grave ou insuficiência mitral, desejo de gravidez, hipertensão arterial sistêmica e/ou aumento do tamanho da aorta > 3 mm/ano (em medições repetidas usando o mesmo ECG – técnica de imagem bloqueada, medida no mesmo nível da aorta com comparação lado a lado e confirmada por outra técnica); [f] um limiar mais baixo de 40 mm pode ser considerado em mulheres com baixo nível de ASC, em pacientes com mutação no gene TGFBR2 ou em pacientes com características extra-aórticas graves; [g] considerando idade, ASC, etiologia da doença valvular, presença de válvula aórtica bicúspide, bem como forma e espessura intraoperatória da aorta ascendente.

Na IA grave crônica, os objetivos do tratamento são prevenir a morte e aliviar os sintomas, além de evitar desenvolvimento de insuficiência cardíaca e complicações aórticas em pacientes com aneurismas aórticos.

O início dos sintomas é uma indicação para cirurgia em pacientes com IA grave, assim como está indicada em pacientes com disfunção ou dilatação acentuada do ventrículo esquerdo após exclusão de outras causas possíveis, porém com pior prognóstico pós-operatório, mas com melhora dos sintomas e sobrevida aceitável a longo prazo.

O tratamento da IA isolada tem sido tradicionalmente a substituição da valva. Nos últimos anos, vêm sendo desenvolvidas novas estratégias para reparo da valva aórtica regurgitante tricúspide ou bicúspide. Dessa forma, recomenda-se a discussão multidisciplinar pré-operatória da equipe cardíaca para avaliar a reparabilidade da valva aórtica e a indicação de reparo ou cirurgia poupadora da valva, em contraste com a sua substituição. A escolha da terapia ideal deve levar em consideração a viabilidade do reparo, a idade e a expectativa de vida do paciente idoso, bem como pautar-se pela experiência da equipe cirúrgica.[32]

Em pacientes assintomáticos com IA grave e FEVE reduzida (= 50%), a intervenção cirúrgica deve ser considerada se o diâmetro final do ventrículo esquerdo (DDFVE) for igual ou superior a 70 mm ou se o diâmetro sistólico final do ventrículo esquerdo (DSFVE) for maior ou igual a 50 mm.[33]

A mortalidade cirúrgica aumenta com idade avançada, função do ventrículo esquerdo prejudicada e necessidade de revascularização do miocárdio (CRM) concomitante. Os maiores preditores de mortalidade operatória ou insuficiência cardíaca após cirurgia são idade avançada, maior classe funcional pré-operatória, FEVE menor que 50% e FEVE maior que 50%. Esses diâmetros só devem ser aplicados em indivíduos de tamanho médio; em pacientes de baixo porte, devem ser indexados à superfície corpórea.

A intervenção em pacientes assintomáticos com IA grave, mas sem outros critérios de gravidade, não resulta em bons prognósticos. Esses pacientes precisam ser acompanhados por meio de exames seriados regulares. Um rápido agravamento dos parâmetros ventriculares nos testes seriados é indicação de intervenção cirúrgica.

Finalmente, a escolha do procedimento cirúrgico deve ser adaptada à experiência da equipe, à presença de um aneurisma da raiz da aorta, às características das cúspides, à expectativa de vida do paciente e ao estado desejado de anticoagulação.

Em pacientes idosos que enfrentam alto risco de cirurgia valvar e nos quais a IA não é resultado de endocardite ou dilatação da raiz da aorta, há dados preliminares promissores sobre o implante transcateter da valva aórtica. A ausência de calcificação na valva aórtica consistia em dificuldade de ancorar as valvas transcateter. No entanto, os dispositivos de nova geração – com capacidade de recuperação e reposicionamento, manguito de vedação externo ou mecanismos de ancoragem exclusivos – podem potencialmente superar os desafios processuais no tratamento da IA.[34]

Tratamento clínico

Pacientes que tenham IA grave crônica com sintomas de insuficiência cardíaca podem ser tratados com vasodilatadores e agentes inotrópicos, com melhora temporária dos sintomas enquanto aguardam tratamento cirúrgico. Se a hipertensão ou a disfunção do ventrículo esquerdo persistir no pós-operatório, vasodilatadores (inibidores da enzima de conversão da angiotensina, bloqueadores dos receptores da angiotensina) ou carvedilol são úteis. Não há trabalhos que demonstrem efeito positivo desses agentes em pacientes assintomáticos sem hipertensão ou insuficiência cardíaca com a finalidade de retardar a necessidade de cirurgia ou melhorar o prognóstico.

REFERÊNCIAS

1. Kodali SK, Velagapudi P, Hahn RT, Abbott D, Leon MB. Valvular heart disease in patients ≥ 80 years of age. J Am Coll Cardiol. 2018 Mai;71(18):2058-72.

2. Karavas AN, Edwards NM. Valvular heart disease. In: Halter JB, Ouslander JG, Studenski S, High KP, Asthana S, Supiano MA, et al. Hazzard's geriatric medicine and gerontology. 7th ed. New York: McGraw-Hill Education Medical; 2017. p. 1167-80.

Capítulo 5   Valvopatias em Idosos   **129**

3. Afilalo J, Eisenberg MJ, Morin JF, Bergman H, Monette J, Noiseaux N. Gait speed as an incremental predictor of mortality and major morbidity in elderly patients undergoing cardiac surgery. J Am Coll Cardiol. 2010 Nov;56(20):1668-76.

4. Togna DLD, Pires LJT. Estenose mitral. In: Consolim-Colombo FM, Saraiva JFK, Izar MCO. Tratado de cardiologia SOCESP. 4. ed. Barueri: Manole; 2019. p. 684-91.

5. Abramowitz W, Jilaihawi H, Chakravarty T, Mack MJ, Makkar RR. Mitral annulus calcification. J Am Coll Cardiol. 2015 Oct;66(17):1934-41.

6. Otto CM, Bonow RO. Valvopatias. In: Mann DL, Zipes DP, Libby P, Bonow RO. Braunwald: tratado de doenças cardiovasculares. 10. ed. Rio de Janeiro: Elsevier; 2018.

7. Sociedade Brasileira de Cardiologia. Atualização das diretrizes brasileiras de valvopatias: abordagem das lesões anatomicamente importantes. Arq Bras Cardiol. 2017 Dez;109(6 Supl 2):1-34.

8. Sud K, Agarwal S, Parashar A, Raza MQ, Patel K, Min D. Degenerative mitral stenosis: unmet need for percutaneous interventions. Circulation. 2016 Abr;133:1594-604.

9. Guerrero M, Dvir D, Himbert D, Urena M, Eleid M, Wang DD, et al. Transcatheter mitral valve replacement in native mitral valve disease with severe mitral annular calcification: results from the first multicenter global registry. JACC Cardiovasc Interv. 2016 Jul;9(13):1361-71.

10. Guerrero M; Henry Ford Hospital; Mayo Clinic. Mitral implantation of TRAnscatheter vaLves (MITRAL) [Internet]. U.S. National Library of Medicine; 2015 Feb 25 [cited 2020 Jan 21]. [ClinicalTrials.gov identifier: NCT02370511]. Available from: https://clinicaltrials.gov/ct2/show/NCT02370511.

11. Ramos AIO, Accorsi TAD, Santos MFM. Insuficiência mitral. In: Consolim-Colombo FM, Saraiva JFK, Izar MCO. Tratado de cardiologia SOCESP. 4. ed. Barueri: Manole; 2019. p. 692-7.

12. Feldman T, Foster E, Glower DD, Kar S, Rinaldi MJ, Fail PS, et al. Percutaneous repair or surgery for mitral regurgitation. N Engl J Med. 2011 Abr;364:1395-406.

13. Obadia JF, Messika-Zeitoun D, Leurent G, Iung B, Bonnet G, Piriou N, et al. Percutaneous repair or medical treatment for secondary mitral regurgitation. N Engl J Med. 2018 Dez;379:2297-306.

14. Stone GW, Lindenfeld J, Abraham WT, Kar S, Lim DS, Mishell JM, et al. Transcatheter mitral-valve repair in patients with heart failure. N Engl J Med. 2018 Dez;379:2307-18.

15. Pibarot P, Delgado V, Bax JJ. MITRA-FR vs. COAPT: lessons from two trials with diametrically opposed results. Eur Heart J-Card Img. 2019 Abr;20(6):620-4.

130 Manual de CardioGeriatria do InCor

16. Nishimura RA, Otto CM, Bonow RO, Carabello BA, Erwin JP III, Guyton RA, et al. 2014 AHA/ACC guideline for the management of patients with valvular heart disease. J Am Coll Cardiol. 2014;63(22):e57-e185.

17. Généreux P, Pibarot P, Redfors B, Mack MJ, Makkar RR, Jaber WA, et al. Staging classification of aortic stenosis based on the extent of cardiac damage. Eur Heart J. 2017 Dec;38(45):3351-8.

18. Sampaio RO, Pires LGT, Vieira MLC, Tara-Soutchi F. Estenose aórtica importante na presença de baixo gradiente e fração de ejeção normal. Arq Bras Cardiol Imagem Cardiovasc. 2015;28(4):216-25.

19. Pawade T, Sheth T, Guzzetti E, Dweck MR, Clavel MA. Why and how to measure aortic valve calcification in patients with aortic stenosis. JACC Cardiovasc Imaging. 2019 Sep;12(9):1835-48. doi: 10.1016/j.jcmg.2019.01.045.

20. Siontis GCM, Praz F, Pilgrim T, Mavridis D, Verma S, Salanti G, et al. Transcatheter aortic valve implantation vs surgical aortic valve replacement for treatment of severe aortic stenosis: a meta-analysis of randomized trials. Eur Heart J. 2016;37:3503-12.

21. Cribier A, Eltchaninoff H, Bash A, Borenstein N, Tron C, Bauer F, et al. Percutaneous transcatheter implantation of an aortic valve prosthesis for calcific aortic stenosis: first human case description. Circulation. 2002;106:3006-8.

22. Smith CR, Leon MB, Mack MJ, Miller DC, Moses JW, Svensson LG, et al. Transcatheter versus surgical aortic-valve replacement in high-risk patients. N Engl J Med. 2011;364:2187-98. doi: 10.1056/NEJMoa1103510.

23. Leon MB, Smith CR, Mack MJ, et al. Transcatheter or Surgical Aortic-Valve Replacement in Intermediate-Risk Patients N Engl J Med 2016; 374:1609-1620 DOI: 10.1056/NEJMoa1514616

24. Thourani VH, Kodali S, Makkar RR, Herrmann HC, Williams M, Babaliaros V, et al. Transcatheter aortic valve replacement versus surgical valve replacement in intermediate-risk patients: a propensity score analysis. Lancet. 2016;387:2218-25.

26. Tarasoutchi F, Montera MW, Ramos AIO, Sampaio RO, Rosa VEE, Accorsi TAD, et al. Atualização das diretrizes brasileiras de valvopatias: abordagem das lesões anatomicamente importantes. Arq Bras Cardiol. 2017;109(6 Supl 2):1-34. doi: 10.5935/abc.20180007.

25. Voigtländer L, Seiffert M. Expanding TAVI to low and intermediate risk patients. Front Cardiovasc Med. 2018;5:92. doi: 10.3389/fcvm.2018.00092.

27. Mack MJ, Leon MB, Thourani VH, Makkar R, Kodali SK, Russo M, et al. Transcatheter aortic-valve replacement with a balloon-expandable valve in low-risk patients. N Engl J Med. 2019 May 2;380(18):1695-705. doi: 10.1056/NEJMoa1814052. Epub 2019 Mar 16.

28. Popma JJ, Deeb GM, Yakubov SJ, Mumtaz M, Gada H, O'Hair D, et al. Transcatheter aortic-valve replacement with a self-expanding valve in low-risk patients. N Engl J Med. 2019 May 2;380(18):1706-15. doi: 10.1056/NEJMoa1816885. Epub 2019 Mar 16.

29. Singh JP, Evans JC, Levy D, Larson MG, Freed LA, Fuller DL, et al. Prevalence and clinical determinants of mitral, tricuspid, and aortic regurgittion (the Framingham Heart Study). Am J Cardiol. 1999;83:897-902.

30. Iung B, Baron G, Butchart EG, Delahave F, Gohike-Bärwolf C, Levamg OW, et al. A prospective survey of patients with valvular heart disease in Europe: the Euro Heart Survey on Valvular Disease. Eur Heart J. 2003 Jul;24(13):1231-43.

31. Bonow RO, Lakatos E, Maron BJ, Epstein SE. Serial long-term assessment of the natural history of asymptomatic patients with chronic aortic regurgitation normal left ventricular systolic function. Circulation. 1991 Oct;84(4):1625-35.

32. Nishimura RA, Otto CM, Bonow RO, Carabello BA, Erwin 3rd JP, Fleisher LA, et al. 2017 AHA/ACC focused update of the 2014 AHA/ACC guideline for the management of patients with valvular heart disease. J Am Coll Cardiol. 2017 Jul 11;70(2):252-89.

33. Tomos P, Sambola A, Permanyer-Miranda G, Evangelista A, Gomez Z, Soler-Soler J. Long-term outcome of surgically theated aortic regurgitation: influence of guideline adherence toward early surgery. J Am Coll Cardiol. 2006 Mar 7;47(5):1012-7.

34. Yoon SH, Schmidt T, Bleiziffer S, Schofer N, Fiorina C, Munoz-Garcia AJ, et al. Transcatheter aortic valve replacement in pure native aortic valve regurgitation. J Am Coll Card. 2017 Dec 5;70(22):2752-63.

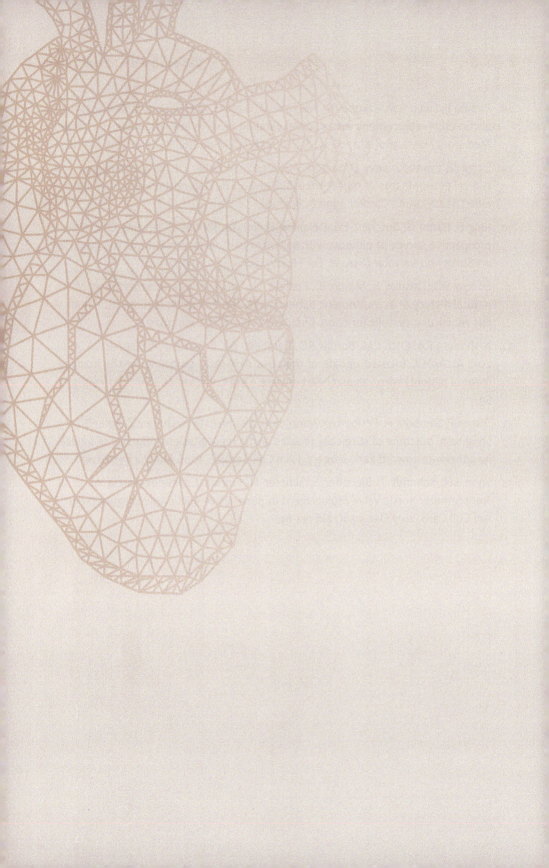

capítulo **6**

- Solange de Sousa Andrade
- André Feitosa Wanderley Cavalcanti

Miocardiopatias em Idosos

ASSUNTOS ABORDADOS

1 Introdução

2 Miocardiopatia dilatada

3 Miocardiopatia hipertrófica

INTRODUÇÃO

Miocardiopatias são distúrbios cardíacos associados a anormalidades na estrutura ou na função miocárdica ventricular, em ausência de doença arterial coronariana, valvar, hipertensiva ou cardiopatia congênita capaz de explicá-las.[1] Ainda que, na prática clínica, miocardiopatias isquêmica, valvar, hipertensiva e chagásica sejam os termos utilizados, seguiremos a tendência crescente de denominar miocardiopatias doenças geneticamente determinadas com fenótipos reconhecidos.

Tradicionalmente, as três formas fundamentais de miocardiopatias em idosos são: dilatada, hipertrófica e restritiva. São consideradas primárias quando acometem apenas ou predominantemente o miocárdio, e secundárias quando o envolvimento cardíaco é parte de uma doença sistêmica.[2]

MIOCARDIOPATIA DILATADA

Embora a dilatação ventricular com depressão miocárdica seja um fenótipo não específico, pois é a via final da agressão miocárdica causada por diversas condições (incluindo-se metabólicas, toxinas, autoimunes, infiltrativas, inflamatórias, infecciosas, neuromusculares, arritmogênicas ou secundárias à gestação), o termo miocardiopatia dilatada (MCD) refere-se aos distúrbios miocárdicos decorrentes de dilatação e depressão da função ventricular de causa idiopática ou geneticamente determinada.[3]

A MCD pode ocorrer em qualquer idade, sendo mais frequente na terceira ou quarta década de vida, e sua incidência progride com a idade, bem como a mortalidade a ela associada.[4]

Estima-se que de 30-50% dos casos de MCD idiopática tenham origem genética fortemente suspeitada ou confirmada, e a forma mais comum de MCD hereditária é por herança autossômica dominante.[5] Mais de 60 genes já foram relacionados a essa doença, e a maioria codifica proteínas do sarcômero ou do citoesqueleto. As mutações no gene codificador da titina (TTN) respondem por até 25% dos casos identificados de MCD. O teste genético, quando realizado, identifica uma causa genética para MCD em 30-40% das vezes, porém ainda não influencia em condutas modificadoras da história natural da doença, sendo útil a possíveis rastreios familiares em contextos financeiros favoráveis.[4]

Apresentação clínica

Insuficiência cardíaca (IC), eventos tromboembólicos ou morte súbita cardíaca (MSC) são as apresentações clínicas mais comuns da MCD. A evolução pode ser insidiosa, e, muitas vezes, o diagnóstico é feito no paciente assintomático em um exame de rotina ou no rastreio de MCD familiar. Em uma mesma família, a apresentação clínica de pacientes acometidos pode variar significativamente.[5]

A MCD associada ao gene TTN pode ocorrer em qualquer idade, e os desfechos mais comuns são em pacientes mais jovens do que em idosos. Do mesmo modo, especialmente nos pacientes com maior limitação funcional, oligossintomáticos e assintomáticos podem ser verificados nas faixas etárias mais avançadas.[5]

Exames complementares

O arsenal de exames complementares não difere do utilizado na IC em geral. Eletrocardiograma, radiografia de tórax e ecocardiograma fazem parte da avaliação básica desses pacientes. O ecocardiograma é essencial para avaliação de função e dimensões ventriculares, bem como para diagnósticos diferenciais e condições associadas. A ressonância magnética cardíaca (RMC) pode ser utilizada em janelas ecocardiográficas ruins, dúvidas em diagnósticos diferenciais específicos não esclarecidos por outros métodos de imagem, necessidade de melhor avaliação do ventrículo direito e pesquisa de fibrose miocárdica.[4]

Entre os exames laboratoriais, a dosagem de peptídeo natriurético tipo B (BNP) e pró-BNP, descrita como um marcador de disfunção sistólica e diastólica, é utilizada como método complementar na avaliação e no acompanhamento de pacientes com IC.[6,7] O BNP tem valor prognóstico e pode ajudar no diagnóstico diferencial de sintomas agudos, especialmente em idosos com múltiplas cormobidades.[4]

Tratamento

O tratamento clínico não é específico, mas, sim, o mesmo de todo fenótipo de IC de fração de ejeção (FEVE) reduzida. Com os avanços no tratamento nas últimas três décadas – especialmente a introdução de betabloqueado-

136 Manual de CardioGeriatria do InCor

res, inibidores da enzima conversora de angiotensina (IECA) e bloqueadores do receptor de angiotensina II (BRA) –, tem ocorrido aumento da sobrevida em todas as faixas etárias. Uma coorte japonesa realizada apenas com idosos mostrou que os pacientes diagnosticados com MCD a partir do ano de 1990 tiveram uma curva de sobrevida em dez anos bem maior que a dos pacientes diagnosticados antes desse período (75% contra 22%), o que se relacionou diretamente com a aderência às medicações modificadoras da história da doença.[3]

Atividade física regular de intensidade leve a moderada é segura para pacientes com MCD. Nos idosos aptos, é eficaz em melhorar o *status* funcional desses pacientes e acrescenta benefícios ao tratamento e ao *status* desses indivíduos.[5]

A terapia de ressincronização cardíaca (TRC) pode ser considerada em idosos com MCD, FEVE < 50% e classe funcional (CF) III/IV (da New York Heart Association, NYHA) persistente, apesar de terapia medicamentosa máxima tolerada e bloqueio de ramo esquerdo com QRS > 120 ms, que não tenham extensas áreas de fibrose confirmadas por métodos diagnósticos complementares.[8]

Risco de morte súbita

Arritmias ventriculares, como taquicardia ventricular sustentada (TV) e fibrilação ventricular (FV), são comuns em pacientes com MCD e podem levar à morte súbita. A prevenção primária de MSC engloba terapia medicamentosa em doses terapêuticas ideais para IC nos casos sintomáticos e, quando necessário, intervenções invasivas em pacientes com maior risco de parada cardíaca súbita. A prevenção de pacientes com MSC e FEVE reduzida destaca o papel dos cardioversores desfibriladores implantáveis (CDIs).[9,10]

O CDI deve ser implantado em pacientes com risco de morte súbita e expectativa de vida maior que um ano, com histórico de MSC abortada por FV ou TV, e, também, em pacientes com episódios de TV sustentada levando à síncope ou instabilidade hemodinâmica.[11,12] Em revisão sistemática de dez estudos de prevenção primária com uso do CDI entre idosos, foram selecionados quatro desses que não sobrepunham indivíduos jovens nas análises estatísticas, tendo sido observados idosos sem implante de CDI em comparação com aqueles que receberam um CDI de prevenção primária. Esses últimos tiveram uma redução de 25% na mortalidade total (taxa de risco [HR] 0,75; IC 95%: 0,67-0,83).[13]

Em idosos e naqueles com múltiplas ou graves comorbidades, pode ser menor a probabilidade de benefícios com o implante do CDI. Nos estudos clínicos randomizados de prevenção primária, a idade média dos pacientes variou de 60 a 67 anos; aqueles acima de 75 a 80 anos representaram uma proporção relativamente pequena dessas coortes.[14] Como a maioria dos idosos foi excluída de grande parte dos principais estudos sobre CDI, o benefício de sobrevivência do implante de CDI nessas populações é pouco definido. A recomendação de CDI deve ser pensada caso a caso, com base em decisões compartilhadas e considerando valores e preferências do paciente; idade ou comorbidade por si sós não devem ser as únicas formas de exclusão para o implante de CDI.[14]

MIOCARDIOPATIA HIPERTRÓFICA

Miocardiopatia hipertrófica (MCH) é definida por aumento na espessura da parede do ventrículo esquerdo, não causada por outras condições cardiovasculares concomitantes. Sua prevalência varia de 0,02-0,23% em adultos.[15] Apesar de ser tradicionalmente percebida como uma doença de adultos jovens, a descoberta de MCH em idosos tem sido cada vez mais frequente, levando-se à postulação de três picos de incidência dessa doença, de acordo com a faixa etária: adolescência, início dos 40 anos e após os 60 anos.[16] Em 60% dos adolescentes e adultos, a MCH ocorre por herança autossômica dominante em genes de proteínas de sarcômero cardíaco; em até 10%, é causada por outras doenças genéticas; e nos demais, ocorre por distúrbios não genéticos que mimetizam o fenótipo da doença. Quando acomete idosos, frequentemente se caracteriza por hipertrofia localizada na porção basal do septo interventricular (septo sigmoide ou protuberância septal).[16]

A MCH caracteriza-se por redução do enchimento diastólico do ventrículo esquerdo devido a alterações do relaxamento e distensibilidade da câmara ventricular, o que pode ocasionar IC diastólica.[17]

A evolução da doença pode provocar remodelamento ventricular com acentuação da hipertrofia e redução da cavidade ventricular. Com a deficiência de irrigação sanguínea no miocárdio hipertrofiado, observa-se atrofia degenerativa das fibras musculares, que são substituídas por fibrose.[17,18]

Quadro clínico

A apresentação clínica é ampla: desde indivíduos assintomáticos àqueles sintomáticos – com quadros de dispneia em 40% dos casos, dor precordial em 35% dos casos (resultado do aumento da parede do ventrículo esquerdo e da obstrução da via de saída do ventrículo esquerdo [VSVE] por movimento sistólico anterior da valva mitral), síncope e palpitações em 25% dos casos. Arritmias podem ocorrer, e as mais frequentes são as extrassístoles supraventriculares e ventriculares, a fibrilação atrial e as taquicardias paroxísticas supraventriculares e ventriculares.[15]

O exame físico pode ser normal, mas pode apresentar pulso arterial amplo (menos comum em idosos), quarta bulha e, em pacientes com obstrução da VSVE, sopro sistólico ejetivo em bordo esternal esquerdo que irradia para ápice e fúrcula esternal, o qual pode ser amplificado com manobra de Valsava. Apesar de mais sintomáticos, pacientes assim apresentam progressão mais lenta da doença, com melhores taxas de sobrevida (especialmente em CFs I e II da NYHA).[15]

Exames complementares

O eletrocardiograma de repouso pode ser normal em até 6% dos pacientes. Alterações habituais nos idosos são sobrecarga do ventrículo esquerdo, sobrecarga atrial esquerda, ondas Q profundas em D2, D3 e AVF, ondas T negativas e simétricas e, eventualmente, arritmias cardíacas.[19]

Por sua vez, o eletrocardiograma dinâmico (Holter) pode detectar possíveis arritmias e sua gravidade. Já o ecocardiograma transtorácico permite diagnóstico de hipertrofia ventricular, avaliação de características morfológicas, diagnósticos diferenciais e detecção de anormalidades associadas, como obstrução dinâmica da VSVE (gradiente de pressão de pico em VSVE ≥ 30 mmHg). Tal obstrução ocorre tipicamente por movimento sistólico anterior da valva mitral (um terço dos pacientes em repouso e outro terço durante manobras provocativas) ou por anormalidades da valva mitral (alongamento ou tecidos acessórios) e dos músculos papilares (hipertrofia ou inserção anormal). A morfologia mais comum do ventrículo esquerdo hipertrófico em idosos é a ovoide, com curvatura normal do septo, enquanto em pacientes abaixo de 40 anos, a cavidade em crescente e com curvatura septal invertida é mais comum.[19]

Nos pacientes sintomáticos, cujo gradiente de pico em VSVE seja inferior a 50 mmHg (considera-se a obstrução hemodinamicamente importante, a partir desse valor) após manobras provocativas (paciente em pé e Valsalva), deve-se realizar ecocardiograma com estresse físico para confirmação dos valores do gradiente de pico.[15]

A ressonância magnética do coração permite quantificar a massa e a espessura da parede do ventrículo esquerdo, bem como identificar o jato de aceleração do fluxo na via de saída e o movimento sistólico anterior da valva mitral, o que sugere obstrução da VSVE. De fundamental importância, a identificação de fibrose miocárdica traz informações prognósticas. Estudos recentes mostram que extensas áreas de fibrose (massa maior que 15% da massa total do ventrículo esquerdo) se associam a pior prognóstico.[20]

Tratamento

O tratamento da MCH pode ser realizado com medidas clínicas ou intervencionistas. O objetivo do tratamento é o controle dos sintomas, bem como a melhoria da funcionalidade e a prevenção da progressão da doença.

Nos idosos assintomáticos, indica-se tratamento com betabloqueador com o objetivo de retardar a evolução da doença. Em pacientes que não tolerem o uso de betabloqueadores, bloqueadores de canal de cálcio não di-hidropiridínicos podem ser utilizados, iniciando-se sempre com dose mínima e monitorizando-se a pressão arterial. Caso não haja boa resposta com as duas primeiras classes de medicação, disopiramida pode ser utilizada até a dose máxima tolerada (400-600 mg), porém é uma droga de difícil disponibilidade no Brasil.

Nos pacientes com FEVE < 50%, a terapia-padrão para IC deve ser estabelecida, conforme tolerância.

Mudança no estilo de vida é necessária, e recomenda-se a suspensão de atividades físicas competitivas ou intensas e do consumo de álcool, além de controle ponderal e hidratação de forma adequada.

A fibrilação atrial de início recente deve ser considerada para reversão, e, em quadros crônicos, deve-se ter controle adequado da frequência cardíaca. Nos casos com obstrução da VSVE, o uso de diuréticos deve ser parcimonioso, pelo risco de piora com redução da volemia. Os vasodilatadores devem ser evitados, como também os digitálicos, principalmente quando houver obstrução da VSVE, por risco de descompensação cardíaca.

Tratamento invasivo

Pacientes com sintomas clínicos de IC descompensada ou síncopes associadas à obstrução e gradiente em VSVE ≥ 50 mmHg, apesar de terapia medicamentosa otimizada, devem ser considerados elegíveis após avaliação funcional e de risco para terapias de redução de septo ventricular (miectomia septal cirúrgica ou ablação alcoólica septal transcateter).

A ablação alcoólica septal transcateter consiste na injeção de solução alcoólica em uma artéria septal perfurante a fim de causar infarto localizado e cicatriz fibrótica no septo. Esse procedimento deve ser feito em centros especializados (com mais de dez procedimentos/ano), onde seus dados de eficácia e mortalidade sejam semelhantes aos da cirurgia tradicional (embora não haja estudos de comparação direta entre os dois métodos em ensaios clínicos randomizados; também não há dados robustos quanto à sua realização em idosos ≥ 70 anos).[15,21]

Estimulação cardíaca artificial

O implante de marca-passo bicameral com otimização do intervalo AV é uma ferramenta útil em pacientes idosos refratários à terapia medicamentosa otimizada e com alto risco associado a terapias intervencionistas, pois reduz o gradiente em VSVE e facilita a otimização da terapia cronotrópica negativa. Pode ser considerado em idosos com MCH, FEVE < 50%, quadros de recorrência de IC e presença (no eletrocardiograma) de bloqueio de ramo esquerdo com QRS > 120 ms.[15]

O CDI deve ser indicado em pacientes que tenham MCH com expectativa de vida maior que um ano, naqueles que tenham tido morte súbita abortada por FV ou TV, como também nos pacientes com episódios de TV sustentada com síncope ou instabilidade hemodinâmica.[15]

Em octogenários, a calculadora HCM-Risk-SCD[10] pode ser utilizada para avaliar o risco de MSC em cinco anos e auxiliar na decisão quanto ao implante de CDI como profilaxia primária.[15]

Prognóstico

Os idosos são mais sintomáticos e apresentam progressão mais lenta da doença, com melhores taxas de sobrevida (especialmente em CFs I e II da NYHA). O óbito por MCH pode ocorrer subitamente por arritmia ventricular complexa ou deterioração progressiva por IC congestiva, e a morte súbita é mais frequente em jovens e por IC em idosos.[22]

Miocardiopatia restritiva

A miocardiopatia restritiva (MCR) é caracterizada fundamentalmente por enrijecimento das paredes ventriculares, o que determina restrição ao enchimento ventricular com rápida elevação da pressão diastólica. A disfunção miocárdica causada por mudanças fibróticas ou infiltravas na parede do ventrículo causa rigidez acentuada e uma elevação precoce na pressão diastólica durante o enchimento ventricular rápido. O aumento pressórico em todas as câmaras cardíacas, retrogradamente, causa congestão pulmonar e sistêmica.[16]

As MCR pode ser idiopática, caracterizada por fibrose intersticial, ou secundária a doenças como amiloidose, sarcoidose, síndrome carcinoide, esclerodermia, hemocromatose, neoplasias malignas, MCR pós-radioterapia e fibrose miocárdica induzida por antraciclinas. A depender do quadro clínico e da história pregressa do paciente, essas condições devem ser consideradas para diagnóstico diferencial.[16]

A incidência e a prevalência de MCR em idosos são subestimadas, e estudos moleculares sugerem que a MCR frequentemente é resultado da expressão fenotípica de uma mutação hereditária dependente da idade.[16] Amiloidose cardíaca é a causa mais frequente de MCR e é pouco diagnóstica nessa população; por esse motivo, será o nosso foco nas MCRs.

Amiloidose cardíaca

Amiloidose é uma denominação geral para a deposição, em tecido extracelular, de fibrilas compostas de subunidades de baixo peso molecular de

142 Manual de CardioGeriatria do InCor

diversas proteínas, muitas das quais circulam no plasma como seus constituintes. A depender de intensidade, tipo e localização desses depósitos, uma ampla gama de manifestações clínicas pode ocorrer. Ao se depositarem no tecido miocárdio, desencadeiam o que se denomina miocardiopatia amiloide.[23]

Existem mais de 30 tipos conhecidos de proteínas amiloides, mas somente cinco costumam infiltrar o coração e causar amiloidose cardíaca. São elas: imunoglobulina de cadeia leve (AL), imunoglobulina de cadeia pesada, transtirretina (ATTR), amiloide sérica A e apolipoproteína AI, porém, na maioria das vezes, encontramos as formas AL e ATTR.[23,24]

A forma AL consiste em uma discrasia de células plasmocitárias em que a proteína amiloide é composta por imunoglobulinas de cadeia leve (kappa e lambda). Trata-se de doença sistêmica que atinge principalmente os rins e o coração (60-80% dos pacientes).[11,12] É a amiloidose mais comum, acometendo tipicamente o sexo masculino, a partir da sexta década de vida, e se associa com frequência a mieloma múltiplo (10-15%) e, mais raramente, a macroglobulinemia de Waldenström e linfoma não Hodgkin.[23,24]

Na forma ATTR, a proteína, que é produzida no fígado, circula como um tetrâmero e atua como carreadora para tiroxina e retinol, sofre desestabilização e passa a se agregar em fibrilas. Há duas formas de ATTR: a selvagem ou senil (ATTRwt), mais frequente, em que a proteína circulante se desestabiliza por razões desconhecidas, sem nenhuma mutação no seu gene codificador, e que raramente ocorre em indivíduos abaixo de 70 anos (média de 77 anos); e a hereditária (ATTRmut), em que há alguma mutação desse gene (mais de 70 já foram identificadas), a qual acomete indivíduos de diferentes faixas etárias, conforme a mutação genética (sendo tipicamente meia a uma década inferior à faixa etária da ATTRwt). Ambas as formas predominam no sexo masculino.[25]

Em autópsias de indivíduos assintomáticos, pequenos depósitos de fibrilas estruturalmente instáveis de TTR são encontrados em 14-25% dos indivíduos idosos.[25]

Apresentação clínica

Recentemente, acredita-se que a forma AL é a mais comum de amiloide sistêmica, com estimativa de prevalência de oito a 12 por milhão de pessoas por ano. Pode infiltrar-se em diferentes órgãos, incluindo fígado, rins, sistema autônomo do sistema nervoso periférico e pulmões, bem como coração, no qual clinicamente o envolvimento é reconhecido e ocorre em 60% dos casos de sobrevivência. Os sintomas são inespecíficos, como fadiga, dispneia, perda de peso, edema periférico, sangramento, magroglossia, oliguria, proteinúria, hepatoesplenomegalia, artropatia, alterações do hábito intestinal, púrpura periorbitária, sintomas de doenças como neuropatia periférica ou disfunção autonômica. O acometimento cardíaco na amiloidose é de uma MCR, podendo haver hipertrofia associada (habitualmente, simétrica e não obstrutiva, ainda que uma mimetização de MCH obstrutiva) e, normalmente, com FEVE preservada.[23]

Em estágios iniciais de ATTR, o acometimento cardíaco é sutil ou mesmo assintomático, mudando com a progressão da doença até fases mais avançadas.[14] Já na AL, a progressão dos sintomas é mais rápida e, muitas vezes, desproporcional às alterações cardíacas em exames de imagem.

Habitualmente, o quadro clínico cardiológico inclui dispneia aos esforços, intolerância ao exercício e fadiga. Sinais de IC direita são comuns, sendo o edema pulmonar menos frequente.[23] A ocorrência de síncope é comum, normalmente por hipotensão secundária a bradicardia e disautonomia por doença neuropática sistêmica. A ocorrência de episódios sincopais por esforços físicos se relaciona com pior prognóstico.[23]

Há associação de amiloidose cardíaca com fibrilação atrial por deposição amiloide no átrio, com risco extremamente elevado de eventos tromboembólicos.

A forma ATTR apresenta acometimento predominantemente cardíaco, mas alguns acometimentos extracardíacos são sinais de alerta para a doença: síndrome do túnel do carpo, rotura do tendão da cabeça longa do bíceps, estenose de canal lombar e neuropatia periférica.[23-25]

Exames complementares

O eletrocardiograma apresenta baixa amplitude nas derivações periféricas, com precordiais normais ou aumentadas (alta especificidade), desvios de eixo, bloqueios de ramo, bloqueios atrioventriculares, fibrilação atrial e arritmias ventriculares.

No ecocardiograma, destacam-se aumento biatrial, hipertrofia concêntrica do ventrículo esquerdo, disfunção diastólica, derrame pericárdico sem sinais de restrição ao enchimento ventricular, textura miocárdica de aspecto "salpicado" e alterações de *strain* miocárdico mais intensas a partir da base, com redução progressiva até um ápice normal.[27]

Na ressonância magnética, a grande vantagem é a caracterização do miocárdio com a análise do padrão do realce tardio após a infusão de contraste à base de gadolínio, e o achado patognomônico é a distribuição subendocárdica global do realce tardio, sem respeitar territórios coronarianos (sensibilidade e especificidade de 85-90%), como também podem ocorrer outros padrões de realce tardio (transmural global ou mais localizado).[27]

A avaliação laboratorial, na suspeita de amiloidose, consiste em analisar a presença de proteína monoclonal (AL) por meio da realização de eletroforese de proteínas, imunofixação sérica e urinária, bem como pesquisa de cadeias leves séricas.[23-26] BNP pode ser utilizado para diagnóstico diferencial e prognóstico de IC. A função renal e a presença de proteinúria de 24 horas devem ser investigadas, em razão do possível acometimento renal da forma AL.

A cintilografia miocárdica com pirofosfato, um marcador com avidez óssea marcante, é uma técnica utilizada cada vez mais para o diagnóstico da forma ATTR. Por razões não conhecidas, esse traçador é retido pelo miocárdio, e, ao comparar a captação do traçador no coração, em relação às costelas do paciente, atribui-se um grau, com base na percepção visual: 0 (sem captação cardíaca), 1 (coração capta menos que costela), 2 (coração e costela captam em igual intensidade) e 3 (coração capta mais que costela). Os graus 2 e 3 têm especificidade de 100% para o diagnóstico da forma ATTR, na ausência de proteínas monoclonais em sangue ou urina, em pacientes com IC e achados de ecocardiograma e ressonância magnética de coração compatíveis com amiloidose.[27] Nesses casos, tem-se permitido o diagnóstico de ATTR, sem necessidade de biópsia miocárdica.

A biópsia endomiocárdica é o padrão-ouro para diagnóstico de ATTR, com sensibilidade e especificidade de 100% se coletadas quatro amostras ou mais de diversos sítios, sendo testadas para depósitos amiloides com vermelho do Congo.[27]

O aspirado de medula óssea com análise imuno-histoquímica ou de citometria de fluxo é essencial para definir AL, mostrando clones de plasmó-

Capítulo 6 — Miocardiopatias em Idosos **145**

citos que produzem as cadeias leves defeituosas. Quando negativo, formas hereditárias da doença devem ser investigadas.[23-26]

Nos pacientes com ATTR confirmada sem biópsia, o teste genético ajuda a identificar o gene TTR (selvagem ou mutante), o que pode modificar a definição terapêutica.

Tratamento

Os pacientes com amiloidose toleram mal tanto betabloqueadores (aumento na frequência cardíaca compensa a queda no volume sistólico) como vasodilatadores (hipotensão). O tratamento da IC acaba sendo feito com administração cuidadosa de diurético de alça e restrição de sódio.[28]

Na forma AL, o tratamento é realizado pela hematologia. O objetivo é eliminar os clones plasmáticos e oferecer terapia de suporte para efeitos adversos. A sobrevida gira em torno de quatro anos após o diagnóstico. O tratamento-padrão é o uso de bortezomibe, com eficácia na resposta hematológica, e pode ser associado a terapia com células-tronco, porém os pacientes com acometimento cardíaco avançado não toleram bem o tratamento, e a mortalidade pode chegar a 40% em dois anos do diagnóstico. Em torno de 20% dos pacientes têm melhora significativa dos marcadores cardíacos (NT-pró-BNP), com melhora expressiva de sobrevida.[28]

O estabilizador de TTR encontra-se em processo de revisão acelerada pela agência Food and Drug Administration (FDA) para ATTR. Essa droga se conecta aos sítios de ligação para tiroxina da TTR, com alta afinidade e especificidade, e estabiliza o tetrâmero. Ensaios clínicos mostraram que essa droga reduz a mortalidade geral em comparação com o placebo, com NNT de 7,5 em dois anos de tratamento, além de reduzir a perda de capacidade funcional e as hospitalizações. O custo elevado, entretanto, é o grande limitante ao uso dessa droga.[28]

Algumas terapias vêm sendo estudadas para tratamento de ATTR, como extratos de chá-verde, cúrcuma, além de doxiciclina e ácido taurour-sodeoxicólico, as quais mostraram possíveis melhoras clínicas em pequenos estudos.[23]

O transplante hepático para remover a produção de TTRmut vem sendo menos utilizado no mundo todo, com o surgimento do tafamidis. O perfil clínico desfavorável e a idade avançada em boa parte dos pacientes no momento do diagnóstico reduzem muito a sua aplicabilidade, assim como a do transplante cardíaco.[28]

REFERÊNCIAS

1. Elliott P, Andersson B, Arbustini E, Bilinska Z, Cecchi F, Charron P, et al. Classification of the cardiomyopathies: a position statement from the European Society Of Cardiology Working Group on Myocardial and Pericardial Diseases. Eur Heart J. 2008;29:270-6.

2. McKenna WJ, Maron BJ, Thiene G. Classification, epidemiology, and global burden of cardiomyopathies. Circ Res. 2017;121:722-30.

3. Kubo T, Matsumura Y, Kitaoka H, Okawa M, Hirota T, Hamada T, et al. Improvement in prognosis of dilated cardiomyopathy in the elderly over the past 20 years. J Cardiol. 2008;52:111-7.

4. Bozkurt B, Colvin M, Cook J, Cooper LT, Deswal A, Fonarow GC, et al. Current diagnostic and treatment strategies for specific dilated cardiomyopathies: a scientific statement from the American Heart Association. Circulation. 2016;134:e579-e646.

5. Atteya G, Lampert R. Sudden cardiac death in genetic cardiomyopathies. Card Electrophysiol Clin. 2017;9(4):581-603.

6. Dahlstrom U. Can natriuretic peptides be used for the diagnosis of diastolic heart failure? Eur J Heart Fail. 2004;6:281-7.

7. Richards AM. The natriuretic peptides in heart failure. Basic Res Cardiol. 2004;99:94-100.

8. Adelstein EC, Liu J, Jain S, Schwartzman D, Althouse AD, Wang NC, et al. Clinical outcomes in cardiac resynchronization therapy-defibrillator recipients 80 years of age and older. Europace. 2016;18:420-7.

9. Køber L, Thune JJ, Nielsen JC, Haarbo J, Videbæk L, Korup E, et al. Defibrillator implantation in patients with nonischemic systolic heart failure. N Engl J Med. 2016;375:1221-30.

10. Al-Khatib SM, Stevenson WG, Ackerman MJ, Bryant WJ, Callans DJ, Curtis AB, et al. 2017 AHA/ACC/HRS guideline for management of patients with ventricular arrhythmias and the prevention of sudden cardiac death: a report of the American College of Cardiology/American Heart Association Task Force on Clinical Practice Guidelines and the Heart Rhythm Society. J Am Coll Cardiol. 2018;72:e91-e220.

11. Saba S, Atiga WL, Barrington W, Ganz LI, Kormos RL, MacGowan GA, et al. Selected patients listed for cardiac transplantation may benefit from defibrillator

implantation regardless of an established indication. J Heart Lung Transplant. 2003;22:411-8.

12. Kusumoto FM, Bailey KR, Chaouki AS, Deshmukh AJ, Gautam S, Kim RJ, et al. Systematic review for the 2017 AHA/ACC/HRS guideline for management of patients with ventricular arrhythmias and the prevention of sudden cardiac death: a report of the American College of Cardiology/American Heart Association Task Force on Clinical Practice Guidelines and the Heart Rhythm Society. J Am Coll Cardiol. 2018;72:1653-76.

13. Barra S, Providência R, Paiva L, Heck P, Agarwal S. Implantable cardioverter-defibrillators in the elderly: rationale and specific age-related considerations. Europace. 2015;17:174-86.

14. Hess PL, Al-Khatib SM, Han JY, Edwards R, Bardy GH, Bigger JT, et al. Survival benefit of the primary prevention implantable cardioverter-defibrillator among older patients: does age matter? An analysis of pooled data from 5 clinical trials. Circ Cardiovasc Qual Outcomes. 2015;8:179-86.

15. Elliott PM, Anastasakis A, Borger MA, Borggrefe M, Cecchi F, Charron P, et al. 2014 ESC guidelines on diagnosis and management of hypertrophic cardiomyopathy: the Task Force for the Diagnosis and Management of Hypertrophic Cardiomyopathy of the European Society of Cardiology (ESC). Eur Heart J. 2014;35:2733-79.

16. Zieman SJ, Fortuin NJ. Hypertrophic and restrictive cardiomyopathies in the elderly. Cardiol Clin. 1999;17:159-72.

17. Marian AJ, Braunwald E. Hypertrophic cardiomyopathy: genetics, pathogenesis, clinical manifestations, diagnosis, and therapy. Circ Res. 2017 Sep 15;121:749-70.

18. Kubo T, Kitaoka H, Okawa M, Nishinaga M, Doi YL. Hypertrophic cardiomyopathy in the elderly. Geriatrics Gerontol Int. 2010;10:9-16.

19. Butany J, Soor GS, Luk A, Woo A, Ralph-Edwards A, Ros H. Essentials of hypertrophic cardiomyopathy. Geriatr Aging. 2008;11(1):22-6.

20. Chan RH, Maron BJ, Olivotto I, Pencina MJ, Assenza GE, Haas T, et al. Prognostic value of quantitative contrast-enhanced cardiovascular magnetic resonance for the evaluation of sudden death risk in patients with hypertrophic cardiomyopathy. Circulation. 2014;130:484-95.

21. Maron BJ, Rowin EJ, Casey SA, Link MS, Lesser JR, Chan RHM, et al. Hypertrophic cardiomyopathy in adulthood associated with low cardiovascular mortality with contemporary management strategies. J Am Coll Cardiol. 2015;65:1915-28.

22. O'Mahony C, Jichi F, Pavlou M, Monserrat L, Anastasakis A, Rapezzi C, et al. A novel clinical risk prediction model for sudden cardiac death in hypertrophic cardiomyopathy (HCM Risk-SCD). Eur Heart J. 2014;35:2010-20.

23. Mesquita ET, Jorge AJ, Souza CV Jr, Andrade TR. Cardiac amyloidosis and its new clinical phenotype: heart failure with preserved ejection fraction. Arq Bras Cardiol. 2017;109(1):71-80.

24. Maurer MS, Elliott P, Comenzo R, Semigran M, Rapezzi C. Addressing common questions encountered in the diagnosis and management of cardiac amyloidosis. Circulation. 2017;135:1357-77.

25. Ruberg FL, Grogan M, Hanna M, Kelly JW, Maurer MS. Transthyretin amyloid cardiomyopathy: JACC state-of-the-art review. J Am Coll Cardiol. 2019;73:2872-91.

26. Gonzalez-Lopez E, Gagliardi C, Dominguez F, Quarta CC, de Haro-Del Moral FJ, Milandri A, et al. Clinical characteristics of wild-type transthyretin cardiac amyloidosis: disproving myths. Eur Heart J. 2017;38:1895-904.

27. Fontana M, Corovi A, Scully P, Moon JC. Myocardial amyloidosis. JACC Cardiovasc Imaging. 2019 Nov;12(11 Pt 2):2345-56.

28. Nazir T, Nuffati M. Cardiac amyloidosis: an underdiagnosed cause of heart failure in the elderly. J Saudi Heart Assoc. 2020;32:98-102.

capítulo 7

- Marcelo Eidi Ochiai ■ Marcos Oliveira Martinelli
- André Feitosa Wanderley Cavalcanti

Insuficiência Cardíaca em Idosos

ASSUNTOS ABORDADOS

1. Insuficiência cardíaca e o envelhecimento
2. Apresentação clínica
3. Insuficiência cardíaca com fração de ejeção reduzida (ICFEr) em idosos
4. Insuficiência cardíaca com fração de ejeção preservada (ICFEp) em idosos

INSUFICIÊNCIA CARDÍACA E O ENVELHECIMENTO

A insuficiência cardíaca (IC) é uma síndrome clínica complexa e progressiva. Dados epidemiológicos[1] mostram que sua prevalência aumenta com a idade (1,1% em pessoas de 20-54 anos, 3,7% entre 55-64 anos e 4,5% naquelas entre 65-74 anos). Sua fisiopatologia é multifatorial e variável, decorrendo das possíveis agressões ao miocárdio geradas pelas etiologias que a causam.

Inicialmente, há deflagração de diversos processos fisiológicos compensatórios para manter o débito cardíaco frente às condições adversas impostas por uma determinada afecção. Mecanismos adaptativos incluem o de Frank-Starling, no qual o aumento da pré-carga leva à melhora do desempenho cardíaco, alterações nos processos regenerativos dos miócitos, desenvolvimento de hipertrofia e dilatação de câmaras (o que aumenta a massa do tecido contrátil). Há ativação dos sistemas neuro-humorais e liberação de angiotensina II e endotelina (produzindo efeito vasoconstritor, liberação de hormônios contrarreguladores secundários ao estresse – cortisol e noradrenalina – e aumento da entrada de cálcio intracelular) para aumentar a força de contratilidade miocárdica e a frequência cardíaca. Com o limite fisiológico ultrapassado e a causa de base não corrigida, o ciclo perpetua-se com apoptose celular dos miócitos, redução da lusitropia, redução de receptores beta-adrenérgicos, fibrose miocárdica e, enfim, diminuição das capacidades contrátil cardíaca e física.[2,3]

Apesar de todo o exposto, a proporção de indivíduos idosos nos ensaios clínicos é reduzida, especialmente entre os muito idosos, que, por multimorbidade, acabam sendo excluídos pelos critérios dos estudos e acabam pouco representados na literatura.

APRESENTAÇÃO CLÍNICA

A apresentação clínica pode variar desde a disfunção ventricular assintomática até aquela com edema pulmonar e choque cardiogênico. O diagnóstico da IC em seu início é importante, pois permite prevenir dano miocárdico e consequente deterioração clínica.

Entre os sintomas típicos, dispneia é o principal; comumente se apresenta com intensidade progressiva nesta sequência: dispneia aos esforços (intensos, médios, leves e mínimos), ortopneia, dispneia paroxística noturna, dispneia em repouso e edema agudo de pulmão. Bendopneia (falta de ar ao abaixar-se e levantar) também se correlaciona com baixa capacidade funcional. Fadiga e astenia, por sua vez, são sintomas também relacionados à diminuição da perfusão dos músculos esqueléticos. Sintomas urinários como noctúria podem ocorrer em fases iniciais.

A depender do perfil de multimorbidade, a avaliação dos sintomas pode ser mais difícil nos idosos, seja por fator de confusão (concomitância com doença pulmonar ou vascular periférica e artropatias), seja por comprometimento cognitivo que dificulte o relato, seja por apresentação atípica no idoso. Sintomas como confusão mental, perda ponderal, sintomas gastrointestinais (anorexia, náuseas, vômitos, plenitude pós-prandial, constipação ou diarreia e dor abdominal difusa) são mais frequentes e também se relacionam a uma baixa perfusão tecidual.[4] A ocorrência de crepitações em idosos tem baixa sensibilidade e especificidade, tanto ocorrendo em pacientes sem condição clínica compatível (especialmente em bases) quanto estando ausente em pacientes com congestão pulmonar significativa,[5] devido à adaptabilidade crônica do sistema linfático.

Feito o diagnóstico de IC, a determinação da capacidade funcional desses pacientes é importante, pois permite predizer a evolução e avaliar a terapêutica. A classificação funcional da New York Heart Association (NYHA) é mais utilizada para essa finalidade.

INSUFICIÊNCIA CARDÍACA COM FRAÇÃO DE EJEÇÃO REDUZIDA (ICFER) EM IDOSOS

Para este capítulo, consideramos fração de ejeção (FE) inferior a 50% como reduzida.

Comorbidades associadas

Doença renal crônica

Há piora progressiva da função renal durante o processo de envelhecimento, que pode ser agravada por fatores como hipertensão arterial sistêmica, diabetes *mellitus* e aterosclerose. A piora da função renal está associada a

152 Manual de CardioGeriatria do InCor

aumento da mortalidade e eventos cardiovasculares significativos, e sua situação é fundamental para o manejo volêmico do paciente e o ajuste terapêutico da IC. Isso porque a maioria das medicações utilizadas influi na filtração glomerular, e sua depressão significativa limita o uso delas, incluindo-se inibidores da enzima de conversão de angiotensina (IECA), bloqueadores do receptor de angiotensina (BRA), inibidor de renina, espironolactona, digitálicos, diuréticos e inibidores da neprisilina. Ocorre, ainda, a entidade que deriva da influência negativa da descompensação cardíaca sobre a função renal e vice-versa. Essa interação foi descrita como síndrome cardiorrenal, e é um marcador de pior evolução, especialmente em idosos.

Diabetes mellitus

Diabetes *mellitus* e IC é uma associação frequente. O estudo OPTIMIZE avaliou 48.612 pacientes com IC, e 42% desse grupo tinha diabetes *mellitus*.[6] Sua presença aumenta a incidência de doença aterosclerótica, principalmente doença arterial coronariana, o que torna seu controle fundamental. Adicionalmente, pacientes com hiperglicemia durante a descompensação de IC não respondem bem a medicamentos vasodilatadores.[7] O conceito de se evitar o uso de metformina nesse grupo tem mudado após publicações recentes mostrando segurança do seu uso na IC.[8]

Recentemente, a classe dos inibidores de SGLT2 ganhou força nessa população. Essas drogas promovem redução da hemoglobina glicada por meio de glicosúria, mas também outros benefícios, como aumento da natriurese, melhora da função endotelial e redução na rigidez arterial, o que levantou a hipótese de possíveis benefícios cardiovasculares dessa classe. No estudo EMPA-REG, os diabéticos em uso da empagliflozina apresentaram menor risco nos desfechos isolados e combinados de hospitalização por IC ou morte cardiovascular (tendo ou não diagnóstico prévio de IC).[9] Em análises de subgrupo, a redução de hospitalização por IC ou morte chegou a 35%.

Em 2019, foi publicado o DAPA-HF,[10] primeiro ensaio clínico envolvendo pacientes com ICFEr (FE < 40%) independente de diabetes (presente em pouco menos da metade amostral) e classe funcional II-IVA (NYHA), utilizando dapagliflozina 10 mg ao dia contra placebo. Houve uma redução de 26% do desfecho composto de piora clínica da IC ou morte cardiovascular, com benefício semelhante entre diabéticos e não diabéticos, mantido no subgrupo acima de 65 anos. Debate-se, porém, com isso, se esse benefício seria específico da classe ou se a associação de vasodilatação adicional com natriurese poderia, por si, ser a chave para tal resposta clínica.

Transtorno depressivo

A depressão está aumentada no idoso, assim como na IC, e essa associação pode prejudicar o tratamento desse grupo de pacientes. Dados do nosso serviço mostram que 55,8% dos pacientes internados por IC descompensada apresentam depressão, os quais desenvolvem níveis mais elevados de BNP.[11] Além disso, a redução da função cognitiva está associada a uma maior mortalidade na IC.[12] O tratamento da depressão deve ser multiprofissional, incluir medidas não farmacológicas e, quando indicado, antidepressivo; sertralina e escitalopram já foram testados, com segurança nesse grupo de pacientes. Antidepressivos tricíclicos devem ser evitados por suas interações negativas com o sistema de condução.[13]

Neoplasias

A incidência de neoplasias aumenta com a idade, e o tratamento pode levar à IC. O quimioterápico que classicamente causa disfunção ventricular é a doxorrubicina, geralmente em doses maiores. O trastuzumabe pode gerar IC em 27% dos pacientes quando associado com antracíclicos.[14] Existem algumas evidências sobre o efeito protetor com o uso de betabloqueadores,[15] inclusive com reversão da disfunção ventricular após quimioterapia, entretanto esse tema necessita de outras investigações. Radioterapia torácica pode causar fibrose miocárdica; porém, com as novas técnicas de irradiação guiada por tomografia, essa preocupação está sendo reduzida.

Dislipidemia

A dislipidemia foi avaliada pelo estudo CORONA, que incluiu idosos com idade média de 73 anos e IC de etiologia isquêmica.[16] A rosuvastatina (10 mg/dia) foi testada e não demonstrou benefício para redução de acidente vascular encefálico e/ou mortalidade; ficou demonstrado, entretanto, que o uso dessa estatina é seguro no idoso com IC. Em uma análise de subgrupo de outro estudo, a atorvastatina em dose alta (80 mg/dia) diminuiu internação por IC[17] em idosos com idade média de 69,9 anos.

Bloqueio de ramo esquerdo

Em pacientes com ICFEr (FE ≤ 35%), ritmo sinusal, bloqueio de ramo esquerdo (BRE) com QRS ≥ 130 ms e sintomas persistentes apesar da terapia medicamentosa máxima, a terapia de ressincronização cardíaca (TRC) está indicada e, mesmo em octogenários, mostra-se capaz de melhorar qualidade de vida, sobrevida e reduzir sintomas.[13,18]

Deficiência de ferro

Frequentemente subestimadas na avaliação cardiológica, as anemias têm impacto negativo importante na ICFEr, com aumento da morbimortalidade e piora da reserva funcional. Metade dos pacientes atingidos por essa síndrome é anêmica, e, mesmo sem anemia significativa, a deficiência de ferro leva a pior prognóstico e deve ser pesquisada rotineiramente. Enquanto a reposição oral de ferro não se mostrou melhor que placebo nessa população, a reposição venosa com carboximaltose férrica melhora capacidade funcional, qualidade de vida e reduz hospitalizações. Em pacientes com ICFEr sintomática, hemoglobina < 15 mg/dL e ferritina < 100 μg/dL (ou entre 100 e 299 μg/dL e saturação de transferrina < 20%), a reposição intravenosa de ferro deve ser considerada.[13,18]

Tratamento-padrão da insuficiência cardíaca com fração de ejeção reduzida no idoso

O tratamento composto por betabloqueador, IECA/BRA e espironolactona deve ser empregado no idoso, assim como no paciente mais jovem.

O uso de betabloqueadores em pacientes idosos se mantém estabelecido, mesmo com a diminuição, no envelhecimento, do número e da sensibilidade dos receptores beta-adrenérgicos.[19] O estudo SENIORS (nebivolol) demonstrou redução de mortalidade e internação de 14% em uma população exclusivamente idosa com média de idade de 76 anos e mediana de FE de 33%.[20]

IECA e BRA são parte importante do tratamento da IC, mesmo em idosos. Um estudo de coorte sueca[21] contendo 6.710 pacientes com ICFEr e idade média de 85 anos mostrou redução relativa de 32% em mortalidade geral e de 26% em internação por IC/mortalidade geral.

O estudo PARADIGM-HF,[22] no qual sacubitril/valsartana foram comparados com enalapril 10 mg, duas doses diárias (metade da dose-alvo preconizada para essa droga), encontrou redução do desfecho composto de morte cardiovascular ou hospitalização por IC, com igual redução nas análises independentes desses dois eventos (HR: 0,80; IC 95%: 0,73-0,87; P < 0,001). Essa medicação está indicada para pacientes que permanecem sintomáticos, apesar da terapia com IECA/BRA, betabloqueador e espironolactona em doses otimizadas, ou que mantenham sintomas e não tolerem a otimização das medicações.[13,18]

Peculiaridades no manejo dos idosos

Deve-se sempre buscar atingir as doses-alvo preconizadas das medicações para IC, mesmo nos pacientes idosos. Também se devem evitar subdoses ou suspensão precoce das medicações – por exemplo, retirar IECA/BRA em razão de doença renal crônica, mesmo sem hipercalemia significativa ou aumento de creatinina acima de 30% após seu início. Para falhas, devem-se otimizar as doses lentamente e com monitoramento frequente do *status* clínico após a mudança. É essencial priorizar as medicações que tragam maior benefício sintomático e para a qualidade de vida.

Outra questão importante a ser considerada é a fragilidade, que pode estar presente em até 70% dos pacientes com ICFEr e idade acima de 80 anos.[18] Sua avaliação deve ser rotineira, e possíveis causas reversíveis devem ser tratadas.

Lembramos, ainda, que atividade física regular, de intensidade leve a moderada (conforme tolerância do paciente), e reabilitação cardiovascular melhoram qualidade de vida, capacidade física e funcional nesses pacientes, devendo ser incentivadas sempre que sua realização for factível.

INSUFICIÊNCIA CARDÍACA COM FRAÇÃO DE EJEÇÃO PRESERVADA (ICFEP) EM IDOSOS

A maioria dos casos de IC em idosos apresenta-se com FE preservada (ICFEp), chegando à incidência de até 80% em mulheres dessa população.[23] Além disso, esses pacientes têm índices de readmissão hospitalar e mortalidade em 90 dias semelhantes àqueles vistos em ICFEr.[24]

156 Manual de CardioGeriatria do InCor

Historicamente, pacientes com FE acima de 40% foram definidos como ICFEp, pois os principais estudos de ICFEr incluíam pacientes com FE < 40%, com o objetivo de redução do tamanho da amostra e consequente redução dos custos, já que pacientes de maior risco apresentam maior taxa de eventos.[25]

Quando os *trials* com ICFEp se iniciaram, alguns autores questionaram o valor > 40%, pois isso incluía um grupo muito heterogêneo de pacientes. Por isso, em 2013, a American Heart Association (AHA) alterou a definição dos pacientes com FE entre 40 e 49% para ICFEp *borderline*, considerando um grupo distinto daqueles com ICFEr. Em 2016, pelas diretrizes da European Society of Cardiology (ESC), os pacientes com FE entre 40 e 49% passaram a ser chamados de IC *mid-range* (*heart failure with mid-range ejection fraction*).[18] Portanto, hoje, considera-se como preservada a FE igual ou superior a 50%.

Diagnóstico

O diagnóstico de ICFEp parte de critérios clínicos.[13,18,26] Antes da solicitação do ecocardiograma, devem-se estabelecer clinicamente os sinais e sintomas de IC, os quais, em idosos, exibem algumas particularidades. Afinal, dispneia e fadiga são também relatadas em doenças pulmonares, intolerância aos esforços ou mesmo transtornos de humor. Além disso, muitas vezes, à semelhança dos déficits cognitivos, esses sintomas são interpretados pelos próprios pacientes ou cuidadores como próprios da idade, procurando assistência médica apenas em quadros mais avançados e sintomáticos.

O ecocardiograma demonstrará FE superior ou igual a 50%, e não é necessária a comprovação de disfunção diastólica nesse exame para o diagnóstico. Afinal, os sintomas são manifestados aos esforços, e a maioria dos ecocardiogramas, mesmo nos estudos, é realizada em repouso.[27] Adiciona-se, ainda, o fato de que, em 2016, órgãos internacionais de ecocardiografia alteraram os critérios diagnósticos para disfunção diastólica, tornando-os mais sensíveis.[28]

Pode haver aumento de BNP e NT-pró-BNP, porém não há valor de corte absoluto estabelecido na literatura. Lembramos, ainda, que há aumento de BNP com o aumento da idade, sobretudo no sexo feminino e com a obesidade.[29,30]

Em resumo, a síndrome clínica de IC, associada a uma FE $\geq$ 50% e pelo menos um critério adicional (dentre alteração cardíaca estrutural, disfunção diastólica ou elevação de BNP), estabelece o diagnóstico.[13,18,26]

Fisiopatologia e espectros da insuficiência cardíaca com fração de ejeção preservada

Além de disfunção diastólica, hipertrofia concêntrica do ventrículo esquerdo e fibrose, há muitas outras variáveis que são responsáveis pela manifestação da síndrome.

Esses pacientes apresentam maior prevalência de doenças não cardíacas, principalmente obesidade, doença renal crônica, diabetes *mellitus*, doença pulmonar obstrutiva crônica e anemia,[31] além de condições cardíacas, como doença aterosclerótica coronariana (25 a 68%) e disfunção coronariana microvascular.[32] Há maior prevalência de fragilidade e disfunção cognitiva nesses pacientes. Estudos mostram que, independentemente de fibrilação atrial, existem mais eventos cerebrovasculares subclínicos nos pacientes com ICFEp.[33]

Em recente estudo,[34] foram expostas as diferenças entre os pacientes que tinham ICFEp com base em estratos de idade de grandes *trials*. Foram encontrados dois fenótipos de ICFEp: jovem obeso e idoso multimórbido. Em jovens, há maior prevalência de homens negros, maior incidência de morte cardiovascular, principalmente morte súbita, piora da qualidade de vida e mais obesidade. No idoso, há maior prevalência de morte por causa não cardíaca, maior carga de comorbidades e menos associação com obesidade. Também se observou maior prevalência de remodelamento concêntrico em pacientes jovens quando comparados aos idosos.

O fato de a ICFEp ser muito mais prevalente em idosos, ter etiologia multifatorial ligada a diversas morbidades e relação bidirecional com síndromes como fragilidade e insuficiência cognitiva fez com que algumas instituições, como a American Geriatric Society, considerassem-na uma síndrome geriátrica.

Tratamento

Para pacientes com FE acima de 50%, não há terapia farmacológica com benefício robusto comprovado quanto à redução de mortalidade. Nos estudos CHARM-Preserved[35] e TOPCAT,[36] que testaram, respectivamente, candesartana e espironolactona, houve redução em internações hospitalares (o que é um desfecho mais do que satisfatório nos muito idosos). Já no PARAGON-HF,[37] não foram verificados benefícios para ICFEp com sacubitril-valsartana. Para controle sintomático, o uso de diuréticos fica estabelecido como principal recurso medicamentoso.[18]

Com relação aos betabloqueadores, seu uso deve ser individualizado. Se na população geral com ICFEp não há clara redução de mortalidade, o estudo SENIORS,[20] que avaliou nebivolol em idosos com IC (independente de FE), mostrou redução no desfecho composto de mortalidade geral ou internação cardiovascular, benefício mantido no subgrupo com ICFEp, que correspondia a 35% da amostra total. Ressaltamos, entretanto, as limitações estatísticas desse tipo de análise e lembramos que há possíveis efeitos colaterais negativos em cognição e funcionalidade em idosos, especialmente os frágeis, aspecto frequentemente ignorado na prescrição dessa classe.

O treinamento físico na ICFEp é uma das terapêuticas mais importantes. Há evidência de melhora da capacidade aeróbica e da funcionalidade e alívio dos sintomas com treinamento físico resistido e aeróbico, e isso não é relacionado com melhora de função diastólica ou remodelamento de ventrículo esquerdo.[38]

REFERÊNCIAS

1. Bonneux L, Barendregt JJ, Meeter K, Bonsel GJ, van der Maas PJ. Estimating clinical morbidity due to ischemic heart disease and congestive heart failure: the future rise of heart failure. Am J Public Health. 1994;84:20-8.

2. Dumitru I, MM Baker. Heart failure: practice essentials, background, pathophysiology [Internet]. Emedicine.medscape.com; 2018. [cited 2020 Jul 8]. Available from: https://emedicine.medscape.com/article/163062-overview#a3.

3. Rodeheffer RJ, Gerstenblith G, Becker LC, Fleg JL, Weisfeldt ML, Lakatta EG. Exercise cardiac output is not maintained with advancing age in healthy human subjects: cardiac dilatation and increased stroke volume compensate for a diminished heart rate. Circulation. 1984;69:203-13.

4. Lazzarini V, Mentz R, Fiuzat M, Metra M, O'Connor C. Heart failure in elderly patients: distinctive features and unresolved issues. Eur J Heart Fail. 2013;15(7):717-23.

5. Connolly M, Crowley J, Vestal R. Clinical significance of crepitations in elderly patients following acute hospital admission: a prospective study. Age Ageing. 1992;21(1):43-8.

6. Abraham WT, Fonarow GC. Predictors of in-hospital mortality in patients hospitalized for heart failure: insights from the Organized Program to Initiate Lifesaving Treatment in Hospitalized Patients With Heart Failure (OPTIMIZE-HF). J Am Coll Cardiol. 2008;52:347-56.

7. Adatya S, Mandel L, Schwarz K, Soucier R. The effect of hyperglycemia in patients hospitalized for acute decompensated heart failure. J Cardiac Fail. 2007;13(Suppl):S90.

8. Shah DD, Fonarow GC, Horwich TB. Metformin therapy and outcomes in patients with advanced systolic heart failure and diabetes. J Card Fail. 2010;16:200-6.

9. Zinman B. Empagliflozin, cardiovascular outcomes, and mortality in type 2 diabetes. N Engl J Med. 2016;374(11):1092-4.

10. McMurray J, Solomon S, Inzucchi S, Køber L, Kosiborod M, Martinez F, et al. Dapagliflozin in patients with heart failure and reduced ejection fraction. N Engl J Med. 2019;381(21):1995-2008.

11. Aguiar VB, Ochiai ME, Cardoso JN, Del Carlo CH, Morgado PC, Munhoz RT, et al. Relationship between depression, BNP levels and ventricular impairment in heart failure. Arq Bras Cardiol. 2010 Sep 17. pii: S0066-782X2010005000125.

12. Ochiai ME, Franco LL, Gebara OC, Nussbacher A, Serro-Azul JB, Pierri H, et al. Correlation between evolution of the cognitive function and mortality after hospital discharge in elderly patients with advanced heart failure. Arq Bras Cardiol. 2004 Mar;82(3):251-4.

13. Rohde L, Montera M, Bocchi E, Clausell N, Albuquerque D, Rassi S et al. Diretriz brasileira de insuficiência cardíaca crônica e aguda. Arq Bras Cardiol. 2018;111(3):436-539.

14. Tham YL, Verani MS, Chang J. Reversible and irreversible cardiac dysfunction associated with trastuzumab in breast câncer. Breast Cancer Res Treat. 2002 Jul;74(2):131-4.

15. Cardinale D, Colombo A, Lamantia G, Colombo N, Civelli M, De Giacomi G, et al. Anthracycline-induced cardiomyopathy: clinical relevance and response to pharmacologic therapy. J Am Coll Cardiol. 2010;55:213-20.

16. Kjekshus J, Apetrei E, Barrios V, Böhm M, Cleland JG, Cornel JH, et al.; CORONA Group. Rosuvastatin in older patients with systolic heart failure. N Engl J Med. 2007;357:2248-61.

160 Manual de CardioGeriatria do InCor

17. Wenger NK, Lewis SJ, Herrington DM, Bittner V, Welty FK; Treating to New Targets Study Steering Committee and Investigators.Outcomes of using high- or low-dose atorvastatin in patients 65 years of age or older with stable coronary heart disease. Ann Intern Med. 2007 Jul 3;147(1):1-9.

18. Seferović P. ESC/HFA guidelines for the diagnosis and treatment of acute and chronic heart failure 2016. J Cardiac Fail. 2017;23(10):S7.

19. Bazan A, Van de Velde E, Fraeyman N. Effect of age on beta-receptors, Gs alpha- and Gi alpha- proteins in rat heart. Biochem Pharmacol. 1994;48:479-86.

20. Flather M, Shibata M, Coats A, Van Veldhuisen D, Parkhomenko A, Borbola J, et al. Randomized trial to determine the effect of nebivolol on mortality and cardio- vascular hospital admission in elderly patients with heart failure (SENIORS). Eur Heart J. 2005;26(3):215-25.

21. Savarese G, Dahlström U, Vasko P, Pitt B, Lund L. Association between renin–an- giotensin system inhibitor use and mortality/morbidity in elderly patients with he- art failure with reduced ejection fraction: a prospective propensity score-matched cohort study. Eur Heart J. 2018;39(48):4257-65.

22. McMurray J, Packer M, Desai A, Gong J, Lefkowitz M, Rizkala A, et al. Angiotensin– neprilysin inhibition versus enalapril in heart failure. N Engl J Med. 2014;371(11):993- 1004.

23. Aurigemma GP, Gottdiener JS, Shemanski L, Gardin J, Kitzman D. Predictive value of systolic and diastolic function for incident congestive heart failure in the elder- ly: the Cardiovascular Health Study. J Am Coll Cardiol. 2001;37:1042-8.

24. Fonarow GC, Stough WG, Abraham WT, Albert NM, Gheorghiade M, Greenberg BH, et al. Characteristics, treatments, and outcomes of patients with preserved systolic function hospitalized for heart failure: a report from the OPTIMIZE-HF Re- gistry. J Am Coll Cardiol. 2007;50:768-77.

25. Tsao CW, Lyass A, Enserro D, Larson MG, Ho JE, Kizer JR, et al. Temporaltrends in the incidence of and mortality associated with heart failure with preserved and reduced ejection fraction. JACC Heart Fail. 2018;6(8):678-85.

26. Yancy CW, Jessup M, Bozkurt B, Butler J, Casey Jr DE, Colvin MM, et al. 2017 ACC/ AHA/HFSA focused update of the 2013 ACCF/AHA guideline for the management of heart failure. J Am Coll Cardiol. 2017;70:776-803.

27. Borlaug BA. Exercise haemodynamics and outcome in patients with dyspnoea. Eur Heart J. 2014;35:3085-7.

28. Nagueh SF, Smiseth OA, Appleton CP, Byrd 3rd BF, Dokainish H, Edvardsen T, et al. Recommendations for the evaluation of left ventricular diastolic function by echo-

cardiography: na update from the American Society of Echocardiography and the European Association of Cardiovascular Imaging. Eur Heart J Cardiovasc Imaging. 2016;17:1321-60.

29. Sayama H, Nakamura Y, Saito N, Kinoshita M. Why is the concentration of plasma brain natriuretic peptide in elderly inpatients greater than normal? Coron Artery Dis. 1999;10:537-40.

30. Maisel AS, Clopton P, Krishnaswamy P, Nowak RM, McCord J, Hollander JE, et al. Impact of age, race, and sex on the ability of B-type natriuretic peptide to aid in the emergency diagnosis of heart failure: results from the Breathing Not Properly (BNP) multinational study. Am Heart J. 2004;147:1078-84.

31. Ather S, Chan W, Bozkurt B, Aguilar D, Ramasubbu K, Zachariah AA, et al. Impact of noncardiac comorbidities on morbidity and mortality in a predominantly male population with heart failure and preserved versus reduced ejection fraction. J Am Coll Cardiol. 2012;59:998-1005.

32. Hwang SJ, Melenovsky V, Borlaug BA. Implications of coronary artery disease in heart failure with preserved ejection fraction. J Am Coll Cardiol. 2014;63:2817-27.

33. Cogswell RJ, Norby FL, Gottesman RF, Chen LY, Solomon S, Shah A, et al. High prevalence of subclinical cerebral infarction in patients with heart failure with preserved ejection fraction. Eur J Heart Fail. Epub 2017 Jul 24.

34. Tromp J, Shen L, Jhund PS, Anand IS, Carson PE, Desai AS, et al. Age-related characteristics and outcomes of patients with heart failure with preserved ejection fraction. J Am Coll Cardiol. 2019;74:601-12.

35. Yusuf S, Pfeffer M, Swedberg K, Granger C, Held P, McMurray J, et al. Effects of candesartan in patients with chronic heart failure and preserved left-ventricular ejection fraction: the CHARM-Preserved Trial. Lancet. 2003;362(9386):777-81.

36. Solomon SD, Claggett B, Lewis EF, Desai A, Anand I, Sweitzer NK, et al.; TOPCAT Investigators. Influence of ejection fraction on outcomes and efficacy of spironolactone in patients with heart failure with preserved ejection fraction. Eur Heart J. 2016;37(5):455-62.

37. Solomon SD, McMurray JJV, Anand IS, Ge J, Lam CSP, Maggioni AP, et al.; PARAGON-HF Investigators and Committees. Angiotensin-neprilysin inhibition in heart failure with preserved ejection fraction. N Engl J Med. doi:10.1056/NEJMoa1908655. Epub 2019 Sep 1.

38. Pandey A, Parashar A, Kumbhani DJ, Agarwal S, Garg J, Kitzman D, et al. Exercise training in patients with heart failure and preserved ejection fraction: meta-analysis of randomized control trials. Circ Heart Fail. 2015;8:33-40.

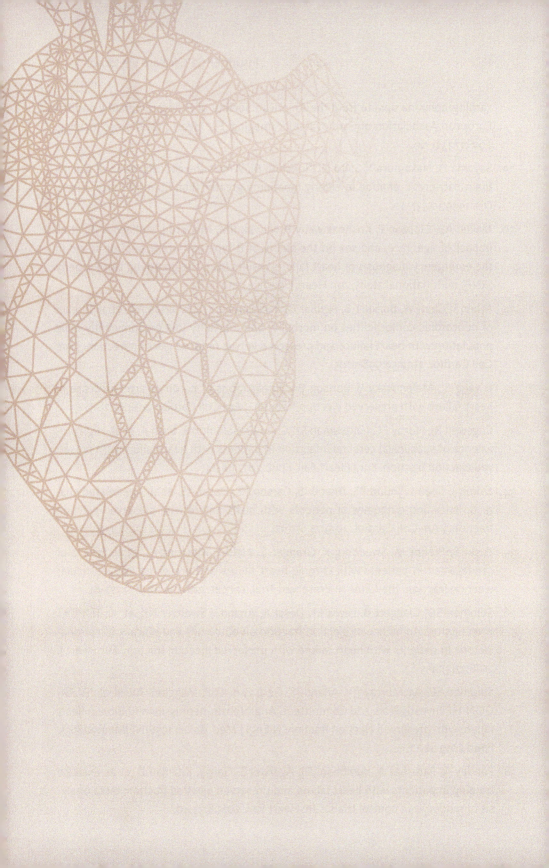

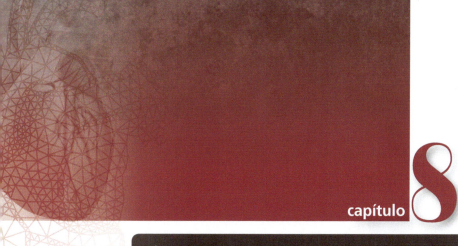

capítulo 8

Ângela Teresa Bacelar A. Bampi ▪ Júlia Nóbrega Brito

Arritmias em Idosos

ASSUNTOS ABORDADOS

1. Introdução
2. Alterações fisiopatológicas
3. Bradiarritmias
4. Disfunção do nó sinusal
5. Bloqueios atrioventriculares
6. Tratamento das bradiarritmias
7. Taquiarritmias

8	Anticoagulação em fibrilação atrial e flutter atrial
9	Anticoagulantes orais diretos
10	Controle de ritmo versus controle de frequência cardíaca
11	Amiodarona
12	Ablação por cateter em arritmias supraventriculares
13	Arritmias ventriculares
14	Extrassístoles ventriculares
15	Taquicardia ventricular e fibrilação ventricular

INTRODUÇÃO

Com o aumento da expectativa de vida e os avanços nos cuidados com a saúde, houve aumento considerável da população idosa, e a previsão é de que, em 2050, o número de pessoas acima de 80 anos na população mundial tenha triplicado.[1] Apesar disso, esse grupo é especialmente sub-representado nos grandes ensaios clínicos, contribuindo para o desafio no manejo terapêutico baseado em evidências. Nesses pacientes, as doenças cardiovasculares são um dos principais problemas de saúde e uma das principais causas de internação, com participação significativa das arritmias.

ALTERAÇÕES FISIOPATOLÓGICAS

O sistema de condução cardíaco apresenta grandes mudanças com o envelhecimento e, quando de forma acentuada, pode resultar na ocorrência de arritmias com repercussão clínica. Aumento da deposição de elastina e colágeno, aumento de fibrose, acúmulo de tecido adiposo ao redor do nó sinoatrial, diminuição das células marca-passo, redução da inervação autonômica, calcificação dos anéis mitral e aórtico e do sistema interventricular são alguns dos principais mecanismos.[2] Em razão da proximidade entre nó atrioventricular (AV), bifurcação do nó AV e parte proximal dos ramos direito e esquerdo, pode haver comprometimento dessas estruturas, resultando em bloqueios no sistema de condução.

O reconhecimento das alterações no eletrocardiograma (ECG) é importante para o diagnóstico apropriado dos quadros patológicos, sendo as mais comuns: prolongamento do intervalo PR, desvio do eixo para a esquerda e discreto alargamento com intervalo QT.[3] Na Tabela 8.1, encontra-se um resumo das principais alterações relacionadas ao envelhecimento.[4]

▶ **Tabela 8.1** Alterações do envelhecimento e desenvolvimento de arritmias

Fisiopatologia	Interações medicamentosas
■ Fibrose atrial, ventricular e do sistema de condução ■ Cicatrizes teciduais levam a arritmias ventriculares por reentrada ■ Citocinas inflamatórias aumentadas ■ Alterações nas correntes de Na e Ca	■ Janela terapêutica estreita ■ Resposta farmacodinâmica alterada com antiarrítmicos ■ Maior risco de toxicidade devido à polifarmácia e às interações medicamentosas

Apresentação clínica	Dispositivos e procedimentos
■ Maior incidência de disfunção do nó sinusal, BAV e bloqueios de ramos ■ BAV avançado após procedimentos (TAVI, cirurgia valvar etc.) ■ Alta incidência de FA com apresentação atípica ■ Alto risco de AVC, recorrente e fatal ■ Arritmias ventriculares e parada cardiorrespiratória com miocardiopatia isquêmica/dilatada	■ Comorbidades coexistentes comprometem benefício de sobrevida após implante de dispositivos e procedimentos de ablação
	Fragilidade, quedas e cognição
	■ Intolerância a variações pressóricas e de FC ■ Quedas comprometendo anticoagulação ■ Comprometimento cognitivo e menor adesão terapêutica

BAV: bloqueio atrioventricular; TAVI: implante transcateter de valva aórtica; FA: fibrilação atrial; AVC: acidente vascular cerebral; FC: frequência cardíaca.

Adaptada de Curtis *et al.*; 2018.[4]

A prevalência de bloqueios de ramos é maior e está presente em aproximadamente 11,3% (ramo direito) e 5,7% (ramo esquerdo) dos casos, podendo variar com o sexo.[4] Esse bloqueio está comumente relacionado à doença cardíaca estrutural. Nos pacientes assintomáticos, entretanto, sua presença isoladamente não indica investigação específica de rotina.[2] Os bloqueios bifasciculares (associação de bloqueio de ramo direito [BRD] com bloqueio divisional anterossuperior ou inferoposterior) são mais prevalentes nos idosos e estão relacionados a maior risco de bloqueios avançados, síncope ou morte súbita, especialmente quando em associação com bloqueio alternante de ramo direito e esquerdo. Na presença de bloqueio bifascicular e síncope de causa inexplicada, as diretrizes sugerem realização de estudo eletrofisiológico para complementar a investigação.[5]

BRADIARRITMIAS

As alterações citadas anteriormente, associadas a condução intracelular de cálcio prejudicada e resposta adrenérgica diminuída, favorecem o desenvolvimento de bradiarritmias. A frequência cardíaca (FC) de repouso sofre pouca alteração com o envelhecimento graças ao balanço entre estímulos simpático e parassimpático. Com o passar dos anos, há diminuição progressiva na FC máxima durante o esforço. Na ausência de cardiopatia estrutural, pode ocorrer queda noturna de aproximadamente 14 batimentos/minuto, e arritmias sinusais com pausas menores de dois segundos estão presentes em quase 12% dos pacientes.[4] Os sintomas mais frequentes relacionam-se com a diminuição do débito cardíaco, sendo eles: fadiga, tontura, síncope, dispneia, intolerância aos esforços e, menos comumente, angina.

DISFUNÇÃO DO NÓ SINUSAL

A disfunção do nó sinusal (DNS) constitui a principal causa de implante de marca-passo (MP) definitivo acima de 80 anos.[5] É mais comumente diagnosticada na sétima e oitava décadas de vida. As alterações iniciais podem, em alguns casos, manifestar-se apenas no teste de esforço, por meio de incompetência cronotrópica (incapacidade de atingir 80% da FC de reserva), ainda que o mais comum seja o diagnóstico durante o Holter de 24 horas. Embora o implante de MP nesses pacientes não apresente aumento de sobrevida, há melhora de sintomas e da qualidade de vida, bem como redução de quedas, devendo a indicação ser realizada criteriosamente a depender de sintomatologia em vigência dos achados eletrocardiográficos.[5] O implante de dispositivos bicamerais é o mais indicado, pois há maior taxa de fibrilação atrial (FA) paroxística quando realizada apenas estimulação (*pacing*) atrial. Além disso, devido à futura necessidade de agentes que bloqueiam o nó AV, reduz-se a necessidade de reoperação em comparação com o estímulo atrial isolado.

BLOQUEIOS ATRIOVENTRICULARES

A presença de bloqueio atrioventricular (BAV) de primeiro grau com o envelhecimento é descrita como secundária à fibrose no sistema de condução.[2] Apesar de considerada alteração benigna durante muito tempo, uma metanálise de 2016 mostrou associação com risco aumentado de FA, insuficiência cardíaca e mortalidade.[6] Mesmo assim, esses pacientes costumam ser assintomáticos, e a progressão para bloqueios de alto grau é infrequente.

Apesar dos bloqueios avançados (BAV de 2º grau Mobitz tipo II e de 3º grau) serem mais frequentes na população idosa, a indicação de implante de MP não difere em relação aos pacientes mais jovens, estando recomendada nesses casos, independentemente de sintomas, em razão de maior mortalidade.[5]

TRATAMENTO DAS BRADIARRITMIAS

O primeiro passo é a suspensão de medicações potencialmente relacionadas, assim como correção de causas reversíveis, especialmente distúrbios hidroeletrolíticos e medicamentos (Tabelas 8.2 e 8.3).[5] A localização de BAV nodal ou infra-hissiano é fundamental para auxiliar na terapêutica. Medicações e manobras que diminuem o tônus vagal e aumentam a frequência de disparo atrial (atropina e teste de esforço) podem paradoxalmente piorar a condução pelo nó AV nos bloqueios infra-hissianos, não sendo indicadas nos bloqueios Mobitz tipo II e bloqueios totais/avançados.[7]

Alguns estudos sobre implante de MP em octogenários e nonagenários mostram taxas aproximadas de complicações (5,1% *versus* 3,4%), com risco de complicação precoce e periprocedimento um pouco maior às custas de pneumotórax e deslocamento de eletrodo, mas com menor risco de fratura de eletrodo.[8]

168 Manual de CardioGeriatria do InCor

▶ Tabela 8.2 Causas de bradicardia em idosos.

Causas intrínsecas		Causas extrínsecas	
Disfunção do nó sinusal, doença do sistema de condução, doença arterial coronariana, cardiomiopatias	Doenças infiltrativas, doença vascular relacionada ao colágeno, processos inflamatórios, trauma cirúrgico	Medicamentos (ver Tabela 8.3), distúrbios hidroeletrolíticos, hipotireoidismo, acidente vascular cerebral	Hipertensão intracraniana, hipotermia, sepse, atleta

Adaptada de Kusumoto *et al.*; 2019.[5]

▶ Tabela 8.3 Medicações que podem causar bradicardia nos idosos.

Anti-hipertensivos	Antiarrítmicos	Psicoativos	Outros
Betabloqueadores (incluindo colírio), clonidina, metildopa, bloqueadores dos canais de cálcio (diltiazem e verapamil)	Adenosina, amiodarona, quinidina, propafenona, sotalol	Donepezila, lítio, ISRS/antidepressivo tricíclico, fenitoína, fenotiazina (antieméticos/ antipsicóticos)	Propofol, dexmedetomidina, digoxina, *Cannabis*, ivabradina, succinilcolina

ISRS: inibidor seletivo de recaptação da serotonina.

Adaptada de Kusumoto *et al.*; 2019.[5]

TAQUIARRITMIAS

Com o envelhecimento, há um aumento da prevalência de taquiarritmias supraventriculares (TSVs) e ventriculares (TVs).[2] As ectopias atriais e ventriculares são comuns mesmo em idosos saudáveis, mas, em alguns casos, podem estar relacionadas a maior mortalidade, a depender de cardiopatia estrutural de base.[4] As ectopias atriais isoladas são achado comum em idosos saudáveis – tanto no ECG em repouso (5-10%) quanto no teste de esforço (39%) e no Holter de 24 horas (88%) – e geralmente não estão associadas a doenças cardíacas estruturais.[4]

Capítulo 8 — Arritmias em Idosos **169**

A proporção de taquicardia atrial (TA) aumenta com a idade, chegando a representar 23% das TSVs nos pacientes ≥ 70 anos, enquanto a ocorrência de mecanismos como reentrada nodal e reentrada AV (mediada por via acessória) é mais comumente observada em pacientes jovens, devido a defeitos congênitos.[4] Os idosos tendem a ter arritmias com FC mais baixa e apresentam dor torácica e sintomas de insuficiência cardíaca mais frequentemente. Episódios curtos (três a cinco batimentos) de TSV podem ser frequentes no Holter de 24 horas, com descrição na literatura variando de 13-50% em indivíduos saudáveis com mais de 65 anos.[2] Embora episódios de taquicardia atrial não sustentada (TANS) no Holter não tenham predito aumento de eventos coronarianos, alguns estudos evidenciaram maior risco de desenvolvimento de FA, assim como de eventos embólicos,[9] e sua presença em testes de esforço também esteve relacionada ao aparecimento de FA no seguimento.[2] Na Tabela 8.4 encontram-se as recomendações mais atuais para seguimento desses pacientes.[10]

Tabela 8.4 Extrassístoles supraventriculares e taquicardias atriais não sustentadas assintomáticas.

Situação	Recomendação	Grau/evidência
ESV de alta densidade (> 500/24 horas) pode estar relacionada a maior risco de FA	Avaliação com frequência e atenção a sintomas para diagnóstico precoce de FA Controle dos fatores de risco (HAS, obesidade, diabetes *mellitus*), atividade física e rastreio de SAHOS Afastar doença estrutural cardíaca (casos selecionados)	Grau I/nível C
Episódios curtos de FA indicam anticoagulação *per se*, quando associados a ESV em alta densidade ou episódios de TANS com > 20 batimentos	Auxilia no processo de decisão da anticoagulação. (Individualizar a decisão)	Grau IIa/nível C
ESV de baixa a moderada densidade em 24 horas	Não está indicada anticoagulação	Grau III/nível C

FA: fibrilação atrial; ESV: extrassístole supraventricular; HAS: hipertensão arterial sistêmica; SAHOS: síndrome da apneia-hipopneia obstrutiva do sono; TANS: taquicardia atrial não sustentada.

Adaptada de Arnar *et al.*; 2019.[10]

170 Manual de CardioGeriatria do InCor

▶ Tabela 8.5 Principais antiarrítmicos usados nas arritmias supraventriculares.

Medicamento	Amiodarona	Propafenona	Sotalol
Dose (oral)	600 mg/dia, 4 semanas; 400 mg/dia, 4 semanas; 200 mg/dia	150-300 mg, 3 vezes ao dia	80-160 mg, 2 vezes ao dia
Contraindicações	Ver Tabela 8.7	DAC e doença estrutural do miocárdio, IM prévio. Cautela: doença do nó sinusal, BAV, asma, doença renal ou hepática	Hipertrofia ventricular, disfunção ventricular (FE < 20%), asma, QT longo, hipocalemia, ClCr < 50
Atenção	QT > 500 ms	Aumento de 25% do QRS	QT > 500 ms. Aumento de 60 ms do QT
Lentificação do no AV	Sim	Discreta	Sim
ECG	Antes, após 1 semana, após 4 semanas	Antes, 1 dia, 3 dias	Antes, 1 dia, 3 dias
Reversão da FA	Sim	Sim	Não
Toxicidade sistêmica	Sim	Não	Não

DAC: doença arterial coronariana; IM: infarto do miocárdio; BAV: bloqueio atrioventricular; FE fração de ejeção; ClCr: *clearance* de creatinina; AV: atrioventricular; ECG: eletrocardiograma; FA: fibrilação atrial.

Adaptada de Dan *et al.*; 2018.[11]

Flutter e fibrilação atrial

A presença de *flutter* atrial chega a ser quase 100 vezes mais frequente em indivíduos com mais de 80 anos quando em comparação com aqueles com menos de 50 anos.[4] O manejo terapêutico é semelhante, inclusive com a ablação por cateter como tratamento de escolha (e com altas taxas de sucesso e baixa taxa de complicações). Nos pacientes que não serão submetidos a ablação, drogas antiarrítmicas (classe IA, IC ou III) podem ser usadas.[11] A escolha baseia-se no perfil de efeitos adversos mais adequado a cada paciente. O tratamento farmacológico a longo prazo tem eficácia de apenas 50%.[11]

A FA é a arritmia mais comum em idosos, com prevalência de quase 10% em octogenários.[12] Comumente relacionada a doença coronariana, hipertensão arterial sistêmica, valvopatia mitral, tireotoxicose e DNS. Há também maior ocorrência de FA paroxística e pós-operatória, aumentando os riscos de complicações após procedimentos.

Algumas alterações do envelhecimento estão relacionadas com alta taxa de prevalência: aumento do tamanho e da quantidade de fibrose no átrio esquerdo secundário à disfunção diastólica ventricular e aumento na velocidade de propagação do estímulo elétrico interatrial que leva ao aparecimento de focos de reentrada.[7] Algumas dessas mudanças podem aparecer no ECG antes do aparecimento da FA, como o prolongamento da onda P e o bloqueio interatrial, conhecidos como síndrome de Bayés.

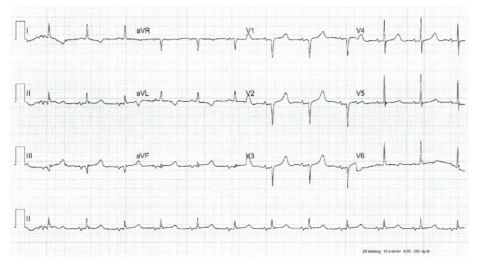

FIGURA 8.1 ECG.

Apesar de bastante frequente, não é uma condição benigna, pois praticamente dobra o risco de morte por todas as causas e aumenta em quase cinco vezes o risco de acidente vascular cerebral (AVC) em comparação com a população geral.[4] Além disso, aumenta consideravelmente morbidade e número de internações, com piora da qualidade vida, ocorrência maior de insuficiência cardíaca, além de comprometimento cognitivo, mesmo

172 Manual de CardioGeriatria do InCor

na ausência de fenômenos embólicos.[13] É comum ser assintomática, com a queixa de palpitações chegando a apenas 10% nos pacientes acima de 80 anos.[4] O manejo da FA assintomática deve seguir os mesmos princípios da FA sintomática, uma vez que não há ensaios clínicos direcionados exclusivamente para a população assintomática.[14]

O risco de incidência de demência em pacientes com FA chega a ser duas vezes maior.[13] Estudos observacionais recentes sugerem possíveis alterações relacionadas à arritmia, mesmo na ausência de eventos cardioembólicos. Um dos supostos mecanismos seria por meio do aumento da produção de beta-amiloide e citocinas pró-inflamatórias, mas ainda são necessários estudos sobre o assunto.[13]

ANTICOAGULAÇÃO EM FIBRILAÇÃO ATRIAL E FLUTTER ATRIAL

A anticoagulação constitui o pilar principal do tratamento, reduzindo mortalidade e eventos cerebrovasculares.[14] Um terço dos AVCs em pacientes acima de 80 anos são atribuídos a FA.[4] As comorbidades presentes nesses pacientes contribuem significativamente para o maior risco embólico; apesar disso, menos de dois terços dos octogenários com FA são anticoagulados.[15] O escore CHA2DS2VASC é usado para avaliar o risco de AVC nesses pacientes, e o HASBLED[1] tem sido usado para avaliação do risco de sangramento.[15] A literatura reforça que, mesmo em pacientes com HASBLED de alto risco de sangramento (≥ 3), esses pacientes também apresentam risco embólico elevado, com evidência de benefício líquido do uso da anticoagulação, mas com atenção individualizada.[15] O maior risco de sangramento em idosos é frequentemente atribuído à fragilidade e à propensão a quedas, entretanto há análises que estimam serem necessárias > 295 quedas ao ano para que o risco de hematoma subdural secundário à queda supere o benefício da anticoagulação.[16]

---

1 *Hypertension* (hipertensão), *Abnormal renal/liver function* (alteração hepática ou renal), Stroke (AVC), *Bleeding history or predisposition* (história ou predisposição a sangramento), *Labile INR* (labilidade do RNI), *Elderly* (idosos [≥ 65 anos]), *Drugs/alcohol* (drogas/álcool).

De forma sucinta, as diretrizes mais atuais indicam anticoagulação em todos os pacientes com FA/*flutter*, desde que não apresentem baixo risco de embolismo (CHADSVASC em homens ou 1 em mulheres) ou contraindicação absoluta à anticoagulação. Na população acima de 65 anos, todos terão pontuação que indique anticoagulação.

ANTICOAGULANTES ORAIS DIRETOS

Os anticoagulantes orais diretos (DOACs) surgiram como uma alternativa aos antagonistas da vitamina K (varfarina) e mudaram o paradigma da abordagem da anticoagulação na FA. Os grandes ensaios clínicos que validaram o uso dessas medicações apresentaram um perfil de segurança e eficácia favorável, com redução de AVC e menor sangramento intracraniano, menor mortalidade, apesar de taxas semelhantes de sangramentos maiores e aumento em sangramento gastrointestinal, quando comparados à varfarina. Embora não haja estudo direcionado para os grandes idosos, essa população teve boa parcela representada nos estudos, com bons resultados inclusive em nonagenários. A eficácia dessas medicações, entretanto, depende de algumas peculiaridades em relação a ajustes posológicos, como peso, idade e função renal. Na Tabela 8.6 encontram-se as medicações disponíveis no Brasil e orientações quanto a ajustes posológicos.

A apixabana se mostrou superior à varfarina na redução do risco de AVC ou embolia sistêmica, com menor risco de hemorragias extra e intracranianas em todas as faixas etárias, inclusive acima de 80 anos. Em análises separadas de rivaroxabana e edoxabana comparadas à varfarina, não houve interação com idade quanto à eficácia e à segurança. Por outro lado, dabigatrana na dose de 150 mg, 12/12 horas, apresentou risco aumentado de sangramento maior extracraniano em octogenários. Deve-se levar em consideração que ainda não há estudos com comparação direta entre os DOACs.[15]

O seguimento das funções renal e hepática e dos níveis de hemoglobina deve ser realizado rotineiramente após seu início. O uso está contraindicado em pacientes com *clearance* de creatinina abaixo de 15 mL/min/1,73 m², devendo ser usados com cautela e com os ajustes posológicos adequados quando entre 15-29 mL/min/1,73 m², exceto a dabigatrana, que está contraindicada em *clearance* já abaixo de 30 mL/min/1,73 m².

174 Manual de CardioGeriatria do InCor

Quanto à oclusão do apêndice atrial, os estudos falharam em comprovar não inferioridade em comparação à varfarina, ficando restrito aos pacientes com risco proibitivo à anticoagulação.[14]

▶ Tabela 8.6 Anticoagulantes orais diretos (não antagonistas da vitamina K).

	Dabigatrana	Rivaroxabana	Apixabana	Edoxabana
Mecanismo de ação	Inibidor direto da trombina	Inibidor direto do fator Xa	Inibidor direto do fator Xa	Inibidor direto do fator Xa
Dose diária	150 mg, duas vezes	20 mg, uma vez	5 mg, duas vezes	60 mg, uma vez
Redução em pacientes selecionados	110 mg, duas vezes, se: ≥ 80 anos; ClCr 30-50; uso de verapamil	15 mg, uma vez, se: ClCr 30-50	2,5 mg, duas vezes, se pelo menos 2 dos seguintes: ≥ 80 anos; Cr ≥ 1,5 mg/dL (ClCr 15-30); ou peso < 60 kg	30 mg, uma vez, se: ClCr 15-50; peso < 60 kg; uso de verapamil ou quinidina

ClCr: *clearance* de creatinina (mL/min/m^2).

Adaptada de Steffel *et al.*; 2018.[15]

CONTROLE DE RITMO VERSUS CONTROLE DE FREQUÊNCIA CARDÍACA

O controle de ritmo e de FC tem o papel de reduzir sintomas e preservar a função miocárdica, porém os estudos não mostraram melhora a longo prazo em mortalidade e morbidade em pacientes mais jovens, e também não há evidência de que uma estratégia seja superior a outra em idosos.[14] Idosos costumam apresentar FA permanente, com volumes atriais maiores e pouca resposta a controle de ritmo, sendo o controle de frequência a estratégia mais comumente utilizada. O controle do ritmo pode ser realizado por meio de farmacoterapia ou ablação.

O alvo em repouso para controle da FC mostrou-se superior entre 80-100 batimentos por minuto, em comparação a estratégias mais rígidas.[14] Devido à maior prevalência de DNS e BAV, é importante monitorar com

Holter de 24 horas a ocorrência de bradicardia excessiva ou longas pausas noturnas, quando o estímulo vagal é mais intenso. Como primeira linha, os betabloqueadores ou os bloqueadores de canais de cálcio não di-hidropiridínicos (diltiazem ou verapamil) são a preferência.[14] Esses últimos apenas na ausência de disfunção ventricular esquerda.

Alguns estudos sugerem melhora da qualidade de vida e da funcionalidade com o controle de ritmo, tendo preferência nos pacientes que persistem sintomáticos, porém às custas de maiores efeitos colaterais dos antiarrítmicos.[4] A propafenona acaba sendo pouco utilizada pela contraindicação ao uso na presença de doença estrutural cardíaca ou isquemia, sendo a amiodarona mais comumente prescrita.[17]

AMIODARONA

Os efeitos adversos devem ser cuidadosamente avaliados, mantendo-se a menor dose possível para controle. Na FA, a dose de amiodarona de 100 mg/dia parece ser eficaz nos pacientes idosos, sendo necessárias doses maiores nas arritmias ventriculares.[17] Em virtude de polifarmácia, atenção especial deve ser dada a interações medicamentosas. Por atuar através do citocromo p450 e da glicoproteína P, aumenta a sensibilidade a drogas como: varfarina, digoxina, anti-inflamatórios não esteroidais, estatinas e benzodiazepínicos.[17] A dose da varfarina deve ser reduzida quando associada, e o controle de TP/INR deve ser realizado mais precocemente. Entre os DOACs, a dabigatrana e a rivaroxabana estiveram relacionadas a possível aumento de sangramento quando usadas com amiodarona, mas apixabana e edoxabana não apresentaram tal interação.[15] Outras interações cautelosas são com drogas que causem bradicardia (Tabela 8.3) ou alargamento do intervalo QT, embora Torsades de Pointes seja incomum nesses pacientes.[7]

Devido a alterações farmacocinéticas e farmacodinâmicas, disfunção renal e hepática, pacientes idosos estão mais expostos a complicações órgão-específicas. A toxicidade pulmonar é bem mais frequente em idosos, com aumento de quase três vezes a cada década após os 60 anos.[17] Pode ocorrer a qualquer momento do tratamento, estando sob maior risco os pacientes com pneumopatias de base. Quanto mais alta a dose acumulada (> 400 mg/dia por mais de dois meses ou 200 mg/dia por mais de dois

176 Manual de CardioGeriatria do InCor

anos), maior o risco.[17] Na Tabela 8.7 apresentam-se os principais órgãos afetados e seus sintomas, assim como manejo e seguimento mais adequado.

▶ **Tabela 8.7** Monitoramento órgão-específico da amiodarona.

Órgão	Complicações	Sintomas	Monitoramento	Recomendação
Pulmão (2-5%)	Inflamação aguda, fibrose crônica Mais grave!	Tosse, dispneia	Rx de tórax anual; avaliação imediata se sintomas respiratórios; Rx e PFP	Suspender e iniciar corticoide; avaliação com pneumologista
Coração	Bradicardia, BAV, prolongamento QT (> 500 ms)	Tontura, fadiga, síncope, queda	ECG: antes, primeira semana, quarta semana e anual	Reduzir dose; rever interação medicamentosa
Fígado	Hepatite	Distúrbios gastrointes-tinais, náusea	Função hepática semestral	Descontinuar se aumento de 3 vezes do índice AST/ALT; evitar se hepatopatia severa
Tireoide	Hipotireoidismo (20%), hipertireoidismo (3%)	Fadiga, palpitação, variação de peso	Função tireoidiana semestral	Hipotireoidismo: LT4; hipertireoidismo: suspender antitireoidianos, prednisona ou tireoidectomia; avaliação com endocrinologista
Pele	Fotossensibilidade		Exame físico inicial e se necessário	Proteção solar
Olhos	Depósito corneal (100%), neurite óptica (< 1%)		Exame oftalmoscópico inicial e se necessário	Suspender na presença de neurite óptica

Rx: radiografia; ECG: eletrocardiograma; PFP: prova de função pulmonar; LT4: levotiroxina.

Adaptada de Srinivasan *et al.*; 2019.[17]

ABLAÇÃO POR CATETER EM ARRITMIAS SUPRAVENTRICULARES

O maior receio da realização de ablação nos pacientes idosos é o risco de BAV completo iatrogênico, embora análises retrospectivas dos estudos não tenham comprovado diferença significativa em comparação com pacientes mais jovens. Os pacientes ≥ 65 anos submetidos a ablação por TSV por reentrada nodal apresentam maior intolerância a taquicardias e maior taxa de complicações (10% *versus* 1,9%; p = 0.006).[4]

Nas taquicardias atriais, a idade avançada é preditor de múltiplos focos atriais, com maior risco de recorrência após o procedimento. Não há ensaios clínicos randomizados que avaliem especificamente pacientes mais idosos e que esclareçam o risco de complicações de maneira clara. Na FA, o isolamento das veias pulmonares pode ser uma opção nos pacientes que persistem sintomáticos, com melhora principalmente na qualidade de vida. Apresenta, porém, maior taxa de recorrência da arritmia, e alguns estudos evidenciaram maiores taxas de AVC em comparação a pacientes mais jovens. A ablação não substitui a necessidade de anticoagulação, não devendo ser esse o motivo para indicação do procedimento.

ARRITMIAS VENTRICULARES

Os batimentos ectópicos ventriculares no ECG de repouso são achados prevalentes, mas seu significado prognóstico ainda é controverso.[10] Em indivíduos saudáveis acima de 60 anos, foi descrita prevalência de 8,6%, comparados com apenas 0,5% de indivíduos de 20 a 40 anos.[2] Não só a prevalência como a complexidade e a densidade podem estar relacionadas ao prognóstico.

EXTRASSÍSTOTELES VENTRICULARES

As extrassístoles ventriculares podem resultar de atividade elétrica focal ou mecanismo de (micro) reentrada (menos comum). Quando frequentes, podem estar relacionadas a uma cardiopatia de base. Podem ser resultado de alterações elétricas, isquêmicas e estruturais, que geram aumento

Manual de CardioGeriatria do InCor

de automatismo (exemplo: isquêmica crônica). Quando associadas a uma cardiopatia estrutural, apresentam pior prognóstico e devem ser investigadas com cautela. Outras características que sugerem pior prognóstico estão descritas na Tabela 8.8. Quando frequentes (> 10-15% em 24 horas), pode haver comprometimento da função ventricular, o que se denomina taquicardiomiopatia, a qual é geralmente reversível com tratamento medicamentoso ou ablação, além de terapêutica-padrão para insuficiência cardíaca. A prevalência de disfunção em pacientes varia bastante na literatura, com taxas de 6-52%.[10]

▶ **Tabela 8.8** Fatores de pior prognóstico em extrassístoles ventriculares.

▪ Cardiomiopatia subjacente ou distúrbio de condução	▪ Aumento com exercício
	▪ Acoplamento curto (fenômeno "R sobre T")
▪ Densidade > 2.000/24 horas	
▪ Complexas (pares, triplets e TVNS)	▪ Não originária de via de saída
▪ Polimórficas	▪ QRS largo

TVNS: taquicardia ventricular não sustentada.
Adaptada de Arnar *et al.*; 2019.[10]

Seguindo as diretrizes mais atuais,[10] sugere-se um fluxograma (Figura 8.2) para guiar investigação e manejo dos pacientes com batimentos ectópicos ventriculares frequentes, lembrando que a maioria das evidências consiste em opinião de especialistas e que não há estudo randomizado no assunto na população geriátrica.

Capítulo 8 — Arritmias em Idosos 179

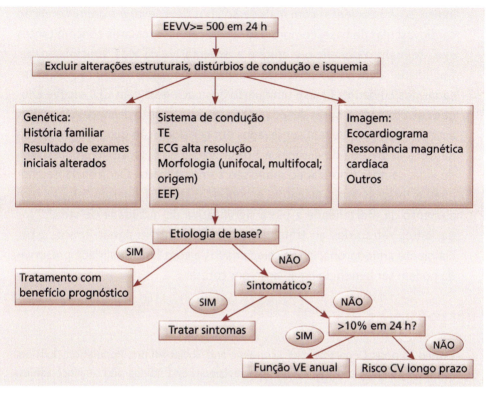

FIGURA 8.2 Investigação e manejo dos pacientes com batimentos ectópicos ventriculares frequentes.

TAQUICARDIA VENTRICULAR E FIBRILAÇÃO VENTRICULAR

Arritmias ventriculares potencialmente fatais quase sempre estão associadas com doença cardíaca estrutural, como miocardiopatia isquêmica e não isquêmica.[18] O diagnóstico e os sintomas são semelhantes aos de pacientes mais jovens. Estudo eletrofisiológico raramente é necessário, mas pode auxiliar na investigação de síncope em que a arritmia ventricular é suspeitada.[10] As principais diretrizes sobre indicações de cardioversor desfibrilador implantável (CDI) são baseadas em grandes ensaios clínicos randomizados, porém a população idosa é sub-representada nesses estudos, especialmente os com mais de 80 anos. Há várias controvérsias sobre o tema, com resultados inconsistentes. A maioria das diretrizes considera a expectativa de vida de no mínimo um ano como critério de inclusão para o implante. A indicação em pacientes com mais de 80 anos deve levar em conta condição cardiovascular de base, comorbidades não cardiovasculares concomitantes que atenuem o benefício e afetem a expectativa de vida, funcionalidade, fragilidade, além de preferências individuais do paciente e diretivas avançadas dos cuidados. Quase um quarto dos pacientes com CDI recebe choque nas últimas 24 horas de vida, levando a sofrimento desnecessário.[4] Tais aspectos também devem ser levados em consideração quanto à indicação de troca de bateria do gerador e à desativação do dispositivo em fase final de vida, sempre priorizando a decisão compartilhada. Ocorrência de choques e terapias antitaquicardia apropriadas do CDI tiveram relação com aumento da mortalidade e piora significativa da qualidade de vida.[10] Nos pacientes refratários ao tratamento medicamentoso antiarrítmico, especialmente amiodarona, casos selecionados e com funcionalidade preservada podem ter benefício da ablação por cateter.[10]

REFERÊNCIAS

1. United Nations Department of Economic and Social Affairs, Population Division. World population prospects: the 2017 revision, key findings and advance tables. Working Paper n. ESA/P/ WP/248. New York; 2017.

2. Aronow W, Fleg J, Rich M, editors. Tresch and Aronow's cardiovascular disease in the elderly. Boca Raton: CRC Press; 2013.

3. Fleg JL, Kennedy HL. Cardiac arrhythmias in a healthy elderly population: detection by 24-hour ambulatory electrocardiography. Chest. 1982;81:302-7.

4. Curtis AB, Karki R, Hattoum A, Sharma UC. Arrhythmias in patients ≥ 80 years of age: pathophysiology, management, and outcomes. J Am Coll Cardiol. 2018;71:2041-57.

5. Kusumoto FM, Schoenfeld MH, Barrett C, Edgerton JR, Ellenbogen KA, Gold MR, et al. 2018 ACC/AHA/HRS guideline on the evaluation and management of patients with bradycardia and cardiac conduction delay: a report of the American College of Cardiology/American Heart Association Task Force on Clinical Practice Guidelines, and the Heart Rhythm Society. J Am Coll Cardiol. 2019;74(7):932-87.

6. Kwok CS, Rashid M, Beynon R, Barker D, Patwala A, Morley-Davies A, et al. Prolonged PR interval, first-degree heart block and adverse cardiovascular outcomes: a systematic review and meta-analysis. Heart. 2016;102:672-80.

7. Mithilesh KD, Zipes DP. Electrocardiography of arrhythmias: a comprehensive review. Philadelphia: Elsevier Saunders; 2012.

8. Armaganijan LV, Toff WD, Nielsen JC, Andersen HR, Connolly SJ, Ellenbogen KA, et al. Are elderly patients at increased risk of complications following pacemaker implantation?A meta-analysis of randomized trials. Pacing Clin Electrophysiol. 2012;35(2):131-4.

9. Binici Z, Intzilakis T, Nielsen OW, Køber L, Sajadieh A. Excessive supraventricular ectopic activity and increased risk of atrial fibrillation and stroke. Circulation. 2010;121:1904-11. doi: 10.1161/CIRCULATIONAHA.109.874982.

10. Arnar DO, Mairesse GH, Boriani G, Calkins H, Chin A, Coats A, et al. Management of asymptomatic arrhythmias: a European Heart Rhythm Association (EHRA) consensus document, endorsed by the Heart Failure Association (HFA), Heart Rhythm Society (HRS), Asia Pacific Heart Rhythm Society (APHRS), Cardiac Arrhythmia Society of Southern Africa (CASSA), and Latin America Heart Rhythm Society (LAHRS). Europace. 2019;euz046. doi: 10.1093/europace/euz046.

11. Dan GA, Martinez-Rubio A, Agewall S, Boriani G, Borggrefe M, Gaita F, et al. Antiarrhythmic drugs–clinical use and clinical decision making: a consensus document from the European Heart Rhythm Association (EHRA) and European Society of Cardiology (ESC) Working Group on Cardiovascular Pharmacology, endorsed by the Heart Rhythm Society (HRS), Asia-Pacific Heart Rhythm Society (APHRS) and International Society of Cardiovascular Pharmacotherapy (ISCP). Europace. 2018 May;20(5):731-2an. doi: 10.1093/europace/eux373.

12. Wolf PA, Benjamin EJ, Belanger AJ. Secular trends in the prevalence of atrial fibrillation: the Framingham Study. Am Heart J. 1996;131:790-5.

13. Dagres N, Chao TF, Fenelon G, Aguinaga L, Benhayon D, Benjamin EJ, et al. European Heart Rhythm Association (EHRA)/Heart Rhythm Society (HRS)/Asia Pacific Heart Rhythm Society (APHRS)/Latin American Heart Rhythm Society (LAHRS) expert consensus on arrhythmias and cognitive function: what is the best practice? Europace. 2018 Sep;20(9):1399-421. doi: 10.1093/europace/euy046.

14. January CT, Wann LS, Calkins H, Chen LY, Cigarroa JE, Cleveland Jr JC, et al. 2019 AHA/ACC/HRS focused update of the 2014 AHA/ACC/HRS guideline for the management of patients with atrial fibrillation: a report of the American College of Cardiology/American Heart Association Task Force on Clinical Practice Guidelines and the Heart Rhythm Society in Collaboration with the Society of Thoracic Surgeons. Circulation. 2019;140:e125-e151.

15. Steffel J, Verhamme P, Potpara TS, Albaladejo P, Antz M, Desteghe L, et al. The 2018 European Heart Rhythm Association Practical Guide on the use of non-vitamin K antagonist oral anticoagulants in patients with atrial fibrillation. Eur Heart J. 2018;39(16):1330-93.

182 Manual de CardioGeriatria do InCor

16. Man-Son-Hing M, Nichol G, Lau A, Laupacis A. Choosing antithrombotic therapy for elderly patients with atrial fibrillation who are at risk for falls. Arch Intern Med. 1999;159(7):677-85.

17. Srinivasan M, Ahmad L, Bhindi R, Allahwala U. Amiodarone in the aged. Aust Prescr. 2019;42(5):158-62.

18. Fleg JL. Epidemiology of ventricular arrhythmias in the elderly. In: Paciaroni E, editor. Proceedings of the 13th National Congress of Cardiology (Aging and Cardiac Arrhythmias) I.N.R.C.A. Ancona: Istituto a Carattere Scientifico; 1991. p. 26-30.

capítulo 9

- André Feitosa Wanderley Cavalcanti
- Alexander Douglas Teixeira Machado ▪ Eduardo Couto Carvalho

Doença Aneurismática da Aorta em Idosos

ASSUNTOS ABORDADOS

1. Aorta e envelhecimento

2. Tamanho da aorta

3. Aneurismas da aorta

4. Aneurismas da aorta torácica

5. Aneurismas da aorta abdominal

6. Investigação dos aneurismas da aorta

7. Tratamento conservador dos aneurismas de aorta

8. Intervenções em aneurismas de aorta no idoso

AORTA E ENVELHECIMENTO

A aorta é a condutora sanguínea por excelência. Ao longo da vida do indivíduo, estima-se que esse vaso conduza cerca de 200 milhões de litros de sangue.[1] Divide-se, tradicionalmente, em duas porções separadas pelo diafragma; a torácica (subdividida em raiz, aorta ascendente, arco aórtico e aorta descendente) e abdominal (subdividida em supra e infrarrenal). Compõe-se por três camadas histológicas: íntima, com o endotélio; média, com fibras elásticas, colágenas e células musculares lisas; adventícia, mais externa, com *vasa vasorum*, tecido linfático e colágeno.

Além de conduzir sangue, barorreceptores presentes no arco são responsáveis por participar do controle pressórico e da frequência cardíaca. Com sua elasticidade e complacência, amortece o volume ejetado de sangue na sístole e contribui para uma menor pressão sistólica. Ainda, a aorta tem uma função de "segunda bomba", pois reconduz ao coração a onda de pulso que transmite à periferia arterial após a sístole, gerando um reforço pressórico diastólico que ajuda no enchimento coronariano.

Com o envelhecimento, mesmo em populações com baixa incidência de aterosclerose, ocorre aumento da espessura intimal em grandes artérias elásticas. Há, ainda, progressiva disfunção endotelial, com redução na produção e responsividade ao óxido nítrico, além de alteração em integridade, forma e características de superfície das células do endotélio. Soma-se a essas alterações a progressiva redução no conteúdo de elastina na camada média da parede arterial, com fraturas das fibras elásticas e posterior calcificação, além do aumento do conteúdo de colágeno. Essas alterações levam a maior rigidez e redução da complacência, culminando em aumento da velocidade de condução e reflexão da onda de pulso, que agora retorna ao final da sístole, e não mais na diástole (encerrando o reforço diastólico), gerando tendência a valores sistólicos maiores e diastólicos menores no idoso, com alargamento da pressão de pulso.[2]

TAMANHO DA AORTA

O diâmetro normal da aorta varia de acordo com idade, superfície corporal, sexo e método de avaliação utilizado. Tipicamente, em uma determinada idade, as aortas de homens são maiores que as de mulheres. Em consequência das alterações do envelhecimento já citadas, o tamanho da aorta progride com o tempo. Sua taxa de crescimento habitual por década de vida é de 0,9 mm em homens e 0,7 mm em mulheres. Em adultos saudáveis, o diâmetro máximo da aorta não costuma ultrapassar os 40 mm e afunila gradativamente a jusante.[1,3,4] Enquanto o ecocardiograma, a tomografia computadorizada com contraste e a ressonância magnética com gadolínio fazem a medida do diâmetro interno da aorta, a tomografia e a ressonância sem uso de meio de contraste geralmente medem o seu diâmetro externo.

ANEURISMAS DA AORTA

Define-se aneurisma como uma dilatação arterial permanente e localizada, pelo menos 50% maior que o diâmetro normal do vaso. Após a aterosclerose, os aneurismas são a segunda doença mais frequente da aorta. Sua histopatologia costuma envolver degeneração medial, caracterizada por perda de fibras elásticas e células musculares lisas e deposição de proteoglicanos. Esse fenômeno ocorre mediado pela ação de citocinas inflamatórias, recrutamento leucocitário e produção de fator transformador de crescimento beta (TGF-ß), que modula a atividade de metaloproteinases de matriz (MMP) 5 e 9, que irão lisar a elastina e degradar a matriz extracelular.

Inicialmente, esses fenômenos ocorrem como resposta adaptativa a estresses na parede vascular; porém, à medida que aumenta o diâmetro do aneurisma, aumenta também a tensão sobre a parede (lei de Laplace), e o vaso perde distensibilidade. Ao se atingir o limite tensional, dissecção e ruptura podem ocorrer.

Fatores de risco

Há dois grandes grupos de fatores de risco para a ocorrência de aneurismas de aorta:

1. Condições associadas à degeneração medial, notadamente doenças genéticas (síndrome de Marfan, síndrome de Loeys-Dietz, a forma vascular da síndrome de Ehlers-Danlos, valva aórtica bicúspide, síndrome familiar de aneurisma e dissecção de aorta torácica), doenças inflamatórias da aorta (arterite de Takayasu, arterite de células gigantes, doença de Behçet).

186 Manual de CardioGeriatria do InCor

2. Condições que aumentam o estresse sobre a parede aórtica (hipertensão arterial, feocromocitoma, uso de cocaína, coarctação de aorta, traumas torácicos, levantamento de peso e tabagismo).

Essas condições, concomitantemente, aumentam o risco de ruptura e dissecção.[1,3]

História natural e risco de ruptura

Aneurismas grandes e ameaçadores à vida normalmente são precedidos por longos períodos de crescimento subclínico. Pela lei de Laplace, quanto maior o raio do vaso, maior a tensão em sua parede.

ANEURISMAS DA AORTA TORÁCICA

Os aneurismas da aorta torácica (AATs) afetam diferentes locais da aorta, principalmente na porção ascendente. O seu tamanho é um fator-chave para decisão terapêutica. Elefteriades[5] encontrou um aumento expressivo e agudo no risco de ruptura de AAT ascendente a partir de 60 mm de diâmetro (31% de risco para ruptura e dissecção) e 70 mm na descendente (43% de risco para ruptura e dissecção). Apesar disso, desfechos negativos podem ocorrer mesmo em diâmetros menores. Em séries do mesmo autor, diâmetros abaixo de 60 mm na aorta ascendente tiveram taxas anuais de ruptura, dissecção ou morte variando de 6-8%.[6] A velocidade de expansão também se correlaciona bem com o risco de complicações, como demonstrado por Yiu e Cheng;[7] aneurismas de arco aórtico que se expandiram a > 5,5 mm/ano tiveram uma probabilidade de 67% de ruptura em comparação com 8,3% dos que se expandiram a < 5,5 mm/ano.

ANEURISMAS DA AORTA ABDOMINAL

O diâmetro máximo normal da aorta abdominal é de 2,0 cm. A dilatação da aorta abdominal, quando atinge um diâmetro 50% maior do que o esperado, ou 3,0 cm nos adultos, é chamada de aneurisma. Aneurismas da aorta abdominal (AAAs) são encontrados incidentalmente com frequência, sobretudo na população idosa, sendo responsáveis por 90% a 95% de todos os casos de aneurisma de aorta. Estima-se que a prevalência de AAA

Capítulo 9 — Doença Aneurismática da Aorta em Idosos **187**

seja de 2% na população com 60 anos de idade e em torno de 5% após os 70 anos, sendo duas a três vezes mais comum no sexo masculino.[8]

A etiologia principal é degenerativa. Idade, gênero masculino, tabagismo, hipertensão arterial e presença de doença aterosclerótica estão todos associados à presença de AAA. A história familiar é um poderoso preditor de AAA: o risco aumenta exponencialmente com o número de irmãos afetados.[1]

O risco de ruptura do AAA está associado a seu diâmetro, de acordo com a Tabela 9.1.[9]

► Tabela 9.1 Risco de ruptura associado ao diâmetro do aneurisma.

Diâmetro do aneurisma (mm)	Risco de ruptura em 12 meses (%)
30-39	0
40-49	1
50-59	1-11
60-69	10-22
70 ou maior	30-33

Diâmetro do aneurisma maior que 6 cm no momento do diagnóstico é um fator de risco significante e independente para ruptura. Sexo feminino, tabagismo, hipertensão arterial, taxa rápida de crescimento, pico de estresse parietal, aumento rápido de trombo intraluminal, aumento da rigidez da parede e pacientes transplantados são outros fatores preditores de ruptura aneurismática.[9]

INVESTIGAÇÃO DOS ANEURISMAS DA AORTA

A maioria dos aneurismas da aorta é silenciosa antes das suas complicações. Habitualmente, eles acabam sendo diagnosticados durante *screenings* ou como "incidentalomas" em exames de imagem realizados por outro motivo. Ainda assim, como em qualquer outra afecção, a avaliação inicia-se por história clínica, antecedentes pessoais, familiares e exame físico.

188 Manual de CardioGeriatria do InCor

Sintomas que podem estar relacionados a diferentes doenças da aorta:

- Dor no peito aguda ou profunda, dolorosa ou latejante, e dor abdominal que pode irradiar para dorso, nádegas, virilha ou pernas são sugestivas de síndromes aórticas agudas e mais bem descritas como "sensação de ruptura/rasgão";

- Tosse, dispneia, rouquidão ou disfagia podem associar-se a grandes AATs;

- Dor ou desconforto abdominal, constante ou intermitente, sensação de pulsação no abdômen ou de plenitude após mínima ingestão de alimentos podem corresponder a grandes AAAs;

- Quadros neurológicos vasculares, como acidentes vasculares cerebrais (AVCs), ataques isquêmicos cerebrais transitórios (AITs) ou claudicação intermitente de membros inferiores, podem ser secundários a aterosclerose aórtica.

Em relação aos exames de imagem, a escolha deve levar em consideração custo, riscos relacionados com a exposição à radiação ou ao contraste (especialmente na necessidade de repetições para comparação) e experiência do serviço. Os diâmetros devem ser medidos em marcos anatômicos pré-especificados, perpendiculares ao eixo longitudinal. Caso sejam feitos exames seriados, preferencialmente deve ser utilizado o mesmo método com medidas realizadas de maneira similar, para comparação. Em caso de diagnóstico de aneurisma em qualquer porção, toda a aorta deve ser investigada no momento basal e durante o seguimento. Caso aneurisma abdominal seja visualizado, investigação para doença arterial periférica e aneurismas periféricos deve ser realizada.

O valor de exames de *screening* está bem estabelecido nos pacientes com síndrome de Marfan, mas não nas outras condições que envolvem maior risco para aneurisma de aorta. Em parentes de primeiro grau de pacientes com valva aórtica bicúspide, o *screening* pode ser considerado. Nos anos de 1990, rastreio com ultrassom em populações de alto risco (homens, idade > 65 anos, tabagistas, história familiar de AAA) mostrou redução de até 45% em dez anos na mortalidade relacionada ao aneurisma.[10] O número de mulheres incluídas nesse estudo foi muito pequeno, e, em análise do subgrupo, o benefício foi questionável. Acreditamos que, em idosos, tais práticas devem ser individualizadas considerando-se não só o risco do

Capítulo 9 Doença Aneurismática da Aorta em Idosos **189**

paciente, mas se o seu perfil seria beneficiado por intervenções associadas ao diagnóstico.

TRATAMENTO CONSERVADOR DOS ANEURISMAS DE AORTA[1,3]

O tratamento conservador tem por objetivo reduzir o estresse tensional sobre a parede da aorta. É fundamental o controle dos fatores de risco, bem como o tratamento de comorbidades, visando reduzir não só a taxa de expansão do aneurisma, mas o risco de complicações cardiovasculares, pois o risco de desfechos negativos cardiovasculares não relacionados ao aneurisma nesses pacientes é 15 vezes maior que o risco de ruptura e dissecção.

Objetiva-se manter a pressão arterial inferior a 140 x 90 mmHg utilizando-se de mudança de estilo de vida (MEV) primariamente. Estímulo a uma adequação dietética, realização de atividade física leve a moderada (atividade física extenuante, como esportes competitivos e exercícios isométricos intensos, está contraindicada), cessação do uso de estimulantes e do tabagismo são essenciais.

Caso haja necessidade, deve-se lançar mão de anti-hipertensivos, sem haver classe específica com evidências robustas de benefício sobre as outras. Apesar do habitual uso dos betabloqueadores nesse cenário, o tratamento medicamentoso específico só está bem estabelecido na síndrome de Marfan (betabloqueadores e bloqueador do receptor de angiotensina/ inibidor da enzima de conversão de angiotensina [BRA/IECA]). Alguns estudos retrospectivos favorecem o uso de estatinas, estando possivelmente associadas à redução de desfechos negativos, mas, pela evidência pouco robusta, consideramos que sua indicação fica restrita a casos em que os níveis de lípides não conseguem ser otimizados com MEV.

INTERVENÇÕES EM ANEURISMAS DE AORTA NO IDOSO

As indicações de tratamentos intervencionistas baseadas em diâmetros da aorta (incluindo-se, aqui, tratamento cirúrgico convencional e percutâneo) não diferem no idoso em relação às tradicionais. Nesse perfil de paciente,

190 Manual de CardioGeriatria do InCor

porém, faz-se necessário individualizar ao máximo a aplicação das indicações de diretrizes e estudos. Um grande número de doentes com doenças aórticas apresenta comorbidades tais como doença coronária, doença renal crônica, diabetes *mellitus*, dislipidemia, hipertensão etc., portanto o tratamento e as estratégias de prevenção têm de ser semelhantes aos indicados para as doenças acima mencionadas.[1]

As recomendações atuais, com níveis de evidência, da European Society of Cardiology (ESC) para rastreio e manejo dos aneurismas da aorta estão sumarizadas nas Tabelas 9.2 a 9.5.

▶ **Tabela 9.2** Tratamento dos AATs.[1]

Recomendações para intervenção no AAT	Classe[a]	Nível[b]
Intervenções na aorta ascendente		
É indicada a cirurgia em doentes com aneurisma da raiz da aorta, com um diâmetro aórtico máximo[c] ≥ 50 mm e síndrome de Marfan.	I	C
Deve ser considerada a cirurgia em doentes com aneurisma da raiz da aorta e com diâmetro máximo da aorta ascendente: ≥ 45 mm em doentes com síndrome de Marfan e fatores de risco;[d] ≥ 50 mm em doentes com válvula bicúspide e fatores de risco;[e,f] ≥ 55 mm nos outros doentes sem elastopatia.[g]	IIa	C
Podem ser considerados limiares mais baixos para a intervenção de acordo com a superfície corporal em doentes de pequena estatura ou no caso de progressão rápida, regurgitação valvular aórtica, gravidez planeada e preferência do doente.	IIb	C
Intervenções nos aneurismas da crossa da aorta		
Deve ser considerada a cirurgia em doentes que têm aneurisma isolado da crossa da aorta com diâmetro máximo ≥ 55 mm.	IIa	C
Pode ser considerada a reparação da crossa da aorta em doentes com aneurisma da crossa da aorta que já têm indicação para cirurgia de aneurisma adjacente localizado na aorta ascendente ou descendente.	IIb	C

Capítulo 9 — Doença Aneurismática da Aorta em Idosos

▶ **Tabela 9.2** Tratamento dos AATs.[1] (*continuação*)

Recomendações para intervenção no AAT	Classe[a]	Nível[b]
Intervenções nos aneurismas da aorta descendente		
Deve ser considerada a REVAT em vez da cirurgia quando a anatomia é adequada.	IIa	C
Deve ser considerada a REVAT em doentes com aneurisma da aorta descendente com um diâmetro máximo ≥ 55 mm.	IIa	C
Quando a REVAT não é tecnicamente possível, deve ser considerada a cirurgia em doentes que têm aneurisma da aorta descendente com um diâmetro máximo ≥ 60 mm.	IIb	B
Quando a intervenção é indicada, no caso da síndrome de Marfan ou de outras elastopatias, deve ser indicada a cirurgia em detrimento da REVAT.	IIa	C

AAT: aneurisma da aorta torácica; REVAT: reparação endovascular da aorta torácica.

[a] Classe de recomendação; [b] nível de evidência; [c] a decisão deve levar também em consideração a forma das diferentes zonas da aorta (limiares inferiores podem ser utilizados para cirurgia combinada da aorta ascendente em doentes com indicação para cirurgia da válvula aórtica); [d] antecedentes familiares de dissecção aórtica e/ou aumento da dimensão da aorta > 3 mm/ano (em medições repetidas utilizando a mesma técnica de imagem, no mesmo nível da aorta, comparando lado a lado e confirmadas por outra técnica), regurgitação aórtica ou mitral grave; [e] coarctação da aorta, hipertensão sistêmica, antecedentes familiares de dissecção ou aumento do diâmetro aórtico > 3 mm/ano (em medições repetidas utilizando a mesma técnica de imagem, no mesmo nível da aorta, comparando lado a lado e confirmadas por outra técnica); [f] dependente de comorbidades nos idosos; [g] nos doentes com síndrome de Loeys-Dietz (SLD) ou síndrome de Ehlers-Danlos (SED) vascular, devem ser considerados limiares mais baixos, possivelmente ainda mais baixos do que na síndrome de Marfan. Não existem dados que suportem um número para decisão, e uma abordagem sensata caso a caso deve ser considerada.

▶ **Tabela 9.3** Rastreio dos AAAs.[1]

Recomendações para rastreio do AAA	Classe[a]	Nível[b]
Rastreio do AAA na população com ultrassonografia		
Recomenda-se em todos os homens com > 65 anos.	I	A
Pode ser considerada em mulheres > 65 anos com antecedentes de tabagismo.	IIb	C

192 Manual de CardioGeriatria do InCor

▶ **Tabela 9.3** Rastreio dos AAAs.[1] (*continuação*)

Recomendações para rastreio do AAA	Classe[a]	Nível[b]
Rastreio do AAA na população com ultrassonografia		
Não se recomenda em mulheres não fumantes sem histórico familiar.	III	C
Deve ser considerado o rastreamento com ultrassonografia, orientado para AAA, nos familiares de primeiro grau de um doente com AAA.	IIa	B
Rastreio de AAA durante a ETT		
Deve ser considerado em todos os homens > 65 anos.	IIa	B
Pode ser considerado em todas as mulheres > 65 anos fumantes ou com antecedentes de tabagismo.	IIb	C

AAA: aneurisma da aorta abdominal; ETT: ecocardiografia transtorácica.

[a] Classe de recomendação; [b] nível de evidência.

▶ **Tabela 9.4** Tratamento do AAA em doentes assintomáticos.

Recomendações para o tratamento de doentes assintomáticos com AAA	Classe[a]	Nível[b]
Em doentes com diâmetro da aorta abdominal entre 25-29 mm, deve ser considerada nova ecografia quatro anos mais tarde.	IIa	B
Em doentes com AAA com um diâmetro máximo < 55 mm e crescimento lento (> 10 mm/ano),[c] a vigilância é segura e está recomendada.	I	A
Em doentes com AAAs pequenos (30-55 mm), devem ser considerados os intervalos de tempo seguintes para a repetição de exames de imagem: cada três anos no caso de AAA com diâmetro entre 30-39mm; cada dois anos no caso de AAA com diâmetro entre 40-44mm; todos os anos no caso de AAA com diâmetro > 45 mm.[d]	IIa	B

Doença Aneurismática da Aorta em Idosos

▶ **Tabela 9.4** Tratamento do AAA em doentes assintomáticos.

Recomendações para o tratamento de doentes assintomáticos com AAA	Classe[a]	Nível[b]
Recomenda-se a cessação tabágica para diminuir o crescimento do AAA.	I	B
Para reduzir complicações aórticas em doentes com AAAs pequenos, pode ser considerada a terapêutica com estatinas e IECA.	IIb	B
A reparação do AAA está indicada se: o diâmetro do AAA exceder 55 mm;[e] o crescimento do aneurisma exceder 10 mm/ano.	I	B
Se um aneurisma extenso for anatomicamente adequado para REVA, tanto a reparação aórtica aberta como a endovascular podem ser recomendadas em doentes com risco cirúrgico aceitável.	I	A
Se um aneurisma extenso for anatomicamente inadequado para REVA, recomenda-se a reparação aórtica aberta.	I	C
Em doentes com AAA assintomático que não reúnem as condições para reparação aberta, pode ser considerada a REVA em associação com a melhor terapêutica médica.[f]	IIb	B

AAA: aneurisma da aorta abdominal; REVA: reparação endovascular aórtica; IECA: inibidor da enzima de conversão da angiotensina.

[a] Classe de recomendação; [b] nível de evidência; [c] com risco < 1% de ruptura entre duas avaliações por imagem do AAA; [d] esse intervalo pode ser encurtado nas mulheres ou em caso de crescimento rápido entre avaliações anteriores; [e] decisão individual da correção cirúrgica do aneurisma deve ser também influenciada pelo gênero do doente (para uma dada dimensão, o AAA nas mulheres tem até quatro vezes maior probabilidade de ruptura sob vigilância, pelo que a reparação da aorta pode ser discutida com um limiar inferior de provavelmente 50 mm), e a esperança de vida do doente deve também ser considerada antes da decisão da intervenção; [f] uma vez que se consegue melhorar apenas a mortalidade diretamente relacionada com o aneurisma, mas não a mortalidade por todas as causas, deve-se ter em consideração a escolha informada do doente.

Manual de CardioGeriatria do InCor

▶ **Tabela 9.5** Tratamento do AAA sintomático.[1]

Recomendações para o tratamento de doentes com AAA sintomático	Classea	Nívelb
Nos doentes com suspeita de ruptura de AAA, recomendam-se ecografia abdominal ou TC imediatas.	I	C
No caso de AAA com ruptura, está indicada a reparação de emergência.	I	C
No caso de AAA sintomático, mas sem ruptura, está indicada a reparação urgente.	I	C
No caso de AAA sintomático e anatomicamente adequado para REVA, recomenda-se a reparação aórtica aberta ou endovascular.c	I	A

AAA: aneurisma da aorta abdominal; REVA: reparação endovascular aórtica; TC: tomografia computadorizada.

a Classe de recomendação; b nível de evidência; c dependente da experiência da equipe de intervenção e do nível de risco do doente.

Há um ponto de corte de idade para barrar a indicação de intervenções cirúrgicas?

Uma coorte retrospectiva[11] que avaliou reparo cirúrgico aberto de aorta torácica exclusivamente por aneurisma entre pessoas com menos de 75 anos (grupo de controle), idosos entre 75-79 anos (grupo 75) e idosos a partir de 80 anos (grupo 80) mostrou taxas de mortalidade e complicações bem maiores no grupo 80, com significância estatística; porém, em análise multivariada, a idade isoladamente não foi considerada fator determinante de maior mortalidade pós-operatória.

No Japão, país em que idosos apresentam alta expectativa de vida e participação ativa na vida social, alguns estudos ajudam a pôr luz nessa questão. Kawachi *et al.*[12] selecionaram idosos com AATs e indicação cirúrgica, com boa capacidade física e social e anatomia favorável, apresentando resultados de sobrevida superiores no grupo submetido a cirurgia eletivamente, comparado ao grupo medicamentoso e com cirurgia de urgência.

Hata *et al.*[13] trataram 24 octogenários com aneurisma de aorta em arco distal, situação com alto risco de isquemia cerebral, com as técnicas tradicionais, empregando uma técnica de rápida execução, com passagem de um *stent* em direção à aorta descendente após incisão entre a carótida comum esquerda e a artéria subclávia esquerda, com rápida reperfusão cerebral e reaquecimento; não houve nenhuma morte intra-hospitalar, com sobrevida em cinco anos de 21 pacientes (82,4%), estando 19 deles com mais de 20 pontos no Miniexame de Estado Mental (escore médio de 24,4±5,3).

A avaliação de fragilidade encontra lugar especial para ajudar nessas decisões. Coorte retrospectiva realizada na Universidade de Duke[14] para avaliar desfechos de morbimortalidade após reparo aberto de aneurisma de aorta torácica mostrou piora significativa tanto em mortalidade (30 dias e um ano) quanto em alta para "local outro que não a casa" nos pacientes considerados frágeis. Para tal avaliação, utilizou-se um escore composto por idade > 70 anos, índice de massa corporal < 18,5 kg/m^2, anemia, história de AVC, hipoalbuminemia e volume total de pessoas no quartil inferior da população (1 ponto para cada item; fragilidade definida como escore ≥ 2).

Tais achados nos permitem concluir que, cada vez mais, a idade cronológica não é o único fator determinante na conduta desses pacientes. Deve haver individualização baseada no quadro clínico geral do paciente e em seus valores, bem como nas condições e nos resultados da instituição, na equipe de profissionais e no procedimento proposto para o tratamento a ser realizado.

REFERÊNCIAS

1. Erbel R, Aboyans V, Boileau C, Bossone E, Di Bartolomeo R, Eggebrecht H, et al. 2014 ESC guidelines on the diagnosis and treatment of aortic diseases. The Task Force for the Diagnosis and Treatment of Aortic Diseases of the European Society of Cardiology (ESC). Eur Heart J. 2014;35(41):2873-926. doi: 10.1093/eurheartj/ehu281.

2. Aronow WS, Fleg JL, Rich MW. Tresch and Aronow's cardiovascular disease in the elderly. CRC/Taylor & Francis Group; 2019.

3. Goldfinger JZ, Halperin JL, Marin ML, Stewart AS, Eagle KA, Fuster V. Thoracic aortic aneurysm and dissection. J Am Coll Cardiol. 2014;64(16):1725-39.

4. Vriz O, Driussi V, Bettio M, Ferrara F, D'andrea A, Bossone E. Aortic root dimensions and stiffness in healthy subjects. Am J Cardiol. 2013;112(8):1224-9.

5. Elefteriades JA. Natural history of thoracic aortic aneurysms: indications for surgery, and surgical versus nonsurgical risks. Ann Thorac Surg. 2002;74(5):S1877-80.

6. Elefteriades JA, Farkas EA. Thoracic aortic aneurysm. J Am Coll Cardiol. 2010;55(9):841-57.

7. Yiu RS, Cheng SWK. Natural history and risk factors for rupture of thoracic aortic arch aneurysms. J Vasc Surg. 2016;63(5):1189-94. doi:10.1016/j.jvs.2015.12.043.

8. Albuquerque LC, Palma JH, Braile D, Gomes W, Guimarães JI. Diretrizes para a cirurgia das doenças de aorta. Arq Bras Cardiol. 2004;82(Supl 5):35-50.

9. Miranda Jr F, Presti C, von Ristow A, Estensoro AE. Aneurismas da aorta abdominal: diagnóstico e tratamento [Internet]. Sociedade Brasileira de Angiologia e de Cirurgia Vascular; 2019 [Projeto Diretrizes SBACV]. [acesso em 10 jul 2020]. Disponível em: https://www.sbacv.org.br/lib/media/pdf/diretrizes/aneurismas-da-aorta--abdominal.pdf.

10. Takagi H, Goto SN, Matsui M, Manabe H, Umemoto R. A further meta-analysis of population-based screening for abdominal aortic aneurysm. J Vasc Surg. 2010;52(4):1103-8.

11. Peterss S, Mansour AM, Zafar MA, Thombre K, Rizzo JA, Ziganshin BA, et al. Elective surgery for ascending aortic aneurysm in the elderly: should there be an age cut-off? Eur J Cardiothorac Surg. 2017;51(5):965-70.

12. Kawachi Y, Nakashima A, Kosuga T, Tomoeda H, Toshima Y, Nishimura Y. Comparative study of the natural history and operative outcome in patients 75 years and older with thoracic aortic aneurysm. Circulation. 2003;67(7):592-6.

13. Hata M, Orime Y, Wakui S, Nakamura T, Hinoura R, Harada A, et al. Efficacy of a newly modified technique for distal limited open stenting in octogenarians with aortic arch aneurysm. J Thorac Cardiovasc Surg. 2017;153(3):530-5.

14. Ganapathi AM, Englum BR, Hanna JM, Schechter MA, Gaca JG, Hurwitz LM, et al. Frailty and risk in proximal aortic surgery. J Thorac Cardiovasc Surg. 2014;147(1):186-91.e1. doi:10.1016/j.jtcvs.2013.09.011.

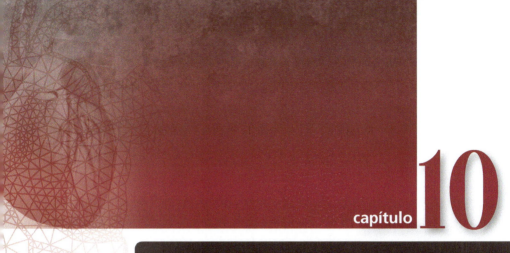

capítulo 10

Caio de Assis Moura Tavares

Riscos e Benefícios da Terapêutica Convencional

ASSUNTOS ABORDADOS

1. Introdução
2. Idoso comunidade *versus* idoso do estudo randomizado controlado
3. Exclusão sistemática dos idosos dos estudos randomizados controlados
4. O risco aumentado de efeito adverso no tratamento no Idoso exclui benefício da terapêutica convencional?
5. Prescrição centrada em doença
6. Dados de "vida real" – Extrapolação dos achados na prática diária
7. Pontos-chave

INTRODUÇÃO

O envelhecimento é um fenômeno mundial. Dados do Instituto Brasileiro de Geografia e Estatística (IBGE) estimaram que, em 2018, aproximadamente 10,5% da nossa população tinha 65 anos ou mais. Com essa mudança da pirâmide etária, muda-se também a nossa percepção do idoso. Aliado a esse fato, o aumento do arsenal terapêutico para patologias que acometem desproporcionalmente os idosos (estenose aórtica, fibrilação atrial, insuficiência cardíaca de fração de ejeção preservada) gera diariamente, nos médicos que cuidam desses pacientes, questionamentos sobre utilidade, futilidade, benefícios e riscos do tratamento do indivíduo idoso. Ainda, em ação sinérgica com esse questionamento, tem-se o fato de que a maioria dos estudos clínicos realizados apresenta foco em desfechos "duros" (morte, sangramento, infarto agudo do miocárdio), enquanto o paciente idoso com patologia cardiovascular usualmente se interessa não por **tempo** de vida, mas por **qualidade** de vida (preservar funcionalidade, tempo sem hospitalização etc.) (Tabela 10.1).

Tabela 10.1 Comparação entre desfechos usualmente utilizados em estudos clínicos randomizados versus desfechos que são mais relevantes para os pacientes.

Estudos clínicos randomizados	Preferência dos pacientes
Morte	Capacidade física e cognitiva
Acidente vascular encefálico	Qualidade de vida
Infarto agudo do miocárdio	Independência funcional
Revascularização	Tempo livre do sistema de saúde

A CardioGeriatria não consiste apenas no cuidado do idoso com doença cardiovascular. A essência dessa subespecialidade está na tomada de decisão – centrada no paciente, compartilhada sempre com paciente e família, reconhecendo a melhor evidência científica (ou ausência de) para tal; uma tomada de decisão que se faz após a junção de todas as informações possíveis sobre o paciente, principalmente aquelas que o tornam único sob uma visão geriátrica e ampla.

O objetivo deste capítulo é fornecer uma visão crítica sobre a extrapolação de evidências científicas da prática clínica cotidiana, pontuando limitações e aspectos únicos do idoso e fornecendo uma estrutura que permita ao clínico ponderar de maneira racional sobre a evidência de artigos científicos para essa população.

IDOSO DA COMUNIDADE *VERSUS* IDOSO DE ESTUDO RANDOMIZADO CONTROLADO

O idoso que é randomizado e incluído em estudos randomizados controlados apresenta diversas características distintas das do idoso da comunidade (Tabela 10.2). Em levantamento feito por Alexander *et al.*,[1] com foco em estudos da síndrome coronariana aguda (SCA), evidenciou-se que esse subgrupo, altamente selecionado:

- é mais jovem (apenas 2% ≥ 85 anos *versus* 11% de idosos da comunidade);
- apresenta menor número de comorbidades (sobretudo insuficiência renal, insuficiência cardíaca e acidente vascular encefálico prévio);
- é clinicamente distinto: até mesmo os sinais vitais são diferentes na apresentação clínica (frequência cardíaca e pressão arterial, preditores independentes de morte, mais próximos da faixa de normalidade).

▶ **Tabela 10.2** Comparação entre as características do idoso usualmente incluído nos estudos clínicos versus o idoso da comunidade.

Características	Idoso dos estudos clínicos randomizados	Idoso da comunidade
Multimorbidade	Rara	Frequente
Idade > 75 anos	Raramente incluídos	Frequente
Polifarmácia	Exclusão sistemática	Frequente

200 Manual de CardioGeriatria do InCor

▶ Tabela 10.2 Comparação entre as características do idoso usualmente incluído nos estudos clínicos versus o idoso da comunidade. (*continuação*)

Características	Idoso dos estudos clínicos randomizados	Idoso da comunidade
Déficit visual/auditivo	Raro	Frequente
Alteração cognitiva	Rara	Frequente

EXCLUSÃO SISTEMÁTICA DE IDOSOS DOS ESTUDOS RANDOMIZADOS CONTROLADOS

O paciente idoso com doença cardiovascular é sistematicamente excluído dos estudos clínicos randomizados, seja pela idade isoladamente, seja por comorbidades. Uma análise dos estudos incluídos na base de dados *clinicaltrials.gov* evidenciou que 53% dos estudos de medicamentos para doença arterial coronária não incluíram pacientes com base num corte de idade (usualmente 80 ou 75 anos), não refletindo devidamente a prevalência da doença em associação com a idade.[2] E isso ocorre para diversas doenças nessa faixa etária.

Quase metade dos idosos tem três ou mais comorbidades, e esse também é um fator relacionado com a exclusão desses pacientes, aliado aos déficits auditivos e/ou visuais e ao concomitante uso de maior número de medicamentos. Implica-se que, para devidamente incluir essa população nesses estudos clínicos, dever-se-ia triar um número muito maior de pacientes ou flexibilizar os critérios de inclusão/exclusão. O desenho desse tipo de estudo, no entanto, é pragmático e objetiva rapidamente incluir e randomizar a amostra esperada para o estudo, excluindo pacientes com alto risco de efeitos adversos do tratamento, a fim de homogeneizar a amostra populacional e evidenciar com clareza a eficácia do tratamento em teste comparado ao controle (ou placebo). O resultado é conhecido: pouca validação externa dos achados de estudos clínicos para um idoso tipicamente frágil, com alteração cognitiva, multimorbidade e sarcopenia.

É extremamente relevante que todos os envolvidos – comunidade, profissionais de saúde, trialistas, universidades, indústria farmacêutica, rede suplementar de saúde, organizações governamentais – estejam engajados para que os estudos sejam mais inclusivos dessa população, reduzindo a lacuna de conhecimento e estimulando a prática de **medicina devidamente baseada em evidências.**[3]

O RISCO AUMENTADO DE EFEITO ADVERSO NO TRATAMENTO DO IDOSO EXCLUI O BENEFÍCIO DA TERAPÊUTICA CONVENCIONAL?

É fundamental destacar que o idoso sempre será um indivíduo de alto risco para complicações/efeitos adversos da terapêutica convencional (medicamento, procedimento intervencionista, implante de dispositivo, entre outros), pois: (1) as alterações de composição corporal, metabolismo e de farmacocinética/farmacodinâmica podem, com o envelhecimento, aumentar a concentração/ação do medicamento e tornar o idoso vulnerável a complicações de procedimentos invasivos; (2) a polifarmácia aumenta o risco de interação medicamento-medicamento e coloca o idoso sob risco de reações adversas; (3) o idoso com multimorbidade está mais suscetível ao risco de que um tratamento para certa doença exacerbe ou cause outra doença. No entanto, o aumento de efeito adverso deve ser entendido em contexto clínico apropriado.

Um exemplo clássico: idosos tratados com antiplaquetários apresentam maior taxa de sangramento do que indivíduos mais jovens, mesmo após ajustes para fatores confundidores. Isso, no entanto, não exclui ou anula o benefício desse tipo de medicamento, pois, no idoso, assim como o risco de sangramento aumenta, aumenta-se também o risco de evento isquêmico, de tal maneira que o benefício líquido (% de pacientes que se beneficiam do tratamento – % de pacientes que sofrem efeito adverso do tratamento) se mantém positivo, e, algumas vezes, esse benefício é até maior do que em indivíduos jovens: há um aumento desproporcional entre risco da **doença em si** e risco do efeito adverso do tratamento. Não se deve, portanto, privar o indivíduo idoso apenas pelo fato de o risco de efeito adverso ser aumentado, e é preciso aliar a ponderação sobre o risco da **doença em si** e a capacidade do tratamento específico em reduzir esse risco.

Retomando o exemplo do idoso com SCA: o tratamento usual associa--se a aumento da taxa de efeitos adversos (especialmente sangramento de trato gastrointestinal e intracraniano) relacionados a fatores intrínsecos do paciente (idade, disfunção renal, fragilidade, comorbidades)/risco não tratável. O risco isquêmico agudo (relacionado a alterações eletrocardiográficas, tipo e extensão das lesões coronarianas e área miocárdica sob risco) constitui um risco tratável pela terapêutica convencional/agressiva. O desfecho depende da complexa interação entre esses dois riscos, e, em muitos casos, o tratamento agressivo (dupla antiagregação plaquetária, anticoagulação, estratificação invasiva etc.) será associado a melhores desfechos, apesar de aumento do risco de dano iatrogênico (risco intrínseco/não tratável) (Figura 10.1). Essa situação pode ser replicada em diversos cenários de tratamento de doenças cardiovasculares do idoso (anticoagulação em fibrilação atrial, alvo de pressão arterial, entre outros). Obviamente, a decisão sobre iniciar ou não tratamento deve ser tomada individualmente, de acordo com julgamento clínico e pesando-se risco isquêmico *versus* risco de evento adverso do tratamento.

PRESCRIÇÃO CENTRADA NA DOENÇA

Diretrizes médicas são baseadas em doenças (diretrizes para tratamento de hipertensão arterial, insuficiência cardíaca, SCA etc.), e o idoso que é atendido em ambulatórios raramente tem apenas uma doença crônica; pelo contrário, com frequência apresenta multimorbidade. Se analisássemos esse indivíduo isoladamente, por cada doença crônica, e prescrevêssemos as medicações recomendadas por cada uma dessas diretrizes, chegaríamos a uma situação paradoxal: somadas, as recomendações de cada uma dessas diretrizes levariam à prescrição de uma série de medicamentos com interações potencialmente perigosas e inapropriadas.[4]

Conclui-se, desse modo, a importância de uma avaliação geriátrica ampla e da caracterização do indivíduo com multimorbidade (e não comorbidade): o foco está no paciente, e não na doença; atribui-se a todas as doenças a mesma relevância, e o resultado dessas doenças crônicas não se limita à soma de cada uma dessas condições, mas envolve uma entidade clínica distinta e dependente da complexa interação dessas condições clínicas para aquele paciente.

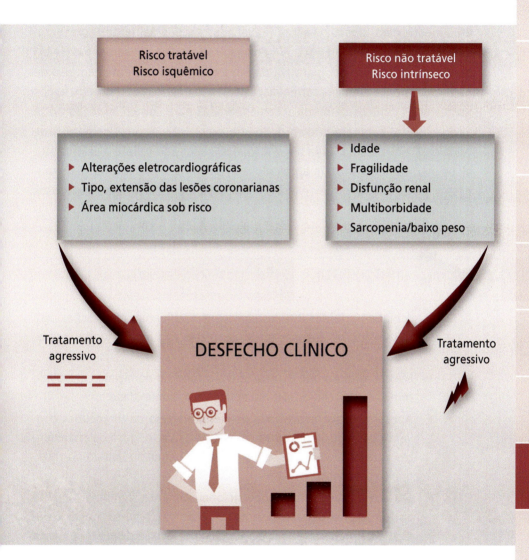

FIGURA 10.1 Ilustração teórica de como um paciente idoso com SCA pode beneficiar-se de tratamento agressivo, a despeito do aumento do risco de efeito adverso (risco intrínseco ou iatrogênico, não tratável), por meio da redução do risco isquêmico (risco tratável) e gerando ganho de benefício líquido.
Adaptada de Savonitto et al.; 2014.[5]

DADOS DE "VIDA REAL": EXTRAPOLAÇÃO DOS ACHADOS NA PRÁTICA DIÁRIA

Apesar de todas as limitações expostas, muitas das medicações prescritas atualmente para idosos não foram avaliadas ou devidamente representadas nessa população. Em 2011, a Agência Europeia de Medicamentos (EMA) realizou uma análise comparativa da faixa etária dos pacientes em uso de medicações para doenças cardiovasculares: a idade dos pacientes incluídos nos estudos clínicos de medicações aprovadas para comercialização entre 2009-2012 foi comparada com dados de prescrição de medicamentos de "vida real" em 2011, na Itália (Figura 10.2). O resultado reflete a prática atual: os medicamentos foram aprovados em pacientes mais jovens, mais saudáveis; porém, a maior parte das prescrições é para pacientes mais idosos e frágeis.

▶ PONTOS-CHAVES

- ▶ A maior parte dos estudos clínicos que validaram medicações para tratamento de doenças cardiovasculares não incluiu idosos, sobretudo aqueles com mais de 75-80 anos.
- ▶ Mesmo o idoso que é incluído em estudo randomizado controlado tem um perfil clínico distinto do idoso da comunidade.
- ▶ Apesar do risco aumentado de efeito adverso da terapêutica convencional, não se deve rotineiramente privar o idoso de tratamentos agressivos. Sempre se deve pesar o benefício líquido do tratamento proposto.
- ▶ O risco da terapêutica convencional aumenta significativamente ao tomar uma decisão centrada na doença. Deve-se avaliar o paciente de maneira global, e a tomada de decisão deve ser centrada no paciente.
- ▶ Profissionais de saúde, comunidade leiga, universidades, organizações governamentais e indústria farmacêutica devem engajar-se para aumentar a representatividade dos idosos nos estudos clínicos, com a proposta de melhorar o cuidado e fornecer qualidade de vida a essa população.

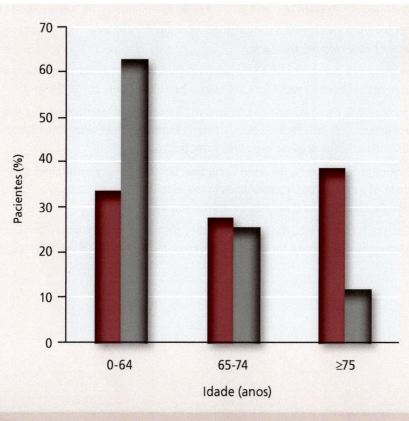

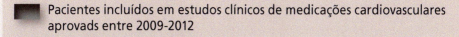

FIGURA 10.2 Percentual de pacientes tratados em estudos clínicos versus dados de "vida real" de acordo com a faixa etária.
Adaptada de Cerreta et al.; 2012.[6]

REFERÊNCIAS

1. Alexander KP, Newby LK, Cannon CP, Armstrong PW, Gibler WB, Rich MW, et al. Acute coronary care in the elderly, part I: non-ST-segment-elevation acute coronary syndromes: a scientific statement for healthcare professionals from the American Heart Association Council on Clinical Cardiology: in collaboration with the Society of Geriatric Cardiology. Circulation. 2007;115(19):2549-69.

206 Manual de CardioGeriatria do InCor

2. Bourgeois FT, Orenstein L, Ballakur S, Mandl KD, Ioannidis JPA. Exclusion of elderly people from randomized clinical trials of drugs for ischemic heart disease. J Am Geriatr Soc. 2017;65(11):2354-61.

3. Skolnick AH, Alexander KP. Older adults in clinical research and drug development: closing the geriatric gap. Circ Cardiovasc Qual Outcomes. 2015;8(6):631-3.

4. Dumbreck S, Flynn A, Nairn M, Wilson M, Treweek S, Mercer SW, et al. Drug-disease and drug-drug interactions: systematic examination of recommendations in 12 UK national clinical guidelines. BMJ. 2015;350:h949.

5. Savonitto S, Morici N, De Servi S. Update: acute coronary syndromes (VI): treatment of acute coronary syndromes in the elderly and in patients with comorbidities. Rev Esp Cardiol (Engl Ed). 2014;67(7):564-73.

6. Cerreta F, Eichler HG, Rasi G. Drug policy for an aging population: the European Medicines Agency's geriatric medicines strategy. N Engl J Med. 2012;367(21):1972-4.

capítulo 11

Érica Maria Boteon Zamboni ▪ Andrey Augusto Socolovithc ▪ Stéphanie de Souza Costa Viana ▪ Wilson Jacob Filho

Concordância do Idoso com a Conduta e Adesão Terapêutica

ASSUNTOS ABORDADOS

1. Introdução

2. Definição

3. Métodos de avaliação

4. Epidemiologia e impacto da baixa adesão

5. Estratégias para melhoria da adesão e a importância da ação multidisciplinar

6. Conclusão

INTRODUÇÃO

A adesão ao tratamento medicamentoso é difícil para todos os pacientes e particularmente desafiadora para os idosos. A prevalência de multimorbidade, destacando-se as doenças cardiovasculares, e a consequente polifarmácia (prescrição e/ou uso de cinco ou mais medicamentos) aumentam com o envelhecimento.

A eventual presença de fatores como alterações neurossensoriais, déficits cognitivos, baixa funcionalidade, transtornos de humor e reações adversas a drogas, além de baixos níveis socioeconômico e educacional, torna a adesão ao tratamento um desafio não só ao cliente, mas aos familiares e a toda a equipe envolvida no cuidado.

Assim, a avaliação da adesão terapêutica torna-se indispensável ao cuidado, e o ato de indicar qualquer terapêutica deve envolver discussão entre o profissional e seu cliente sobre objetivos do tratamento, efeitos colaterais e custos. Afinal, por mais adequada que seja a prescrição, quando desacompanhada de boa adesão, terá sua eficácia terapêutica comprometida.

Com a mesma importância, algumas condições cardiovasculares, como doença arterial coronariana e valvopatias, são passíveis de tratamentos invasivos (exemplo: revascularização miocárdica e valvoplastias). São poucos os trabalhos que avaliam a concordância dos pacientes idosos para a realização desses tratamentos e os consequentes resultados.

Em um estudo japonês de 2018, observou-se que 1,8% dos idosos recusaram inicialmente o implante valvular aórtico percutâneo (TAVI). O motivo mais frequentemente identificado foi o medo do procedimento (46,4% dos pacientes). Todos os pacientes mudaram de opinião e realizaram o procedimento, principalmente após a piora dos sintomas, mas a condição de recusa inicial foi associada a maior mortalidade.[1]

Os fatores relacionados com a má adesão e a não concordância com um procedimento podem ser identificados e abordados por meio da avaliação global do idoso, ferramenta indispensável na abordagem cardiogeriátrica.

DEFINIÇÃO

Adesão terapêutica pode ser definida como o "envolvimento ativo, voluntário e colaborativo do paciente em um curso de comportamento mutua-

Capítulo 11 • Concordância do Idoso com a Conduta e Adesão Terapêutica **209**

mente aceitável para produzir um resultado terapêutico".[2] Essa definição implica que o paciente tem uma escolha e que ambos, pacientes e profissionais de saúde, estabelecem mutuamente as metas de tratamento e seu regime.

A adesão à medicação geralmente se refere a se os pacientes tomam seus medicamentos conforme prescrito (por exemplo, duas vezes ao dia), bem como se continuam a tomar um medicamento pelo tempo previsto. O comportamento de adesão à medicação foi, assim, dividido em dois conceitos principais: adesão e persistência. Embora conceitualmente semelhantes, adesão se refere à intensidade do uso de drogas durante a terapia, enquanto persistência se refere à duração geral da terapia medicamentosa.

Ademais, a adesão terapêutica também pode referir-se a tratamentos não medicamentosos, como propostas cirúrgicas ou mudanças nos hábitos de vida. Em cardiologia, por exemplo, devido à grande gama de possibilidades medicamentosas, há pacientes que optam pela não realização de procedimentos invasivos (muitas vezes curativos)[3] e escolhem o tratamento clínico medicamentoso a longo prazo.

O tema é uma preocupação cada vez maior para médicos, sistemas de saúde e cuidadores, devido a evidências crescentes de que a não adesão é prevalente e associada a resultados adversos e a custos mais altos de cuidados. A não adesão à medicação provavelmente aumentará à medida que a população envelhece e à medida que os pacientes tomam mais medicamentos para tratar condições crônicas. Até o momento, a mensuração da adesão de pacientes aos medicamentos e o uso de intervenções para melhoria dessa adesão são raros na prática clínica de rotina. Por esse motivo, a adesão terapêutica tem sido chamada de "próxima fronteira na melhoria da qualidade", sendo uma parte importante da pesquisa de resultados cardiovasculares.

MÉTODOS DE AVALIAÇÃO

Existem diversos métodos para avaliar terapêutica, e eles se classificam em diretos ou indiretos. Os métodos diretos incluem medidas objetivas, como medição do nível de medicamento, metabólito ou marcador biológico no sangue. Embora os métodos diretos sejam considerados mais robustos,

210 Manual de CardioGeriatria do InCor

também são os que mais possuem limitações práticas.[4] Pode haver variações no metabolismo, as quais afetam os níveis séricos individualmente. Além disso, eles possuem custos geralmente mais elevados e são de difícil aplicabilidade clínica.

Os métodos indiretos de avaliação da adesão incluem questionários, autorrelatos, contagem de comprimidos, taxa de recargas de prescrição, avaliação da resposta clínica do paciente, monitores eletrônicos de medicamentos, medição de marcadores fisiológicos e diários do paciente. Os mais usados na prática incluem autorrelato de pacientes, contagem de comprimidos e recargas de farmácia.

A escala de Morisky, por exemplo, é uma medida de adesão autorreferida, validada e comumente usada na sua versão de quatro itens, pois demonstrou ser preditiva de adesão a medicamentos cardiovasculares e controle da pressão arterial.[5] O estudo de Gehi *et al.* mostrou que, conforme autorrelato do paciente, a não adesão à medicação esteve fortemente associada a eventos cardíacos adversos, incluindo morte por doença coronariana, infarto do miocárdio e acidente vascular cerebral, com base em uma única pergunta de triagem ("No mês passado, com que frequência você tomou seus medicamentos como o médico prescreveu?"), entre pacientes com doença arterial coronariana conhecida.[6] No entanto, as medidas de autorrelato podem ser enviesadas pelas respostas imprecisas do paciente ou por medo de repressão, pois os pacientes podem relatar uma estimativa excessivamente otimista da adesão aos seus profissionais de saúde.

A contagem de comprimidos é fácil de executar. Ela foi correlacionada com monitores eletrônicos de medicamentos e é frequentemente usada em ensaios clínicos controlados e randomizados para avaliar a adesão aos medicamentos. Embora simples de medir, as contagens de comprimidos não capturam com precisão o momento da ingestão de medicamentos, e os dados podem ser manipulados pelos pacientes (por exemplo, descarte de comprimidos).

Como cada medida tem seus pontos fortes e suas limitações, atualmente não há consenso sobre a melhor medida a ser usada para definir adesão ou persistência terapêutica. Os estudos mais atuais destacam os desafios de se medir a adesão aos medicamentos na prática clínica de rotina e em pesquisas devido à falta de um critério "padrão-ouro".

Com base em dados farmacêuticos, os pacientes que fazem uso correto das medicações em pelo menos 80% das vezes são classificados como aderentes na literatura. Esse ponto de corte dicotômico pode ser considerado arbitrário; no entanto, tem sido utilizado na maioria dos estudos sobre adesão a medicamentos, com dados de ensaios clínicos controlados, observacionais e randomizados. Além disso, a adesão com base nesse ponto de corte foi associada a resultados intermediários e difíceis.

Uma análise mais recente sugere que continuam a ocorrer reduções no LDL-c e na pressão sanguínea em pacientes com adesão de 80%, e isso sugere que o nível ideal de adesão pode ser maior do que os pontos de corte atuais.[7] Certamente, para condições como vírus da imunodeficiência humana ou medicamentos como contraceptivos orais, o ponto de corte de 80% pode ser muito baixo.

Embora o atual ponto de corte de 80% pareça razoável para medicamentos cardiovasculares, estudos futuros com foco na adesão à medicação usando dados de recarga de farmácia devem relatar os resultados com base em diferentes pontos de corte dicotômicos. O ponto de corte apropriado dependerá da medicação específica, da sua formulação (por exemplo, uma vez ao dia *versus* duas vezes ao dia) e da condição particular da doença.

EPIDEMIOLOGIA E IMPACTO DA BAIXA ADESÃO

Na literatura, a baixa adesão medicamentosa em idosos varia de 10 a 99%, dependendo do método de avaliação utilizado,[8] e, em relação às doenças cardiovasculares, está associada a graves desfechos, como quedas, descompensações clínicas, admissões hospitalares e óbito, além de gerar aumento dos gastos em saúde.[9]

Na população geral, a adesão ao tratamento farmacológico para hipertensão após um ano do seu início é de apenas 50%, e, em idosos, a baixa adesão chegou a 55,9%. Morar sozinho, ter maior idade e uma baixa percepção do objetivo do tratamento são aspectos que estiveram associados a uma baixa adesão a anti-hipertensivos.[10]

212 Manual de CardioGeriatria do InCor

Medidas não farmacológicas, muitas vezes necessárias no tratamento de doenças cardiovasculares, também impõem desafios aos idosos, e a não adesão a elas também está associada a piores resultados. Em uma revisão que analisou idosos em tratamento de insuficiência cardíaca, a baixa adesão a medicamento ou dieta foi a principal causa de piora clínica. A restrição ao sódio em pacientes com insuficiência cardíaca varia de 13 a 75%. Já a restrição hídrica é de apenas 23%.[8]

Após eventos cardiovasculares agudos, a baixa adesão também se associa a desfechos desfavoráveis. Um estudo demonstrou que a baixa adesão à estatina no primeiro ano após infarto agudo do miocárdio em idosos esteve associada a aumento da mortalidade de 12 a 25%.[11]

Sabe-se, ainda, que os custos gerados pela baixa adesão e impostos aos sistemas de saúde são muito elevados, porém não existem dados consistentes na literatura que os avaliem, principalmente na população brasileira.

ESTRATÉGIAS PARA MELHORIA DA ADESÃO E A IMPORTÂNCIA DA AÇÃO MULTIDISCIPLINAR

A adesão ao tratamento é frequentemente comprometida por mais de uma barreira, como: fatores sociais e econômicos, aspectos relativos a sistema/equipe de saúde, características da doença e fatores a ela relacionados, bem como outros ligados ao paciente – e a atuação sistemática dos profissionais de saúde é a maneira ideal para lidar com todas as dimensões associadas à adesão (Tabela 11.1).

Tabela 11.1 Dimensões da adesão pela Organização Mundial da Saúde.

Fatores	Exemplos
Sociais e econômicos	Baixo nível socioeconômico; pobreza; baixa escolaridade; desemprego; pouco suporte social; moradia afastada de centros assistenciais; crenças sobre a doença e o tratamento.

Tabela 11.1 Dimensões da adesão pela Organização Mundial da Saúde. (*continuação*)	
Fatores	Exemplos
Serviços de saúde	Má relação do profissional de saúde com o paciente; não reembolso de prescrições; sistemas ineficientes de distribuição de medicamentos; conhecimento e treinamento precários dos profissionais de saúde; sobrecarga de trabalho; consultas rápidas.
Condição de saúde	Severidade dos sintomas; nível de incapacidade; progressão da doença; disponibilidade de tratamentos efetivos.
Terapia instituída	Complexidade do esquema terapêutico; duração do tratamento; tratamentos prévios; mudanças frequentes no tratamento; efeitos colaterais e disponibilidade de suporte clínico para lidar com eles.
Paciente	Recursos; autoeficácia; conhecimento; atitudes; crenças; percepções e expectativas.

Apesar de existirem inúmeras estratégias para melhoria da adesão, não existe uma intervenção única ou conjunta que se mostre efetiva a todos os pacientes, condições ou cenários.[12] Sabe-se que as abordagens envolvendo mais de uma intervenção, almejando mais de um dos fatores, têm-se mostrado mais efetivas que as realizadas isoladamente.[12] Meta-nálise de 2016 mostrou que intervenções combinadas em pacientes com insuficiência cardíaca foram efetivas a longo prazo, com melhora da adesão em cerca de 10%, além de redução de mortalidade e hospitalizações e melhora da qualidade de vida. Essas medidas conjuntas incluíam simpli-ficação da prescrição, folhetos educacionais, monitoramento telefônico, cursos de cessação de tabagismo e educação ao paciente fornecida pela equipe multidisciplinar.[13]

Algumas estratégias importantes a serem observadas pelos serviços de saúde e pela equipe multidisciplinar:

- Diversos atores estão envolvidos no processo de melhoria da adesão ao tratamento, atuando como promotores de saúde de maneira di-

Manual de CardioGeriatria do InCor

reta e/ou influenciando um ou mais fatores relacionados à adesão.[12] Estudos demonstram que a inclusão de profissionais de saúde como farmacêuticos e enfermeiros tem sido considerada cada vez mais na intervenção (em parte dela ou na intervenção como um todo).[14]

- É preciso reconhecer o paciente como o ponto fundamental da adesão ao tratamento, levando em consideração sua identidade, suas necessidades e condições, bem como as razões para o cumprimento do tratamento proposto. Também é necessário identificar os focos de atuação de cada membro da equipe para a melhoria da adesão. A escolha da melhor estratégia deve levar em conta a avaliação individualizada, com atuação direcionada ao fator influenciador da não adesão.[15]

- O médico costuma ser o primeiro ponto de contato do paciente com o sistema de saúde; desse modo, a construção e a manutenção de uma boa relação médico-paciente constituem um dos principais pontos para a adesão ao tratamento. Ainda assim, embora a comunicação entre paciente e profissional de saúde seja fundamental para a promoção da adesão,[12] o tempo limitado da equipe médica, entre outros fatores, fundamenta a necessidade de mudanças nessa tarefa, por meio da inclusão de outros profissionais da saúde que auxiliem na promoção da saúde, de maneira razoável e potencialmente rentável.[16]

- Paralelamente, dados de uma revisão realizada por Santos *et al.* (2013) evidenciaram que o uso de combinações de doses fixas tem sido associado a aumento das taxas de adesão à prescrição, graças à simplificação dos tratamentos.[14]

- As questões de acesso à saúde e a abordagem dos custos de tratamento são algumas das principais preocupações a serem levadas em conta, visto que o alto custo dos tratamentos tem sido reportado como causa de não adesão em países desenvolvidos. Adicionalmente, o suporte social é considerado um importante fator, com influência nos desfechos de saúde e nos comportamentos, sendo a provisão de redes de suporte social efetivas uma das estratégias para a promoção da adesão.[12]

- O conhecimento da doença e de sua história natural é elemento-chave para persuadir o paciente a usar o medicamento e a comparecer aos

Capítulo 11 — Concordância do Idoso com a Conduta e Adesão Terapêutica

atendimentos médicos periodicamente, resultando na sua satisfação com o tratamento.[12]

- A avaliação psicológica e comportamental dos pacientes em acompanhamento possui papel fundamental na identificação daqueles sob risco de não adesão (e de seus impactos), resultando numa abordagem que os ajude a enfrentar as demandas frequentemente impostas por suas doenças crônicas e que contribuem para a não adesão ao tratamento. De maneira complementar, a avaliação e o tratamento de outras doenças mentais que podem contribuir para a não adesão, além de intervenções cognitivas, emocionais e comportamentais, também contribuem para a melhor capacidade de manejo das doenças e/ou para a prevenção de complicações.[12]

- É preciso levar em conta que, embora o tratamento deva ser inserido na rotina do paciente, ele não deve ser de grande complexidade, a fim de propiciar a melhor compreensão do paciente.[16] Dessa forma, a realização de atividades educativas com os pacientes (abordando suas doenças e esclarecendo como os medicamentos podem ajudar a manejá--las), a avaliação de reações adversas a medicamentos e de seus efeitos na qualidade de vida do paciente e a abordagem de grupos de pacientes e seus familiares em atividades educativas possuem papel essencial na promoção da adesão, fazendo com que o indivíduo se torne um elemento ativo no tratamento proposto.[12,16]

- A provisão de assistência, informação e alerta ao público a respeito do uso de medicamentos, bem como o monitoramento do tratamento, a identificação e a prevenção de problemas relacionados, permite obter o máximo benefício terapêutico, favorecendo o uso correto dos medicamentos e a adesão ao tratamento.[13]

- Ações como monitorização mais frequente do tratamento no seu início e acompanhamento telefônico têm resultado em melhora da adesão ao tratamento.[16]

- Dados da prática diária e estudos realizados demonstram que, em termos de adesão, os melhores resultados são conseguidos com o uso de equipes multiprofissionais, devido à complexidade das mudanças necessárias, sobretudo em pacientes com doenças crônicas. Tais resultados são conseguidos com abordagens diversificadas, as quais

Manual de CardioGeriatria do InCor

permitem ao paciente analisar a situação, estabelecer uma estratégia e colocá-la em prática. Vale ressaltar que o acompanhamento é essencial para a sedimentação dessas mudanças e para a sua inclusão rotineira na vida do paciente, favorecendo a melhoria e a manutenção da adesão.[16]

CONCLUSÃO

A baixa adesão a medicamentos e a não concordância do paciente com terapêuticas são grandes problemas no cuidado de idosos e provocam, isoladamente ou em conjunto, sérias consequências para o indivíduo e seus familiares, assim como para o sistema de saúde.

Embora sejam escassas as intervenções baseadas em evidências para melhoria da adesão da população geriátrica à prescrição, carecendo, ainda, de melhores validações, uma série de ações pode ser tomada com base em uma avaliação individualizada. Uma abordagem multidisciplinar da qual o cliente e seus familiares participem ativamente é fundamental. Como a não adesão é um problema multidimensional, as intervenções precisam ser direcionadas a todos os fatores nela envolvidos.

O sucesso de um tratamento a longo prazo requer que o paciente e/ou seus responsáveis assumam, com a equipe profissional, a responsabilidade por sua saúde. Isso pode ser alcançado com a ajuda de medidas coordenadas por uma equipe multidisciplinar, envolvendo educação e um acompanhamento regular.

REFERÊNCIAS

1. Shimura T, Yamamoto M, Kano S, Hosoba S, Sago M, Kagase A, et al. Patients refusing transcatheter aortic valve replacement even once have poorer clinical outcomes. J Am Heart Assoc. 2018;7(18):e009195.

2. Meichenbaum D, Turk DC. Facilitating treatment adherence: a practitioner's guidebook. Plenum Press; 1987.

3. Leon MB, Smith CR, Mack M, Miller DC, Moses JW, Svensson LG, et al. Transcatheter aortic-valve implantation for aortic stenosis in patients who cannot undergo surgery. N Engl J Med. 2010;363(17):1597-607.

Capítulo 11   Concordância do Idoso com a Conduta e Adesão Terapêutica   **217**

4. Osterberg L, Blaschke T. Adherence to medication. N Engl J Med. 2005;353:487-97.

5. Morisky DE, Green LW, Levine DM. Concurrent and predictive validity of a self--reported measure of medication adherence. Med Care. 1986;24(1):67-74.

6. Gehi AK, Ali S, Na B, Whooley MA. Self-reported medication adherence and cardiovascular events in patients with stable coronary heart disease: the Heart and Soul study. Arch Intern Med. 2007;167(16):1798-803.

7. Bryson CL, Au DH, Young B, McDonell MB, Fihn SD. A refill adherence algorithm for multiple short intervals to estimate refill compliance (ReComp). Med Care. 2007;45(6):497-504.

8. van der Wal MH, Jaarsma T. Adherence in heart failure in the elderly: problem and possible solutions. Int J Cardiol. 2008;125(2):203-8.

9. Munger MA, Van Tassell BW, LaFleur J. Medication nonadherence: an unrecognized cardiovascular risk factor. MedGenMed. 2007;9(3):58.

10. Lo SH, Chau JP, Woo J, Thompson DR, Choi KC. Adherence to antihypertensive medication in older adults with hypertension. J Cardiovasc Nurs. 2016;31(4):296-303.

11. Rasmussen JN, Chong A, Alter DA. Relationship between adherence to evidence--based pharmacotherapy and long-term mortality after acute myocardial infarction. JAMA. 2007;297:177-86.

12. World Health Organization. Adherence to long-term therapies: evidence for action. WHO; 2003.

13. Unverzagt S, Meyer G, Mittmann S, Samos FA, Unverzagt M, Prondzinsky R. Improving treatment adherence in heart failure: a systematic review and meta-analysis of pharmacological and lifestyle interventions. Dtsch Arztebl Int. 2016;113:423-30. doi: 10.3238/arztebl.2016.0423.

14. Santos MVR, Oliveira DC, Arraes LB, Oliveira DAGC, Medeiros L, Novaes MA. Adesão ao tratamento anti-hipertensivo: conceitos, aferição e estratégias inovadoras de abordagem. Rev Bras Clin Med. 2013 jan-mar;11(1):55-61.

15. Mourão Jr CA, Souza AB. Adesão ao uso de medicamentos: algumas considerações. Est Inter Psicol. 2010;1(1):96-107.

16. Gusmão JL, Ginani GF, Silva GF, Ortega KC, Mion Jr D. Adesão ao tratamento em hipertensão arterial sistólica isolada. Rev Bras Hipertens. 2009;16(1):38-43.

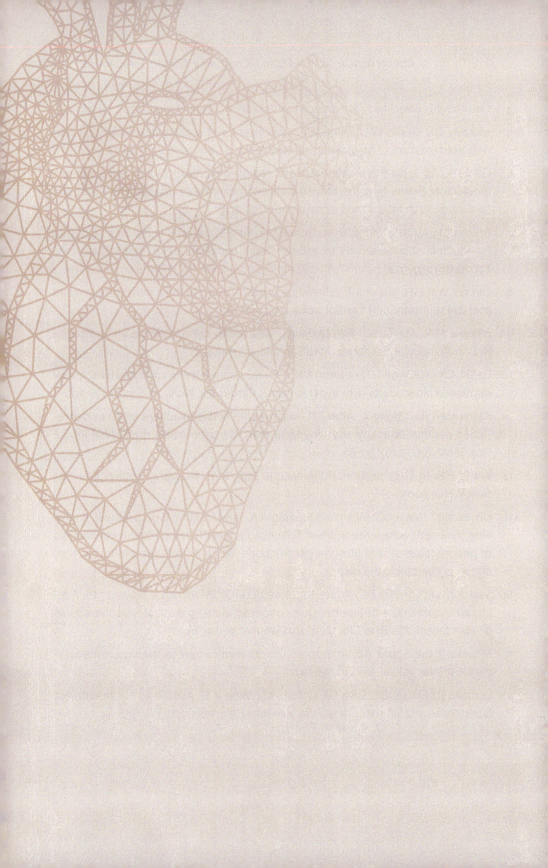

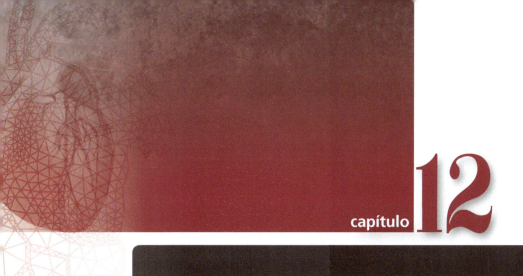

capítulo 12

Terapias Integrativas

ASSUNTOS ABORDADOS

1. Principais nutrientes e estratégias nutricionais para um envelhecimento saudável
2. Definições
3. Introdução
4. A microbiota intestinal muda durante o processo de envelhecimento
5. Microbiota e permeabilidade intestinal
6. Microbiota e hipertensão arterial
7. Microbiota e doença cardiovascular
8. Considerações finais e perspectivas futuras

INTRODUÇÃO

As terapias integrativas têm como objetivo agregar ao tratamento convencional das doenças uma diversificada gama de técnicas terapêuticas que permitam aos pacientes uma forma mais ampla de abordagens, enfocando suas dimensões físicas, psíquicas, espirituais, bem como a sua relação com o meio ambiente.

A medicina atual, em função da superespecialização ocasionada pelo enorme desenvolvimento tecnológico ocorrido nos últimos anos, deixou de dar a devida importância a valores oriundos das ciências humanas, comparado ao que predominava décadas atrás, quando muitos dos profissionais ainda ativos, tiveram sua formação acadêmica.

Na evolução do conhecimento, principalmente devido às múltiplas técnicas de apoio ao diagnóstico e de aplicação terapêutica, a Medicina foi se encaminhando para o perfil tecnológico que caracteriza as ciências exatas, obrigatoriamente baseada em evidências. Protocolos, diretrizes quase sempre promovem um engessamento do comportamento médico, tornando estes profissionais em "máquinas que cuidam de outras máquinas", cabendo ao paciente ser visto como "uma doença" e não como um ser humano que sofre os percalços de uma doença em meio a todas as suas particularidades biológicas e biográficas.

Esta sistematização das condutas, muitas vezes desagradam tanto aos médicos, por se sentirem apenas cumpridores de regras previamente determinadas, como aos pacientes que se sentem mal atendidos e quase sempre sem o acolhimento desejado, o que os leva a procura de métodos terapêuticos não convencionais, por vezes sem nenhuma comprovação científica.

O objetivo deste capítulo é apresentar terapias integrativas que podem ser incorporadas no arsenal terapêutico do cardiogeriatra, de modo a complementar o tratamento convencional.

12.1 Ioga

Alexandre Douglas Teixeira Machado

A palavra ioga vem do vocábulo sânscrito e significa união. Ela remonta há milhares de anos, na tradição indiana, e supostamente começou antes da palavra escrita. Buscava, principalmente, atingir os mais altos objetivos espirituais: autorrealização, iluminação e libertação da alma.[1] Desde o início, a ioga não era apenas uma prática física ou respiratória, mas uma maneira de ser. Os oito ramos da ioga promovem a prática de observâncias morais (Yama), autodisciplina (Niyamas), posturas corporais específicas (Asana), respiração controlada (Pranayama), retirada sensorial (Pratyahara), concentração (Dharana), meditação (Dhyana) e autorrealização (Samadhi), a fim de se alcançar um domínio mais elevado do ser, mais próximo do Divino.[2,3] Quando praticadas completamente, as qualidades comportamentais de não violência, satisfação, restrição e honestidade combinam-se com práticas físicas e mentais disciplinadas, para criar clareza, interconexão e resiliência.[4] A partir de 1500 d.C., os professores de ioga começaram a se concentrar mais nas práticas do hata-ioga, que inclui posturas físicas, controle da respiração e meditação. Os objetivos espirituais mais elevados começaram a ser negligenciados.[1]

A ioga pode ser praticada e ensinada em vários estilos, como Ananda, Ashtanga, Bikram, Iyengar, Integral, Kripalu, Kundalini, Power, Sivananda e Vinyasa, e cada estilo tem características únicas.[5] Um número crescente de idosos vem praticando ioga nos últimos anos, em busca do envelhecimento saudável.[2,6]

Acredita-se que a ioga tenha efeitos benéficos na função física, na vitalidade e no estado mental, emocional[7] e social, influenciando também as escolhas de estilo de vida.[2,7] É, portanto, útil como estratégia de promoção da saúde e como forma de prevenção e tratamento de doenças crônicas em idosos.[7,8] De acordo com revisão sistemática e metanálise,[2,9] a ioga é superior às intervenções convencionais de atividade física em idosos, especialmente para melhorar o estado de saúde autoavaliado, a aptidão aeróbica e a força muscular.

222 Manual de CardioGeriatria do InCor

O controle da hipertensão arterial é provavelmente a aplicação cardiovascular mais estudada da ioga. Recente metanálise de 3.517 pacientes hipertensos e pré-hipertensos, com idade média de 49,2±19,5 anos, indicou que a ioga é uma terapia anti-hipertensiva complementar viável.[10] Por sua vez, outros estudos sobre aplicação da ioga na hipertensão arterial em adultos jovens e em idosos têm mostrado resultados variados,[4,11] levando à classificação de nível C da American Heart Association em sua declaração científica sobre abordagens não medicamentosas da hipertensão.[4,12]

A arritmia cardíaca pode ser mais sensível aos efeitos da terapia com ioga. Resultados de estudos clínicos sugerem reduções nos batimentos ectópicos em pessoas com palpitações[4,13] e melhorias na fibrilação atrial paroxística.[4,14] No estudo YOGA My Heart, a prática de ioga reduziu a frequência cardíaca, o número de episódios de fibrilação e a pressão arterial em pacientes com fibrilação arterial paroxística, reduzindo também a depressão e a ansiedade, além de melhorar todos os domínios da qualidade de vida relacionados à saúde.[4,14]

A ioga também demonstrou benefícios na doença arterial coronariana estabelecida, incluindo estabilização e melhora dos sintomas da angina, aumento da perfusão miocárdica e regressão do volume do ateroma.[4,15-18] Entre os efeitos benéficos da ioga na saúde vascular está a melhora da função endotelial,[4,19] em parte por redução da peroxidação lipídica.[4,20]

Diversos estudos com idosos demonstraram efeitos cardiovasculares benéficos da ioga.[2] Entre os benefícios estão:

1. Redução da atividade simpática cardíaca e melhor equilíbrio simpaticovagal em idosos;[21]

2. Redução do estresse oxidativo e melhoria da defesa antioxidante em idosos hipertensos;[22]

3. Diminuição significativa da frequência cardíaca;[23]

4. Redução significativa de rigidez arterial, pressão arterial e atividade simpática, bem como melhora da função endotelial e biodisponibilidade de óxido nítrico em idosos com pressão de pulso elevada;[24]

5. Melhora da sensibilidade dos barorreceptores.[25]

Embora a ioga tenha sido considerada segura para todas as idades, as posições invertidas dos Asanas devem ser evitadas, no início, em indivíduos não treinados. O segredo da ioga em idosos é ser gentil para reduzir a probabilidade de lesões musculares.

12.2 Nutrição e Envelhecimento

Gisela Palumbo Comarovschi Savioli

Alimentação é um fator ambiental chave que afeta profundamente a saúde. A exposição crônica a alguns padrões dietéticos leva a desbalanço energético ou deficiência de nutrientes essenciais, gerando um estresse metabólico. Esse estresse está intimamente associado com incidência e progressão de várias doenças crônicas não degenerativas, levando a um envelhecimento não saudável, em consequência da desregulação da expressão genética, resultando em mudanças moleculares.[26]

As alterações fisiológicas e metabólicas inerentes ao processo de envelhecimento aumentam o risco nutricional do idoso, uma vez que vão impactar seu padrão alimentar. A seguir, as principais alterações que ocorrem no trato gastrointestinal (TGI):[27]

1. Alterações na cavidade oral (xerostomia [uso de medicamento], disgeusia, problemas na mastigação e na deglutição):

   - redução do consumo de proteínas;
   - mastigação inadequada que prejudica a digestão apropriada dos alimentos, uma vez que grandes pedaços de alimento chegam ao estômago e ao intestino;
   - sensação de boca seca, o que leva ao consumo de líquidos com as refeições, interferindo ainda mais na digestão;
   - consumo de alimentos com maior palatabilidade, ricos em sódio, açúcar e gordura, ou até diminuição da quantidade de alimentos ingeridos, devido a paladar afetado.

224 Manual de CardioGeriatria do InCor

2. Alterações no esôfago (disfagia, refluxo):

- o idoso pode evitar comer, com medo de se engasgar ou de sentir desconfortos causados pelo refluxo, não alcançando a necessidade diária de nutrientes.

3. Alterações no estômago (redução da produção de enzimas digestivas, HCl e fator intrínseco):

- digestão dificultada de proteínas;
- desequilíbrio da microbiota gástrica (aumentando a prevalência de infecção por *H. pylori* nos idosos);[28]
- aumento do risco de deficiência de vitamina B12;
- possível má absorção de ferro, cálcio e vitamina C.

4. Alterações no intestino (disbiose, trânsito intestinal aumentado ou lentificado):

- redução da absorção de nutrientes;
- aumento da permeabilidade intestinal;
- constipação;
- diarreia.

Além dessas mudanças no TGI, temos outras que podem impactar a qualidade de vida do idoso:[28]

- **Capacidade diminuída da regulação do equilíbrio hídrico:** mecanismos da sensação de sede adormecidos, podendo gerar desidratação.

- Diminuição do gasto energético total: levando a uma menor necessidade diária de calorias, sendo importante a atenção para que o idoso tenha uma alimentação mais densa em nutrientes.

- **Sistema imunológico comprometido:** o conceito de imunossenescência reflete as alterações da resposta imunológica relacionadas com a idade, afetando o processo de resposta específica contra patógenos ou as próprias células. Os principais fatores para a imunossenescência: longa exposição ao estresse, preenchimento do espaço imunológico, células efetoras T e células de memória, redução de células T *naïve*, disfunção mitocondrial e consumo inadequado de nutrientes imunomoduladores.[28]

- **Perda de massa e força muscular (sarcopenia):** as consequências da incidência de sarcopenia são a redução da mobilidade e a perda de autonomia do idoso, impactando a qualidade de vida. Os principais fatores de risco para o desenvolvimento de sarcopenia são: idade, sexo, aspectos genéticos, peso ao nascer, alterações hormonais (testosterona, insulina), inflamação, disfunção mitocondrial, sedentarismo, doenças crônicas, além da ingestão inadequada de proteínas.

- **Osteoporose:** consiste em perda óssea e deterioração da microarquitetura do tecido ósseo, sendo diagnosticada por meio da densidade mineral óssea ou na ocorrência de fratura. Essas fraturas, nos idosos, são normalmente seguidas por hospitalização, cuidados a longo prazo, prejuízos da qualidade de vida, incapacidade e morte. Alguns dos principais fatores de risco são: absorção nutricional inadequada, sedentarismo, perda de peso, tabagismo, alcoolismo, estresse, poluição, inflamação, hiperparatireoidismo, deficiência de vitamina D, doença cardiovascular, doenças hepáticas crônicas e doenças renais.[28]

PRINCIPAIS NUTRIENTES E ESTRATÉGIAS NUTRICIONAIS PARA UM ENVELHECIMENTO SAUDÁVEL

Vitamina D

Nutriente que requer atenção no envelhecimento, uma vez que os idosos são um grupo de risco para sua deficiência. Isso devido a uma menor síntese cutânea por menor exposição solar, ativação renal prejudicada ou comprometida de $1,25(OH)_2D$ e menor resposta intestinal a essa vitamina.[29] A função da vitamina D vai muito além de reabsorção óssea e manutenção da matriz óssea, uma vez que mantém a homeostase entre cálcio e fósforo. Na literatura científica, encontramos diversas outras funções, como ação imunomoduladora e controle da hipertensão e do diabetes (doenças comuns em indivíduos com mais de 60 anos). As principais fontes alimentares de vitamina D são cogumelos, ostra, sardinha, atum e ovo de galinha, porém a maior parte da vitamina D na circulação sanguínea é proveniente da síntese cutânea.[30]

Vitamina B12

A deficiência de vitamina B12 tem alta prevalência nos idosos, em razão das diversas alterações do TGI listadas anteriormente e, também, do uso de medicamentos que podem aumentar sua depleção, como os inibidores da bomba de prótons. Após ser absorvida, essa vitamina exerce importantes funções neurológicas e hematológicas. A vitamina B12 faz parte da síntese da metionina, que está envolvida na regulação de fatores epigenéticos e no desenvolvimento cerebral. A deficiência dessa vitamina se expressa por uma série de manifestações neurológicas, como desordens na coordenação e redução da velocidade de condução do impulso nervoso, estando ainda associada, nos idosos, a uma atrofia progressiva do cérebro. Concentrações moderadamente elevadas de homocisteína (> 10 µmol/L) estão associadas com risco aumentado de demência e doença de Alzheimer. Além disso, concentrações elevadas de homocisteína estão relacionadas com atrofia cerebral, mesmo em indivíduos idosos saudáveis.[31] Segundo a Organização Mundial da Saúde (2017), quase 10 milhões de pessoas desenvolvem demência a cada ano, sendo essa uma doença muito prevalente nos idosos. Por isso, a adequação dos níveis desse nutriente é fundamental. Os alimentos que constituem fonte dessa vitamina são ovos e carnes.

Proteínas

A atenção com o consumo adequado de proteínas pelo idoso deve-se ao maior risco de sarcopenia desse grupo, somando-se a isso as diversas alterações no TGI listadas anteriormente, as quais prejudicam a digestão desse macronutriente. Isso porque são elas que estimulam a síntese muscular, por meio dos aminoácidos derivados da digestão de proteínas consumidas na dieta. As recomendações diárias de proteínas são estimadas com base em estudos que aferem a quantidade mínima necessária de ingestão proteica para se manter o balanço nitrogenado positivo. Segundo as recomendações nutricionais (RDA, *recommended dietary allowance*) para adultos, incluindo pessoas com mais de 65 anos, indica-se o consumo de 0,8 g de proteína/kg/dia.[32] E a maior parte da quantidade diária deve vir de proteínas de alto valor biológico, ou seja, aquelas que possuem todos os aminoácidos essenciais, como ovos e carnes magras.

Zinco

A falta de apetite e o comprometimento imunológico do idoso podem estar relacionados com a deficiência desse mineral, condição muito prevalente nos idosos. Alimentos que são fontes de zinco: carne vermelha, semente de abóbora, semente de gergelim e semente de linhaça.[33, 34]

Cálcio

É um nutriente essencial para diversas funções no corpo humano, sendo o mineral mais abundante no organismo, encontrado em grande quantidade nos ossos e nos dentes. Apenas 1% do cálcio é encontrado no sangue, sendo esse monitorado rigorosamente por um complexo processo metabólico. O metabolismo do cálcio envolve proteína, vitamina D e fósforo; ademais, a formação e a manutenção do osso constituem um processo que dura a vida toda. Estudos mostram que o consumo adequado de cálcio contribui para a redução do risco de fraturas e osteoporose. As maiores fontes de cálcio são: laticínios, folhas verde-escuras (brócolis, couve e espinafre), *tofu*, feijões e oleaginosas – em ordem decrescente em termos de absorção desse mineral, e não em termos de concentração de cálcio no alimento.[27]

Sódio

No Brasil, dados da Pesquisa de Orçamentos Familiares (POF), obtidos de 55.970 domicílios, mostraram disponibilidade domiciliar de 4,7 g de sódio/pessoa/dia (ajustado para consumo de 2.000 kcal), excedendo em mais de duas vezes o consumo máximo recomendado (2 g/dia). A diminuição do consumo de sódio reduz o risco de doenças cardiovasculares, com níveis mais baixos de pressão arterial. No Brasil, a hipertensão arterial atinge 32,5% (36 milhões) de indivíduos adultos, e há uma prevalência de 60% de idosos brasileiros com essa patologia, contribuindo direta ou indiretamente para 50% das mortes por doença cardiovascular.[35] O excesso de sódio na alimentação dos idosos se dá principalmente pela redução do paladar, levando-os a usar mais sal nas preparações e, também, a aumentar o consumo de alimentos com excesso de sódio, como embutidos e temperos prontos.

Ômega-3

Os nutrientes de maior influência anti-inflamatória são os ácidos graxos poli-insaturados, principalmente o ômega-3. Esse tipo de ácido graxo tem a

Manual de CardioGeriatria do InCor

capacidade de sinalizar as células por expressão gênica, modulando a plasticidade sináptica, baixando o fluxo vascular cerebral e contribuindo para a redução da neuroinflamação, que é um dos acometimentos das doenças cognitivas. Além disso, o ômega-3 auxilia na modulação de inflamação, hiperlipidemia, agregação plaquetária e de hipertensão, melhorando também a função e a composição da membrana celular e a expressão genética. As maiores fontes de ômega-3 são: salmão selvagem, atum, sementes de chia, sementes de linhaça e nozes.[27]

Probióticos e prebióticos

Com o envelhecimento, a diversidade da microbiota intestinal se reduz, podendo levar a uma instabilidade na composição de toda a comunidade de micro-organismos. Há alterações no subgrupo das Firmicutes e aumento do subgrupo das Proteobacterias, o qual contém bactérias oportunistas que podem induzir a patologias. As mudanças nesse microbioma também se caracterizam por perda de genes para a produção de ácidos graxos de cadeia curta, havendo, ainda, um aumento das funções proteolíticas do intestino. Essas mudanças nos tipos de bactérias também estão associadas a aumento das concentrações de citocinas pró-inflamatórias IL-6 e IL-8. Ademais, é o microbioma intestinal que está associado com diversas características da integridade da barreira intestinal, balanço anti e pró-inflamatório, saúde imunológica e cardiometabólica, além de eixo intestino--cérebro. A microbiota intestinal parece estar associada a *inflammaging* e condições crônicas de saúde relacionadas com a idade. Assim, para melhorar a qualidade desse microbioma, a suplementação com probióticos pode ser uma excelente estratégia, pois estimula o consumo adequado de fibras com ação prebiótica, como: a inulina, que favorece a fermentação por bifidobactérias no colón distal e no colón proximal, e os oligossacarídeos e fruto-oligossacarídeos (FOS), que estimulam a secreção dos ácidos graxos de cadeia curta, os quais, além de terem ação sistêmica, tornam o ambiente propício para a proliferação de outras bactérias intestinais benéficas. As maiores fontes de prebióticos são: chicória, cebola, alho, alcachofra, aspargo, centeio, grão-de-bico, entre outras.[27,36]

12.3 Microbiota Intestinal e Envelhecimento

■ Roque Marcos Savioli

DEFINIÇÕES

Microbiota	micro-organismos presentes na superfície do corpo cobertos por células epiteliais e expostos ao meio ambiente (trato gastrointestinal, trato respiratório, vagina, pele).
Microbioma	Genes associados à microbiota.
Prebióticos	Ingredientes fermentados que conferem benefícios à microbiota.
Probióticos	Micro-organismos vivos que, quando administrados em quantias adequadas, conferem benefícios à saúde do hospedeiro.
Paraprobióticos	Produtos da degradação de micro-organismos responsáveis pela estimulação da imunidade inata do intestino.
Psicobióticos	Micro-organismos produtores de bactérias com substâncias neuroativas.
Pós-bióticos	Produzidos pela microbiota, podendo ser ácidos graxos de cadeia curta, polissacarídeos etc.

INTRODUÇÃO

Há mais de 100 anos, Ilya Ilyich Mechnikov, um biólogo russo, prêmio Nobel de Medicina em 1908, propôs que existiriam no intestino humano três tipos de micróbios – bactérias patogênicas que colonizariam transitoriamente o intestino, causando intoxicação alimentar aguda e doenças infecciosas. Nesse sentido, o biólogo propôs que a fervura de alimentos e bebidas a serem consumidos poderia evitar doenças. Uma outra situação seria a de bactérias nocivas transformando os alimentos consumidos em metabólitos tóxicos, envenenando o intestino por períodos mais longos. Essas bactérias seriam responsáveis pelos aspectos prejudiciais do processo de envelhecimento. E, por último, o biólogo afirmou a existência de micróbios que forneceriam ao intestino metabólitos benéficos para a saúde humana e para o prolongamento da vida.[37]

Em seu livro *The Prolongation of Life: Optimistic Studies*, publicado em 1908, ele atribuiu às bactérias intestinais proteolíticas efeitos tóxicos e nocivos à saúde, por produzirem metabólitos nocivos em termos de idade. Por outro lado, Mechnikov acreditava que as bactérias sacarolíticas seriam benéficas à saúde humana, degradando carboidratos compostos, por meio do consumo de produtos lácteos fermentados (esse consumo estava aumentado nas populações longevas da época).[37]

Durante anos, poucas foram as pesquisas nesse campo, tendo em vista a dificuldade do cultivo desses micro-organismos. Com o advento de novas técnicas, como a baseada na extração de DNA e na amplificação do gene 16S do RNA ribossômico (rRNA) das fezes, o sequenciamento de 16S do rRNA tornou-se uma ferramenta útil para destacar a diversidade e a abundância de genes encontrados na microbiota. As sequências do gene 16S do rRNA podem ser exploradas por meio de reação em cadeia da polimerase (PCR) e sequenciamento metagenômico para caracterização das cepas.[38]

Por conta dessa nova técnica de análise da microbiota, vários estudos vêm sendo publicados, relacionando a microbiota intestinal a várias patologias, entre elas diabetes *mellitus*, doença cardiovascular, hipertensão arterial e obesidade, destacando também o seu papel no processo de envelhecimento, com ênfase às doenças neurológicas próprias dessa fase da vida.[39]

A colonização microbiana do trato gastrointestinal começa imediatamente após o nascimento, e sua composição depende do tipo de parto. Bebês nascidos de partos normais têm microbiota diferente dos nascidos de parto cesáreo. Nessa fase da vida, a comunidade microbiota é inicialmente instável e sofre um fenômeno de sucessão que envolve uma primeira colonização por anaeróbios facultativos, o que cria um ambiente mais reduzido para a subsequente colonização por anaeróbios estritos, ocasionando baixas diversidade e complexidade. Aproximadamente aos três anos de idade a microbiota intestinal atinge uma população diversa, complexa e estável, sendo semelhante à fase adulta.[40]

A microbiota intestinal humana saudável é estimada em 10^{41} organismos, que, coletivamente, codificam de 3 a 4 milhões de genes, ou aproximadamente 150 vezes mais que o genoma humano. Esse genoma microbiano, denominado microbioma, permite à microbiota realizar diversas atividades metabólicas que não são codificadas no genoma humano e que são benéficas para o hospedeiro. Elas incluem extração de energia e de nutrientes dos alimentos, biossíntese de vitaminas, transformação dos sais biliares, desenvolvimento da imunidade inata e adaptativa, manutenção da integridade epitelial intestinal (funcionando como uma barreira contra a colonização de patógenos microbianos) e metabolismo de drogas.[40]

Produtos de degradação de alimentos que os seres humanos não conseguem digerir (por exemplo, celulose ou oligossacarídeos) podem ser fermentados em ácidos graxos de cadeia curta pela microbiota. Esses são importantes como fonte de energia para os enterócitos, além de possuírem outros efeitos benéficos, como a promoção da integridade da membrana intestinal. A fermentação é, portanto, um processo que oferece benefício simbiótico ao hospedeiro, permitindo a utilização de uma variedade maior de alimentos.[40]

A distribuição de bactérias no intestino varia de acordo com a localização. A densidade bacteriana é baixa no estômago e no duodeno, devido à presença de ácido gástrico e enzimas pancreáticas. A densidade aumenta no intestino delgado distal (uma mistura de aeróbios e anaeróbios) e é maior no intestino grosso, no qual a concentração bacteriana sobe para cerca de 10^{42} a 10^{43} bactérias por grama de conteúdo colônico, dos quais 99,99% são anaeróbios.

A microbiota intestinal é composta por várias espécies de micro-organismos, incluindo bactérias, leveduras e vírus. Taxonomicamente, as bactérias são classificadas de acordo com filos, classes, ordens, famílias, gêneros e espécies. Os filos microbianos dominantes são Firmicutes, Bacteroidetes, Actinobacteria, Proteobacteria, Fusobacteria e Verrucomicrobia. Firmicutes e Bacteroidetes compõem 90% da microbiota intestinal.

O filo Firmicutes é composto por mais de 200 gêneros diferentes, como *Lactobacillus*, *Bacillus*, *Clostridium*, *Enterococcus* e *Ruminicoccus*. Os gêneros de *Clostridium* representam 95% dos filos de Firmicutes. Bacteroidetes consiste em gêneros predominantes, como *Bacteroides* e *Prevotella*. O filo de Actinobacteria é proporcionalmente menos abundante e principalmente representado pelo gênero *Bifidobacterium*.[40]

A MICROBIOTA INTESTINAL MUDA DURANTE O PROCESSO DE ENVELHECIMENTO

A microbiota intestinal de idosos é caracterizada por diversidade bacteriana reduzida, mudança das espécies dominantes, declínio de micro-organismos benéficos, aumento de bactérias anaeróbicas facultativas e diminuição da disponibilidade de ácidos graxos de cadeia curta. Esses metabólitos, como vimos, são produzidos pela microbiota, tendo grande importância para o metabolismo dos enterócitos e para a imunidade inata do organismo, além de estarem envolvidos na ativação da via enzimática das sirtuínas, principalmente a Sirt-1, que tem comprovada associação com o envelhecimento.[44]

Comparando-se a microbiota de idosos com a de adultos mais jovens, foram encontrados níveis mais baixos de Firmicutes, principalmente *Clostridium cluster XIV* e *Faecalibacterium prausnitzii*, e de Actinobacteria (principalmente bifidobactérias) e aumento da população de Proteobacteria.

Embora exista uma grande variabilidade na composição da microbiota intestinal em diferentes populações, regiões geográficas e cenários, evidências sugerem que, no envelhecimento, ocorre uma redução de micro-organismos comensais benéficos – como *Coprococos*, *Faecalibacterium* e *Lactobacillus* –, bem como uma diminuição da relação Firmicutes/Bacteroidetes. Esses micro-organismos exercem funções importantes na manutenção da homeostase intestinal, pois neutralizam a expansão de comunidades microbianas patogênicas, são responsáveis pela produção de muco que reveste o epitélio intestinal, além de produzirem metabólitos provenientes da fermentação de fibras alimentares, como os ácidos graxos de cadeia curta (propionato, acetato, butirato), o que mantém a integridade da barreira intestinal.

À medida que a quantidade de bactérias intestinais benéficas diminui com o envelhecimento, outras bactérias aumentam em abundância rela-

Capítulo 12   Microbiota Intestinal e Envelhecimento **233**

tiva, incluindo bactérias simbióticas que podem tornar-se patogênicas, os chamados patobiontes. Essa categoria de micro-organismos está aumentada no intestino de adultos mais velhos, o qual é predominantemente dominado por anaeróbios facultativos (como *Fusobacterium* e *Staphylococcus*), situação que tem sido associada a níveis aumentados de citocinas inflamatórias no plasma. Além disso, vale ressaltar que estudos em humanos têm demonstrado que a infecção intestinal por *Clostridium difficile* está ligada à redução da diversidade da microbitota, frequente no envelhecimento, a qual, associada ao uso de antibióticos ou inibidores da bomba de prótons, pode, com a redução de populações microbianas protetoras específicas, desencadear processo infeccioso.[44]

Centenários, que podem ser considerados exemplos extremos de envelhecimento saudável, apresentam enriquecimento de *Akkermansia*, *Bifidobacterium* e *Christensenellaceae* em sua flora intestinal, os quais ativam a imunidade inata, têm ação anti-inflamatória, diminuem os efeitos da obesidade e contribuem para a homeostase metabólica.[45,46]

Levando-se em conta que as mudanças na composição da microbiota intestinal podem afetar o envelhecimento saudável, admite-se que a restrição calórica – estratégia mais poderosa para aumentar a longevidade em modelos animais – cause mudanças benéficas na composição da microbiota, diminuindo a inflamação e melhorando a integridade da barreira intestinal. Sendo assim, hipoteticamente, para se manter um trato intestinal saudável, pode-se recompor a microbiota intestinal, por meio de medidas nutricionais e/ou administração de probióticos, prebióticos ou uma combinação dos dois. Alguns estudos mostraram que essa estratégia pode reduzir a inflamação sistêmica e a progressão da obesidade, mas são necessárias mais pesquisas nessa área para que tal procedimento seja referendado.[47]

MICROBIOTA E PERMEABILIDADE INTESTINAL

Com a extensão da expectativa de vida e o aumento da porcentagem de idosos na população em geral, torna-se necessário entender por que ocorre, durante o envelhecimento, suscetibilidade progressivamente maior à incapacidade e à fragilidade. Uma hipótese interessante deriva da observação de que os organismos mais velhos tendem a desenvolver um *status* pró-inflamatório, caracterizado pela presença de altos níveis de marcadores pró-inflamatórios em células e tecidos – uma condição denominada *inflammaging* (termo cunhado em 2000 por Claudio Franceschi).[48]

Estudos epidemiológicos descobriram que a inflamação é um fator de risco para doença cardiovascular, câncer, doença renal crônica, demência e depressão, além de ser um indicador global de mau estado de saúde, como multimorbidade, mobilidade e incapacidade nas atividades da vida diária, sarcopenia, fragilidade e morte prematura.[49]

Vários são os fatores envolvidos no *inflammaging*, entre eles instabilidade do genoma, senescência celular, disfunção mitocondrial, ativação do inflamassoma NLRP3, desregulação primária das células imunes e infecção crônica. Além desses fatores, uma nova hipótese sobre a origem do *inflammaging* vem sendo atribuída às mudanças que ocorrem na microbiota intestinal com o envelhecimento, associadas a alterações na permeabilidade intestinal, como fatores causais de inflamação crônica do envelhecimento.[49]

A superfície mucosa que cobre o trato gastrointestinal é a maior área de contato entre o meio ambiente e o organismo humano, chegando a 300 m². A barreira epitelial intestinal deve exercer a tarefa de impedir a penetração de macromoléculas e micro-organismos potencialmente patogênicos, garantindo a absorção de nutrientes, além de monitorar o conteúdo luminal no reconhecimento de micróbios e na amostragem de antígenos. Essa barreira apresenta-se em forma de criptas, estando os enterócitos acoplados por meio das *tight junctions* (TJ), moléculas de adesão que impedem a passagem de micróbios e/ou macromoléculas. Além disso, as células epiteliais intestinais secretam citocinas anti-inflamatórias que ajudam a manter a homeostase imunológica do intestino.

Estudos em humanos revelaram que, com o avanço da idade, a integridade do epitélio intestinal fica comprometida, por conta da redução da expressão de TJ, ocasionando a chamada síndrome *leaky gut* (síndrome do "intestino permeável", em tradução livre), situação em que o epitélio perde a sua capacidade de barrar a entrada de micróbios e seus produtos de degradação.[50]

Defeitos na função da barreira podem levar a estado inflamatório crônico, responsável por várias doenças locais e sistêmicas, incluindo doença

Capítulo 12 Microbiota Intestinal e Envelhecimento **235**

celíaca, câncer colorretal, doença inflamatória intestinal e distúrbios metabólicos como obesidade e diabetes. É importante ressaltar que a perda da integridade da barreira parece ter consequências prejudiciais não só para o intestino, pois, atualmente, admite-se que alterações da permeabilidade intestinal podem também estar relacionadas a distúrbios do sistema nervoso central, como mal de Parkinson, doença de Alzheimer, esclerose múltipla e depressão, além de doenças cardiovasculares e hipertensão arterial.[43]

Postula-se que a disbiose intestinal (desregulação da microbiota) ocasiona aumento da permeabilidade da barreira mucosa, permitindo, assim, que bactérias e seus produtos – como os padrões moleculares associados a patógenos (PAMPs), entre eles o lipopolissacarídeo (LPS), encontrado na parede celular de bactérias gram-negativas e em alimentos ricos em gorduras saturadas, e as moléculas associadas a dano tecidual (DAMPs) – entrem na circulação. PAMPs e DAMPs se ligam a receptores *toll-like* (TLRs), existentes em macrófagos, monócitos, células dendríticas e mastócitos, iniciando o processo inflamatório que se torna crônico.[43]

MICROBIOTA E HIPERTENSÃO ARTERIAL

A regulação da pressão arterial é um complexo processo multifatorial, no qual interagem genes, meio ambiente e fatores hormonais. Estudos recentes revelaram que o intestino humano tem uma significativa conexão com o sistema nervoso central através de vias de sinalização complexas, incluindo sinais neuroendócrinos bidirecionais e imunológicos. Esse mecanismo, denominado eixo intestino-cérebro, é composto por microbiota intestinal, sistema nervoso central, sistema nervoso entérico e sistema nervoso parassimpático e simpático.[41]

Alguns estudos têm demonstrado que a microbiota intestinal pode afetar a pressão arterial (influenciando a produção de serotonina, dopamina e noradrenalina) e a regulação do metabolismo do sódio, inclusive por meio da inflamação gerada pela disbiose intestinal.[51-54]

Em estudo com 41 controles saudáveis, 56 indivíduos pré-hipertensos e 99 indivíduos com hipertensão primária, observou-se diminuição da riqueza e diversidade microbianas. Além disso, demonstrou-se que a pressão arterial elevada é transferível pela microbiota, quando amostras fecais de do-

Manual de CardioGeriatria do InCor

adores humanos hipertensos foram transplantadas para ratos livres de germes. Além disso, Marques *et al.*[51] propuseram que uma dieta rica em fibras altera a microbiota do intestino murino, impedindo o desenvolvimento de hipertensão e insuficiência cardíaca. Os autores desse estudo também sugeriram que isso poderia ocorrer por aumento dos ácidos graxos de cadeia curta, produzidos pela microbiota intestinal, que regulam negativamente o sistema renina-angiotensina, por meio dos receptores GPR41, GPR43 e Olfr78.[52]

No recente estudo CARDIA, os autores examinaram a diversidade e a composição taxonômica da microbiota intestinal em 529 adultos recrutados de quatro centros urbanos distintos dos EUA. Nos indivíduos com hipertensão arterial e hipertensão sistólica, a diversidade da microbiota estava diminuída, tendo sido detectados gêneros bacterianos específicos nesses pacientes.[53]

Wilck *et al.*, ao encontrarem membros específicos de *Lactobacillus* que exerceriam efeito protetor contra a ocorrência de hipertensão, relataram que o microbioma pode mediar o efeito de uma dieta rica em sal na hipertensão. Dietas com muito sal reduzem a quantidade dessas bactérias protetoras.[54]

Concluindo, vários estudos na literatura médica propõem a modulação da microbiota intestinal por meio da administração de probióticos como estratégia eficaz para o controle da hipertensão arterial, mas há necessidade de um número maior e mais convincente de investigações para justificar essa proposta terapêutica.[41, 51-54]

MICROBIOTA E DOENÇA CARDIOVASCULAR

A diminuição do débito cardíaco que ocorre na insuficiência cardíaca ocasiona redução da perfusão intestinal com isquemia regional, levando a uma disfunção da barreira epitelial intestinal, com consequente aumento da sua permeabilidade. Além disso, a congestão sanguínea que acompanha a insuficiência cardíaca pode causar edema da parede intestinal, o que também resulta em aumento da sua permeabilidade. Assim, a perda de função da barreira intestinal favorece a translocação de endotoxinas, componentes microbianos e metabólitos microbianos, como LPSs produzidos por bactérias gram-negativas, que entram na circulação sistêmica, ativando citocinas inflamatórias, agravando o processo inflamatório sistêmico e piorando o desempenho cardíaco.

Em pacientes com insuficiência cardíaca, foi observada interação significativa entre a quantidade de microbiota intestinal fecal e a intensidade da permeabilidade intestinal. Um estudo recente mostrou que pacientes com insuficiência cardíaca apresentaram diversidade significativamente reduzida da microbiota e depleção dos grupos microbianos intestinais principais. Ademais, pacientes com insuficiência cardíaca que tiveram DNA bacteriano no sangue periférico apresentavam níveis plasmáticos significativamente mais altos de marcadores inflamatórios, incluindo proteína C reativa de alta sensibilidade e níveis de interleucina-6, do que aqueles que não tiveram DNA bacteriano em seu sangue.[55,56]

Além da deterioração hemodinâmica dos pacientes com insuficiência cardíaca, evidências apontaram que a disbiose intestinal estaria associada à produção de vários metabólitos, os quais interfeririam no metabolismo cardiovascular. Dados recentes indicam que tais metabólitos microbianos, bem como componentes bacterianos estruturais, são capazes de migrar do intestino à circulação geral, na qual eles interagem e modificam a função de tecidos metabolicamente relevantes. Entre os numerosos metabólitos fisiologicamente ativos de bactérias microbianas, destaca-se o N-óxido de trimetilamina (TMAO).

TMAO: marcador de risco para doenças cardiovasculares?

O TMAO tem recebido considerável atenção na literatura científica, sendo preconizado como mediador ou até marcador de risco para doenças cardiovasculares.[57-61]

Ele é produzido secundariamente à ingestão de nutrientes contendo trimetilamina (TMA), como colina, fosfatidilcolina e L-carnitina, encontrados em altas concentrações em produtos de origem animal, incluindo carne vermelha, peixe, leite e ovos. Esses nutrientes sofrem ação de enzimas produzidas pela microbiota intestinal, as TMA-liases, produzindo TMA, que atinge a circulação portal, na qual sofre oxidação pelas flavinas monoxigenases hepáticas, principalmente a FMO3, gerando o TMAO, que entra na circulação sistêmica.[58]

238 Manual de CardioGeriatria do InCor

Estudos mostram que o TMAO atua potencializando a reatividade plaquetária, por meio de maior liberação de cálcio. Tang *et al.* observaram que o aumento da resposta plaquetária dependente de TMAO pode atenuar a ação antiplaquetária da aspirina em baixas doses. Portanto, em indivíduos que tomam aspirina em baixa dose, a elevação do TMAO plasmático, em consequência de níveis elevados de suplementação de colina, pode reduzir a eficácia da droga.[58] Esses achados também são consistentes com estudos clínicos que mostram que níveis plasmáticos elevados de TMAO podem ajudar a explicar o aumento residual do risco de doença cardiovascular em indivíduos que tomam medicamentos tradicionais para prevenção de doenças cardiovasculares, incluindo agentes antiplaquetários.[57]

Os achados de hiper-reatividade de plaquetas com níveis plasmáticos elevados de TMAO também são complementados por estudos que mostram que o TMAO pode provocar uma robusta resposta inflamatória *in vivo*, mediada em parte pela ativação do fator de transcrição NF-⬚B da célula endotelial.[62]

Em uma coorte clínica com 4.007 pacientes, os que apresentavam níveis plasmáticos elevados de TMAO tiveram um risco 2,5 vezes maior de sofrer evento cardiovascular do que aqueles com níveis plasmáticos inferiores. Além disso, a presença de níveis plasmáticos elevados de TMAO em jejum foi associada à ocorrência de eventos cardiovasculares graves, independentemente dos riscos cardiovasculares tradicionais.[63]

Em uma coorte com 1.800 indivíduos, os níveis plasmáticos de TMAO foram associados positivamente com doença arterial coronária (DAC), doença arterial periférica e história de infarto do miocárdio, independentemente dos fatores de risco tradicionais. Num estudo subsequente, em 4 mil indivíduos submetidos a angiografia coronária eletiva, níveis plasmáticos elevados de TMAO previram eventos cardíacos adversos, como morte, infarto do miocárdio e acidente vascular cerebral, no período de um ano.[59]

Senthong *et al.* examinaram a relação entre o nível de TMAO plasmático em jejum e a mortalidade por todas as causas ao longo de cinco anos em pacientes sequenciais com DAC estável (n = 2.235) submetidos a angiografia coronária eletiva. Níveis plasmáticos mais altos de TMAO foram associados a um risco de mortalidade quatro vezes maior. Após ajustes para fatores de risco tradicionais, proteína C reativa de alta sensibilidade e taxa de filtração glomerular estimada, os níveis elevados de TMAO foram preditivos de risco de mortalidade por todas as causas em cinco anos.[59]

O valor prognóstico do TMAO tem sido estendido a vários desfechos cardiovasculares (infarto do miocárdio, acidente vascular cerebral e mortalidade) em várias populações (doença renal crônica, insuficiência cardíaca, doença arterial periférica etc.).

A alta concentração de nutrientes produtores de TMAO em animais sugere que o TMAO medeia, pelo menos em parte, o vínculo estabelecido entre consumo de carne vermelha e risco de doença cardiovascular; e baixos níveis de TMAO circulante podem ser responsáveis pelo risco cardioprotetor, efeito de uma dieta vegetariana ou vegana.

Tang *et al.*, examinando pacientes sequenciais com história de insuficiência cardíaca submetidos a avaliações cardíacas, observaram que pacientes com insuficiência cardíaca apresentam valores plasmáticos significativamente maiores de TMAO em comparação com o grupo de controle. Além disso, verificaram que havia uma relação inversa entre sobrevida e TMAO.[58]

Em outro estudo, níveis plasmáticos aumentados de TMAO se correlacionaram com índices diastólicos adversos, como fração de ejeção do ventrículo esquerdo que um acúmulo desse metabólito pode afetar a mecânica cardíaca. Achados semelhantes foram reportados por uma coorte norueguesa em que níveis plasmáticos elevados de TMAO eram preditivos de má sobrevida de pacientes submetidos a transplante cardíaco.[61]

Apesar dos dados disponíveis na literatura até então, a associação entre TMAO e doença cardiovascular permanece incompleta. Há necessidade de se estabelecer claramente a relação causal entre um e outro. Uma das grandes discussões é o fato de que algumas espécies de peixe contêm TMAO, além de TMA e L-carnitina, que, como sabemos, são elementos precursores de TMAO. Sendo o consumo de peixes algo já estabelecido pela literatura médica como preventivo de doença cardiovascular, qual seria o real papel do TMAO? Os autores acreditam que, nos peixes, além do TMAO, existem moléculas cardioprotetoras, como os ácidos graxos 3-poli-insaturados, principalmente ácido eicosapentaenoico (EPA) e ácido docosa-hexaenoico (DHA), que contraporiam os efeitos nocivos do TMAO.[64]

À luz de todas essas evidências, atualmente não há consenso de que o TMAO, por si só, seja um composto pró-aterogênico ou apenas um biomarcador de doença cardiovascular. Vários estudos apontam que a FMO3 desempenha papel importante nas doenças cardiovasculares, independentemente do TMAO. Nessa linha, a desregulação ou a eliminação da FMO3 leva à diminuição dos níveis de TMAO, enquanto o aumento da expressão de FMO3 leva a perfis lipídicos pró-aterogênicos. Ademais, a regulação positiva da FMO3 pode ser pró-aterogênica ou pró-diabética, por meio de mecanismos não relacionados ao aumento da produção de TMAO.

Novos estudos estão sendo realizados, bem como propostas terapêuticas para redução do TMAO vêm sendo apregoadas – ou com drogas inibidoras da FMO3, como o 3,3-dimetil-1-butanol (DMB), ou com intervenções nutricionais, ou, ainda, com a administração de probióticos específicos que inibiriam as TMA-liases, impedindo a formação de TMA. Tudo isso, no entanto, encontra-se em âmbito experimental, sendo apenas uma esperança terapêutica para o futuro.

CONSIDERAÇÕES FINAIS E PERSPECTIVAS FUTURAS

Esforços vêm sendo feitos por pesquisadores para detectar o microbioma da hipertensão arterial e o das doenças cardiovasculares, objetivando o uso de probióticos ou prebióticos, ou mesmo de metabólitos produzidos pela microbiota, os quais, controlando a disbiose intestinal, reduziriam o impacto dessas doenças. Estudos experimentais em animais vêm sendo publicados, mas poucas são as investigações realizadas em humanos. A expectativa é que, em um futuro próximo, esse objetivo seja alcançado.

REFERÊNCIAS 12.1

1. Synovitz LB, Larson KL. Consumer health and integrative medicine: holistic view of complementary and alternative medicine practices. Burlington: Jones & Bartlett Learning; 2020.

2. Mooventhan A, Nivethitha L. Evidence based effects of yoga practice on various health related problems of elderly people: a review. J Bodyw Mov Ther. 2017;21(4):1028-32. doi: 10.1016/j.jbmt.2017.01.004.

3. Gard T, Noggle JJ, Park CL, Vago DR, Wilson A. Potential self-regulatory mechanisms of yoga for psychological health. Front Hum Neurosci. 2014;8:770. doi: 10.3389/fnhum.2014.00770.

4. Sinatra S, Houston M, editors. Nutritional and integrative strategies in cardiovascular medicine. CRC Press/Taylor & Francis Group; 2015. doi: 10.1201/b18282.

5. Kwong JSW, Lau HLC, Yeung F, Chau PH. Yoga for secondary prevention of coronary heart disease. Cochrane Database Syst Rev. 2015(7):CD009506. doi: 10.1002/14651858.CD009506.pub4.

6. Hariprasad VR, Sivakumar PT, Koparde V, Varambally S, Thirthalli J, Varghese M, et al. Effects of yoga intervention on sleep and quality-of-life in elderly: a randomized controlled trial. Indian J Psychiatry. 2013;55(Suppl 3):S364-8. doi: 10.4103/0019-5545.116310.

7. Alexander GK, Innes KE, Selfe TK, Brown CJ. "More than I expected": perceived benefits of yoga practice among older adults at risk for cardiovascular disease. Complement Ther Med. 2013;21(1):14-28. doi: 10.1016/j.ctim.2012.11.001.

8. Zappaterra CW, Zappaterra MW. Healthy aging: a review of complementary and alternative medicine modalities that increase quality of life in older adults. J Yoga Phys Ther. 2014;4(3):1-6. doi: 10.4172/2157-7595.1000164.

9. Patel NK, Newstead AH, Ferrer RL. The effects of yoga on physical functioning and health related quality of life in older adults: a systematic review and meta-analysis. J Altern Complement Med. 2012;18:902-17. doi: 10.1089/acm.2011.0473.

10. Wu Y, Johnson BT, Acabchuk RL, Chen S, Lewis HK, Livingston J, Park CL, et al. Yoga as antihypertensive lifestyle therapy: a systematic review and meta-analysis. Mayo Clin Proc. 2019;94(3):432-46. doi: 10.1016/j.mayocp.2018.09.023.

11. Bhavanani A, Madanmohan ZS. Immediate effect of Chandra Nadi Pranayama (left unilateral forced nostril breathing) on cardiovascular parameters in hypertensive patients. Int J Yoga. 2012;5(2):108-11. doi: 10.4103/0973-6131.98221.

12. Brook RD, Appel LJ, Rubenfire M, Ogedegbe G, Bisognano JD, Elliott WJ, et al. Beyond medications and diet: alternative approaches to lowering blood pressure. Hypertension. 2013;61(6):1360-83. doi: 10.1161/hyp.0b013e318293645f.

13. Ravindra PN, Madanmohan PP. Effect of Pranayam (yogic breathing) and Shavasan (relaxation training) on the frequency of benign ventricular ectopics in two patients with palpitations. Int J Cardiol. 2006;108(1):124-5. doi: 10.1016/j.ijcard.2005.02.023.

14. Lakkireddy D, Atkins D, Pillarisetti J, Ryschon K, Bommana S, Drisko J, et al. Effect of yoga on arrhythmia burden, anxiety, depression, and quality of life in

paroxysmal atrial fibrillation. J Am Coll Cardiol. 2013;61(11):1177-82. doi: 10.1016/j.jacc.2012.11.060.

15. Manchanda SC. Yoga: a promising technique to control cardiovascular disease. Indian Heart J. 2014;66(5):487-9. doi: 10.1016/j.ihj.2014.08.013.

16. Manchanda SC. Reversal of early atherosclerosis in metabolic syndrome by yoga: a randomized controlled trial. J Yoga Phys Ther. 2013;3(1):1-3. doi: 10.4172/2157-7595.1000132.

17. Sharma V. Beneficial effect of laughter yoga and clapping exercise in coronary heart disease (CHD) patients in South Delhi Metro population. Atherosclerosis. 2018;275. doi: 10.1016/j.atherosclerosis.2018.06.768.

18. Ornish D, Brown S, Scherwitz L, Billings J, Armstrong W, Ports T, et al. Can lifestyle changes reverse coronary heart disease? The Lifestyle Heart Trial. Psychosocial Proces Health. 1994:507-21. doi: 10.1017/cbo9780511759048.038.

19. Sivasankaran S, Pollard-Quintner S, Sachdeva R, Pugeda J, Hoq SM, Zarich SW. The effect of a six-week program of yoga and meditation on brachial artery reactivity: do psychosocial interventions affect vascular tone? Clin Cardiol. 2006;29(9):393-8. doi: 10.1002/clc.4960290905.

20. Bijlani RL, Vempati RP, Yadav RK, Ray RB, Gupta V, Sharma R, et al. A brief but comprehensive lifestyle education program based on yoga reduces risk factors for cardiovascular disease and diabetes mellitus. J Altern Complement Med. 2005;11(2):267-74. doi: 10.1089/acm.2005.11.26.

21. Santaella DF, Devesa CRS, Rojo MR, Amato MBP, Drager LF, Casali KR, et al. Yoga respiratory training improves respiratory function and cardiac sympathovagal balance in elderly subjects: a randomised controlled trial. BMJ Open. 2011;1(1):e000085. doi: 10.1136/bmjopen-2011-000085.

22. Patil SG. Effect of yoga on oxidative stress in elderly with grade-I hypertension: a randomized controlled study. J Clin Diagn Res. 2014;8(7):BC04-7. doi: 10.7860/jcdr/2014/9498.4586.

23. Bezerra LA, de Melo HF, Garay AP, Reis VM, Aidar FJ, Bodas AR, et al. Do 12-week yoga program influence respiratory function of elderly women? J Hum Kinet. 2014;43(1):177-84. doi: 10.2478/hukin-2014-0103.

24. Patil G, Aithala MR, Das KK. Effect of yoga on arterial stiffness in elderly subjects with increased pulse pressure: a randomized controlled study. Complement Ther Med. 2015;23(4):562-9. doi: 10.1016/j.ctim.2015.06.002.

25. Bowman AJ, Clayton RH, Murray A, Reed JW, Subhan MM, Ford GA. Effects of aerobic exercise training and yoga on the baroreflex in healthy elderly persons. Eur J Clin Invest. 1997;27(5):443-9. doi: 10.1046/j.1365-2362.1997.1340681.x.

26. Boccardi V, Paolisso G, Mecocci P. Nutrition and lifestyle in healthy aging: the telo-merase challenge. Aging (Albany NY). 2016;8(1):12-5.

27. Paschoal V, Marques N, Sant'Anna V. Nutrição clínica funcional: suplementação nutricional. 2. ed. São Paulo: VP Editora; 2015.

28. Castelo-Branco C, Soveral I. The immune system and aging: a review. Gynecol En-docrinol. 2014;30(1):16-22.

29. Freitas E, Py L. Tratado de geriatria. São Paulo: Guanabara Koogan; 2016.

30. Lajolo FM, Pfrime K. Nutrição e envelhecimento saudável. São Paulo: ILSI; 2016. v. 6.

31. Umar M, Sastry KS, Chouchane AI. Role of vitamin D beyond the skeletal function: a review of the molecular and clinical studies. Int J Mol Sci. 2018;19(6):1618.

32. Gröber U, Kisters K, Schmidt J. Neuroenhancement with vitamin B12: underestima-ted neurological significance. Nutrients. 2013;5:5031-45.

33. Baum JI, Kim IY, Wolfe RR. Protein consumption and the elderly: what is the opti-mal level of intake? Nutrients. 2016;8(6):359.

34. Cabrera AJ. Zinc, aging, and immunosenescence: an overview. Age Relat Dis. 2015;5:25592.

35. Malachias MVB, Souza WKSB, Plavnik FL, Rodrigues CIS, Brandão AA, Neves MFT, et al. 7a diretriz brasileira de hipertensão arterial. Arq Bras Cardiol. 2017;24(1):12-7.

36. Nagpal R, Mainali R, Ahmadi S, Wang S, Singh R, Kavanagh K, et al. Gut micro-biome and aging: physiological and mechanistic insights. Nutr Healthy Aging. 2018;4(4):267-85.

37. Siegwald L, Brüssow H. Gut microbiota and healthy aging. In: Rattan SIS, editor. Encyclopedia of biomedical gerontology. Elsevier Academic Press; 2020. p. 199-209.

38. Woese CR, Fox GE. Phylogenetic structure of the prokaryotic domain: the primary kingdoms. Proc Natl Acad Sci U S A. 1977;74(11):5088-90.

39. Claesson MJ, Jeffery IB, Conde S, Power SE, O'Connor EM, Cusack S, et al. Gut microbiota composition correlates with diet and health in the elderly. Nature. 2012;488(7410):178-84. doi: 10.1038/nature11319.

40. Vaiserman A, Koliada AK, Marotta F. Gut microbiota: a player in aging and a target for anti-aging intervention. Aging Res Rev. 2017;35:36-45.

41. Yang T, Santisteban MM, Rodrigues V, Li E, Ahmari N, Carvajal JM, et al. Gut dys-biosis is linked to hypertension. Hypertension. 2015;65:1331-40.

42. Thevaranjan N, Puchta A, Schulz C, Naidoo A, Szamosi JC, Verschoor CP, et al. Age-associated microbial dysbiosis promotes intestinal permeability, systemic inflammation, and macrophage dysfunction. Cell Host Microbe. 2017;21(4):455-66.e4.

43. Mizock B. Probiotics. Dis Mon. 2015;61:259-90.

44. Zapata HJ, Quagliarello VJ. The microbiota and microbiome in aging: potential implications in health and age- related diseases. Am J Geriatr Soc. 2015;63:776-81.

45. Biagi E, Francheschi C, Rampelli S, Severgnini M, Ostan R, Turroni S, et al. Gut microbiota and extreme longevity. Curr Biol. 2016;26(11):1480-5.

46. Amsterdam D, Ostrov E. The impact of the microbiome on immunosenescence. Immunol Invest. 2018;47(8):801-11.

47. Ott B, Skurk T, Hastreiter L, Lagkouvardos I, Fischer S, Büttner J, et al. Effect of caloric restriction on gut permeability, inflammation markers, and fecal microbiota in obese women. Sci Rep. 2017;7:11955.

48. Franceschi C, Garagnani P, Vitale G, Capri M, Salvioli S. Inflammaging and 'garb--aging'. Trends Endocrinol Metab. 2017;28:199-212.

49. Ferrucci L, Fabbri E. Inflammageing: chronic inflammation in ageing, cardiovascular diseases and frailty. Nat Rev Cardiol. 2018;15(9):505-22. doi: 10.1038/s41569-018-0064-2.

50. Bischoff S. Microbiota and aging. Curr Opin Clin Nutr Met Care. 2016;19:26-30.

51. Marques FZ, Mackay CR, Kaye DM. Beyond gut feelings: how the gut microbiota regulates blood pressure. Nat Rev Cardiol. 2018;15(1):20-32.

52. Cheema MU, Pluznick J. Gut microbiota plays a central role to modulate the plasma and fecal metabolomes in response to angiotensin II. Hypertension. 2019;74:184-93.

53. Sun S, Lulla A, Sioda M, Winglee K, Wu MC, Jacobs Jr DR, et al. Gut microbiota composition and blood pressure: the CARDIA Study. Hypertension. 2019;73:998-1006.

54. Wilck N, Matus N, Kearney SM, Olesen SW, Forslund K, Bartolomaeus H, et al. Salt-responsive gut commensal modulates TH17 axis and disease. Nature. 2017;551(7682):585-9.

55. Kitai T, Tang WH. Gut microbiota in cardiovascular disease and heart failure. Clin Sci. 2018;132:85-91.

56. Ascher S, Reinhardt C. The gut microbiota: an emerging risk factor for cardiovascular and cerebrovascular disease. Eur J Immunol. 2018;48:564-75. doi: 10.1002/eji.201646879.

57. Battson ML, Lee DM, Weir TL, Gentile CL. The gut microbiota as a novel regulator of cardiovascular function and disease. J Nutr Biochem. 2018;56:1-15.

58. Tang WH, Wang Z, Levison BS, Koeth RA, Britt EB, Fu X, et al. Intestinal microbial metabolism of phosphatidylcholine and cardiovascular risk. N Engl J Med. 2013;368:1575-84.

59. Senthong V, Wang Z, Li XS, Fan Y, Wu Y, Tang WHW, et al. Intestinal microbiota-generated metabolite trimethylamine-N-oxide and 5-year mortality risk in stable coronary artery disease: the Contributory Role of Intestinal Microbiota in a COURAGE-Like Patient Cohort. J Am Heart Assoc. 2016;5:e002816. doi: 10.1161/JAHA.115.002816.

60. Meyer KA, Benton TZ, Bennet BJ, Jacobs Jr DR, Lloyd-Jones DM, Gross MR, et al. Microbiota–dependent metabolite trimethylamine N–oxide and coronary artery calcium in the Coronary Artery Risk Development in Young Adults Study (CARDIA). J Am Heart Assoc. 2016 Oct;5(10):e003970. doi: 10.1161/JAHA.116.003970.

61. Schuett K, Kleber KE, Scharnagl H, Lorkowski S, März W, Niessner A, et al. Trimethylamine-N-oxide and heart failure with reduced versus preserved ejection fraction. J Am Coll Cardiol. 2017;70(25):3202-4.

62. Li DY, Tang WHW. Gut microbiota and atherosclerosis. Curr Atheroscler Rep. 2017;19(10):39.

63. Heianza Y, MaW, Manson JE, Rexrode KM, Qi L. Gut microbiota metabolites and risk of major adverse cardiovascular disease events and death: a systematic review and meta-analysis of prospective studies. J Am Heart Assoc. 2017;6:e004947. doi: 10.1161/JAHA.116.004947.

64. Romanoff AL. The microbiome and risk for atherosclerosis. JAMA. 2018;319:2381-2.

capítulo 13

Caio de Assis Moura Tavares ▪ Érica Maria Boteon ▪ Felipe Bozi Soares ▪ Wilson Jacob Filho

O Idoso em Unidades de Terapia Intensiva

ASSUNTOS ABORDADOS

1. Introdução

2. Considerações fisiológicas

3. Alterações farmacológicas no idoso crítico

4. Prognóstico e desfechos

5. Modelo de cuidado do idoso crítico com delirium: uma abordagem multidisciplinar

INTRODUÇÃO

O envelhecimento populacional é um fenômeno mundial que molda a composição etária da população e impacta os serviços de saúde. Na última década, o perfil epidemiológico dos pacientes admitidos em unidade de terapia intensiva (UTI) cardiológica mudou: além do significativo aumento do número de idosos com multimorbidade, houve um declínio em admissões por síndrome coronariana aguda, o que se relaciona tanto ao aumento de outros diagnósticos cardiológicos (insuficiência cardíaca descompensada, doenças valvares, hipertensão pulmonar) como ao crescente número de diagnósticos não cardiológicos (doenças infecciosas e neurológicas, complicações de diagnósticos oncológicos/hematológicos etc.). Embora as UTIs possam fornecer o tratamento da "fronteira do conhecimento" para doenças agudas que afligem os idosos, frequentemente não estão preparadas para abordar de maneira sistemática o cenário mais amplo em que o idoso está inserido: fragilidade, declínio cognitivo, multimorbidade, polifarmácia e outras síndromes geriátricas. A Figura 13.1 ilustra a importância desse cenário para o idoso internado em UTI: a abordagem sistemática das síndromes geriátricas deve estar atrelada ao tratamento da condição aguda.

Nesse contexto, tanto o sistema de saúde como os profissionais de saúde envolvidos no atendimento desses pacientes devem ser treinados para as peculiaridades da atenção à saúde dos idosos: da fisiopatologia do envelhecimento aos cuidados únicos que essa população demanda, incluindo diferentes objetivos de cuidado, como funcionalidade, cognição e manutenção da autonomia.

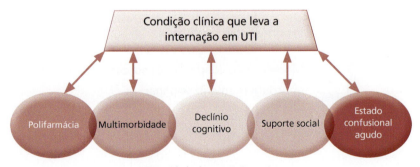

UTI: unidade de terapia intensiva.

FIGURA 13.1 Importância da abordagem sistemática das síndromes geriátricas em UTI: relação íntima com complicações e tratamento da condição clínica.

CONSIDERAÇÕES FISIOLÓGICAS

As alterações fisiológicas associadas ao envelhecimento, o impacto de fatores genéticos e ambientais acumulados durante a vida e a carga de comorbidades afetam a capacidade do paciente idoso em responder adequadamente – do ponto de vista hemodinâmico, respiratório e metabólico – aos diversos estressores críticos.

Alterações neurológicas

O sistema nervoso central no envelhecimento é marcado por alterações estruturais, funcionais e metabólicas. Há redução do tamanho do cérebro, do número de neurônios funcionantes, da perfusão cerebral microvascular e da neuroplasticidade sináptica. A redução do tamanho do encéfalo, associada a maior aderência da dura-máter ao crânio, aumenta significativamente o risco de hematomas epidurais mesmo em traumas de menor impacto. Além disso, o aumento do espaço morto intracraniano pode ampliar o tempo até o aparecimento de sintomas, tornando necessária uma observação cautelosa do nível neurológico. Com a idade, observa-se um desbalanço nos neurotransmissores, o que pode ser verificado pela redução de dopamina e serotonina, por exemplo, e também se observa um aumento da prevalência de quadros neurodegenerativos. Ademais, a barreira hematoencefálica encontra-se mais permeável, o que aumenta a resposta inflamatória no sistema nervoso central em condições de maior inflamação sistêmica, potencializando o dano estrutural e as alterações do padrão de funcionamento neuronal. Com essas alterações associadas, o *delirium* torna-se uma complicação frequente na população idosa em ambiente crítico, e essa entidade representa um marcador importante de pior prognóstico, mortalidade e perda funcional após a alta.[1]

Alterações cardiovasculares

Ao cuidar de um indivíduo idoso na UTI, deve-se atentar para as alterações impostas pelo envelhecimento na dinâmica do sistema cardiovascular. A Tabela 13.1 resume as principais alterações relacionadas ao envelhecimento e que podem ter implicação no manejo do idoso nesse cenário, desde reposição volêmica até escolha da droga vasoativa.

Tabela 13.1 Principais alterações ligadas ao envelhecimento.

	Função elétrica	Envelhecimento vascular	Alterações no miocárdio
Fisiologia	Redução do número de células com função de marca-passo Alteração do metabolismo do cálcio intracelular	Aumento da rigidez arterial Disfunção endotelial Aumento da permeabilidade Aumento da velocidade de onda de pulso e da reflexão das ondas	Hipertrofia ventricular esquerda Aumento da fibrose miocárdica Maior dependência da contração atrial para enchimento diastólico
Avaliação clínica	Diminuição da variabilidade de frequência cardíaca	Aumento da PAS Redução da PAD	Aumento das pressões de enchimento do ventrículo esquerdo
Exemplo de implicação clínica	Menor resposta a estímulo farmacológico beta-adrenérgico	Não guiar terapêutica por valor isolado de PAS	Exacerbação da resposta a diurético (grandes reduções das pressões de enchimento com pequenas mudanças da volemia) Aumento da sensibilidade à pré-carga

PAS: pressão arterial sistólica; PAD: pressão arterial diastólica.

Alterações morfológicas incluem redução do número de miócitos, da densidade de fibras condutivas e do número de células do nó sinusal, com lipossubstituição das células do sistema condutivo, aumentando a incidência de arritmias e bloqueios. Observa-se enrijecimento arterial, com hipertrofia da parede dos vasos e alterações do sistema de vasodilatação dependente do óxido nítrico, levando a aumento da velocidade da onda de pulso. Essas alterações promovem aumento da pós-carga, o que leva a hipertrofia ventricular esquerda e alterações diastólicas com redução da complacência ventricular, fazendo com que haja uma contração ventricular mais prolongada compensatória durante a sístole, reduzindo o tempo de relaxamento ventricular e comprometendo o enchimento diastólico rápido inicial do ventrículo esquerdo, e isso aumenta a importância do componente de contração atrial tardio na diástole. Existe, ainda, uma redução na responsividade de receptores beta-adrenérgicos, tanto por redução da afinidade do receptor quanto por alterações na transdução do sinal, levando a respostas cronotrópica e inotrópica.

Alterações pulmonares

Doenças pulmonares estão entre as principais causas de admissão no ambiente de terapia intensiva, e as alterações fisiopatológicas relacionadas ao envelhecimento, somadas às doenças pulmonares prevalentes nos idosos, impactam a capacidade do sistema pulmonar de responder adequadamente aos estressores agudos. Observa-se redução da força da musculatura respiratória e da elasticidade pulmonar, com consequente aumento da complacência pulmonar, além de redução da complacência da parede torácica. Essas alterações promovem modificações nos volumes e nas capacidades pulmonares, acarretando aumento do volume residual e da capacidade residual funcional, bem como redução da capacidade vital total e do volume expiratório forçado no primeiro minuto.[2] Em associação a isso, comorbidades como osteoporose, cifose e uma menor mobilidade das articulações costovertebrais levam à redução da reserva ventilatória. Com essas alterações, o aumento do volume-minuto decorrente de um estressor agudo passa a depender de forma importante do aumento da frequência respiratória, e, como a redução da complacência da caixa torácica é mais importante que o aumento da complacência pulmonar, o trabalho respiratório é aumentado e depende mais do diafragma e de músculos abdominais do que em pacientes mais jovens, fazendo com que o esforço respiratório seja maior. Vale ressaltar que o baixo peso e a desnutrição são mais comuns nessa faixa etária, resultando em menor força muscular respiratória. A pressão arterial de oxigênio reduz progressivamente com a idade devido às alterações na relação ventilação-perfusão – relação V/Q, com aumento do espaço morto e do *shunt*, além de redução da área de difusão. Pacientes mais idosos têm menor sensibilidade do centro respiratório à hipóxia e à hipocapnia no sistema nervoso central. Outras alterações relacionadas à idade, como redução da distância tireomentoniana, alterações ósseas em coluna cervical, redução da distância interincisivos e escores de Mallampati mais elevados, podem tornar a entubação do paciente idoso tecnicamente mais difícil.

Alterações renais

- Diminuição da massa renal por nefroangiosclerose e hialinização de glomérulos.
- Redução da taxa de filtração glomerular e do número total de arteríolas aferentes e eferentes.
- Menor capacidade de autorregulação das arteríolas aferentes e eferentes em estados hipotensivos ou hipertensivos.
- Perda de massa muscular associada à idade pode fazer com que a disfunção renal nem sempre venha relacionada com aumento real dos níveis de creatinina.
- Menor capacidade de concentrar urina e de manter a homeostase eletrolítica, levando a maior frequência de disnatremias, hipercalemia e hipercalcemia.

Alterações gastrointestinais

- Esvaziamento gástrico mais lento, aumentando o risco de aspiração.
- Não há alteração relevante na absorção de medicamentos.

Alterações musculoesqueléticas

- Internações prolongadas aumentam o estado de catabolismo muscular pela imobilidade e como resposta aos estados inflamatórios, ocasionando sarcopenia e fraqueza muscular.

Alterações na pele

- Redução do tecido subcutâneo e da vascularização da derme aumenta o risco de lesões de pele por tração ou por pressão e amplia o tempo de cicatrização em até duas vezes, quando em comparação a um paciente mais jovem.

… Capítulo 13 — O Idoso em Unidades de Terapia Intensiva 253

ALTERAÇÕES FARMACOLÓGICAS NO IDOSO CRÍTICO

As alterações fisiológicas comuns da idade, associadas às comorbidades, no idoso, podem impactar a farmacocinética e a farmacodinâmica das drogas. Nessa população, os efeitos adversos das drogas aumentam mortalidade, tempo de hospitalização e custos do serviço de saúde. Isso torna a compreensão dessas alterações extremamente relevante para que se possa evitar o seu aparecimento ou para detectá-las precocemente e, por consequência, reduzir o seu impacto.

Alterações farmacocinéticas

- **Absorção:** não se esperam alterações.
- **Distribuição:** a redução da água corporal total e o aumento da relação de gordura sobre massa magra podem aumentar o volume de distribuição de drogas lipofílicas, como benzodiazepínicos, e aumentar a concentração, devido aos menores volumes de distribuição, de drogas hidrofílicas, como aminoglicosídeos e digoxina, alterando sua meia-vida e reduzindo a dosagem necessária para o alcance dos efeitos esperados. As alterações em proteínas ligantes não geram efeitos relevantes; logo, drogas que se ligam a proteínas (por exemplo, a fenitoína à albumina) não sofrem efeitos diretamente relacionados à idade, mas, sim, relacionados ao estado nutricional, a comorbidades hepáticas graves ou a sepse e uremia.
- **Metabolismo:** o metabolismo de primeira passagem hepática pode estar aumentado, já que existe uma redução do fluxo hepático e da massa hepática, aumentando o tempo de passagem no fígado e, consequentemente, potencializando o efeito de certas drogas, como nitratos e betabloqueadores, que dependem do metabolismo de primeira passagem.
- **Eliminação:** devido à redução da taxa de filtração glomerular com a idade, a meia-vida das drogas está estendida. Ao contrário das alterações do metabolismo hepático, a alteração da função renal em virtude da idade pode ser estimada laboratorialmente, e a dosagem das drogas pode ser ajustada previamente à sua administração.

Alterações farmacodinâmicas

Farmacodinâmica diz respeito ao efeito que uma droga produz no organismo. A idade se associa a diversas alterações que podem modificar a resposta terapêutica a uma droga ou causar efeitos adversos. Além disso, a polifarmácia, considerada o uso de cinco ou mais medicamentos concomitantemente, pode promover interações medicamentosas que levem a reações adversas não esperadas.

- Alterações em densidade e afinidade de receptores e nos seus mecanismos de transdução de sinal podem modificar as doses necessárias para obtenção de efeito terapêutico (por exemplo, de benzodiazepínicos e opioides). A sensibilidade aos betabloqueadores se reduz com a idade por downregulation de receptores, já o efeito da varfarina pode estar aumentado por maior inibição dos fatores de coagulação dependentes de vitamina K.10

- Em geral, pacientes geriátricos com baixo peso se beneficiam de doses-padrão ou doses no limite inferior da indicação de uso. Recomenda-se cuidado ao utilizar doses fixas de medicações anticoagulantes, como heparina de baixo peso molecular, pois a dose-padrão pode atingir efeitos terapêuticos nesses pacientes.

- Deve-se ter atenção às drogas sedativas. Propofol tem efeito de ação mais longo em idosos e requer atenção aos possíveis efeitos colaterais, como bradicardia, hipotensão e síndrome de infusão do propofol. Já dexmedetomidina tem maior risco de ocasionar bradicardia e hipotensão nos idosos que em pacientes jovens.

Para evitar os efeitos adversos relacionados às drogas em pacientes idosos criticamente doentes, deve-se conhecer o perfil de efeitos colaterais das drogas, bem como suas interações medicamentosas, e iniciar novas drogas com doses baixas, progredindo a dosagem paulatinamente.

PROGNÓSTICO E DESFECHOS

Ao receber um paciente idoso em ambiente de terapia intensiva, a equipe médica deve ter o conhecimento necessário de todas as comorbidades e da capacidade funcional prévia do doente. Esses são fatores essenciais para predição dos desfechos e prognósticos individuais, pois muitos estudos já documentaram maior prevalência de doenças crônicas e menor reserva fisiológica nos idosos em comparação com adultos jovens.

A multimorbidade (presença de duas ou mais doenças crônicas) está tornando-se cada vez mais comum entre os idosos, com prevalência de 40 a 80%, oito vezes maior do que a taxa encontrada em indivíduos com menos de 19 anos. Diversas pesquisas demonstraram que o aumento do número de doenças crônicas tem impacto substancial em vários aspectos da saúde de populações idosas. A multimorbidade tem sido associada a elevação significativa do risco de mortalidade, com alguns estudos encontrando resultados por volta de 53%.

Além desse alto impacto, o acúmulo de comorbidades também interfere na funcionalidade e na qualidade de vida. De acordo com as estimativas mais recentes da agência Centers for Disease Control and Prevention (CDC), nos EUA, quase 36% das pessoas com mais de 65 anos de idade apresentam declínio da funcionalidade.

Apesar dos avanços na medicina, o acúmulo de déficits relacionados à idade mantém a taxa de mortalidade de idosos admitidos em UTI inaceitavelmente alta. Estudo de Tabah *et al.*[3] demonstrou que a mortalidade em um ano foi de 67% em pacientes acima de 65 anos admitidos em UTI para cirurgia não programada. Rooij *et al.* sugerem que a taxa de mortalidade em dois anos, dos pacientes com mais de 80 anos de idade admitidos na UTI, foi em torno de 50%. Com a mesma importância, também demonstraram alteração da capacidade funcional desses pacientes; o grau de independência e as condições gerais de saúde dos sobreviventes foram significativamente menores em comparação a populações que não passaram pelo mesmo estudo.

Além do impacto social, a prevalência de idosos em ambientes de UTI também interfere no aumento de custos com saúde. Os EUA, por exemplo, gastaram quase 3,5 trilhões de dólares com saúde em 2017, o que é 17,9% do produto interno bruto (PIB)[4], percentual superior ao de qualquer outro país. Grande parte desses gastos foi com a população idosa, devido às altas taxas de internação e institucionalização; os gastos aumentam proporcionalmente com a idade.

256 Manual de CardioGeriatria do InCor

Todas as evidências apontam para a necessidade de melhoria na alocação de recursos em saúde para idosos. Para que isso aconteça, serão necessários mais estudos que consigam abranger entendimento, definição e estratificação de risco. Também são de extrema importância a conscientização e o aperfeiçoamento das equipes médicas, para que mudem o foco – de sobrevivência individual para qualidade de vida e manutenção da autonomia funcional.

A experiência dos profissionais de saúde, em concordância com estudos recentes, enfatiza a importância da comunicação a fim de ajudar a preparar pacientes e familiares para possíveis dificuldades que enfrentarão após a alta das unidades intensivas. Será cada vez mais importante identificar o melhor tipo de abordagem, além de proporcionar um atendimento multidisciplinar, desde cuidados invasivos a doentes críticos até cuidados paliativos, quando pertinentes. A comunidade médica deve abraçar as mudanças demográficas da população e concentrar esforços não só em melhorar a expectativa de vida dos pacientes, mas também em melhorar os cuidados e a qualidade de vida, especialmente daqueles nas últimas décadas de vida em ambiente hospitalar.

É importante lembrar que a maioria das pessoas se tornará idosa, e os médicos devem incorporar a mentalidade defendida por Carolina Becker em seu livro sobre cuidadores: "[O] cuidado daqueles que uma vez cuidaram de nós é uma das maiores honras"[5].

MODELO DE CUIDADO DO IDOSO CRÍTICO COM DELIRIUM: UMA ABORDAGEM MULTIDISCIPLINAR

A incidência de *delirium* varia de 14 a 56% de todos os pacientes hospitalizados, afetando até 80% dos pacientes em UTI, com maior incidência entre a população idosa. Além disso, o *delirium* está associado a quase 33% de mortalidade na internação.[6] Existem várias classificações de *delirium*, incluindo hiperativo, hipoativo e formas mistas. O *delirium* hiperativo é relativamente mais fácil de identificar com base no estado frequentemente agitado, já o hipoativo pode ser mais difícil de identificar e diagnosticar. Em *delirium* hipoativo, os pacientes geralmente parecem estar dormindo ou deprimidos.

Por essas razões, e porque o *delirium* é tão prevalente entre a população geriátrica, os pacientes devem ser avaliados em cada turno pela equipe de enfermagem. Escalas e medidas objetivas do *delirium* devem ser usadas para se fazer um diagnóstico formal. Como exemplos de escalas que podem ser usadas nesse tipo de rastreio temos: Delirium Rating Scale-Revised (DRS-R), Intensive Care Delirium Symptoms Checklist (ICDSC), Memorial Delirium Assessment Scale (MDAS) e, a mais usada em UTIs devido à facilidade de aplicação, Confusion Assessment Method-Intensive Care Unit (CAM-ICU).

Embora seja importante o diagnóstico precoce, a melhor forma de tratar o *delirium* é prevenir sua ocorrência. Para isso, existem diversas medidas que podem ser implementadas em ambiente de terapia intensiva (Tabela 13.2).

Tabela 13.2 Prevenção de delirium e manejo de paciente em ambiente de UTI.

Prevenção/tratamento do delirium	Medidas	Sugestões de condutas
Ambiente físico	Luminosidade que favoreça o ciclo sono-vígília Controle de ruídos Rotina semelhante à do domicílio Acompanhante/familiar em tempo integral	Janelas com abertura para ambiente externo e que permitam entrada de luz natural Porta de correr com isolamento acústico; controle dos sons em monitores Priorizar banho em horário de rotina do paciente e no banheiro, que deve ser adaptado com barras e piso antiderrapante Quarto adaptado para acompanhante em tempo integral
Equipe multidisciplinar	Fisioterapia Terapeuta ocupacional Psicologia Demais profissionais já esperados em ambientes de UTI (médicos, enfermeiros, técnicos)	Garantir mobilidade e reabilitação intensas Auxiliar nas atividades diárias dentro dos ambientes Auxiliar na comunicação adequada entre equipe, pacientes e familiares

▶ Tabela 13.2 Prevenção de delirium e manejo de paciente em ambiente de UTI.

Prevenção/ tratamento do delirium	Medidas	Sugestões de condutas
Avaliação de polifarmácia	Continuação ou suspensão de regimes medicamentosos preexistentes	Avaliar riscos e benefícios de cada medicação, bem como potenciais interações medicamentosas com as drogas usadas para tratar as condições agudas que levaram o paciente à UTI
Prevenção e controle de dor	Avaliação de sinais indiretos de dor e prevenção do sintoma	Deixar medicações prescritas de maneira profilática Fisioterapia analgésica Atentar para aumento da frequência cardíaca, arritmias, hipertensão e até agitação psicomotora Observar expressões faciais ou corporais que possam sugerir o sintoma
Minimização da sedação	Aumento do tempo alerta/desperto em pacientes sob ventilação mecânica Uso de dexmedetomidina para controle de agitação	Iniciar dexmedetomidina na dose de 0,5 mcg/kg/h e titular entre 0-1,5 para meta de nível de sedação (escala RASS)

UTI: unidade de terapia intensiva; RASS: escala de agitação-sedação de Richmond.

▶ PONTOS-CHAVES

▶ O conhecimento das alterações fisiológicas do paciente idoso no ambiente crítico permite: atuar de forma cautelosa para evitar iatrogenias; identificar precocemente complicações que possam advir de mudanças nos sistemas cardiovascular, pulmonar, neurológico, renal e muscular do paciente idoso; e compreender os principais

Capítulo 13 — O Idoso em Unidades de Terapia Intensiva **259**

problemas que levaram o paciente a ser admitido no ambiente de terapia intensa.

▶ A farmacocinética de diversas drogas está alterada no paciente idoso por aumento do metabolismo de primeira passagem hepático, por aumento do volume de distribuição de drogas lipofílicas e por redução da excreção renal. A farmacodinâmica de diversas drogas é afetada por multimorbidades, polifarmácia e alterações em receptores.

▶ Os idosos têm maior risco de evoluir com maior dependência de suporte avançado de vida prolongado após a internação em ambiente crítico, caracterizando a chamada doença crítica crônica. Esses pacientes têm pior prognóstico, maior mortalidade e maior taxa de reinternação na UTI, além de perda funcional e cognitiva importante.

▶ Um programa de cuidados específico para idosos é essencial em ambientes de UTI: tanto um ambiente com estrutura adaptada para diminuir intercorrências como uma equipe de saúde multidisciplinar e treinada para monitoramento e condutas individualizadas.

▶ O reconhecimento das síndromes geriátricas é fundamental para o cuidado do idoso na UTI: pelo reconhecimento da multimorbidade e do seu impacto, pela percepção de risco de interações medicamentosas, pela discussão de desprescrição de medicamentos e pela prevenção de *delirium* podemos traçar um plano de tratamento e cuidado individualizado para o idoso internado por doença cardiovascular aguda na UTI.

REFERÊNCIAS

1. Sharshar T, Hopkinson NS, Orlikowski D, Annane D. Science review: the brain in sepsis--culprit and victim. Crit Care. 2005;9:37-44.

2. Janssens JP. Aging of the respiratory system: impact on pulmonary function tests and adaptation to exertion. Clin Chest Med. 2005;26:469-84.

3. Tabah A, Philippart F, Timsit JF, Willemns V, Français A, Leplège A, et al. Quality of life in patients aged 80 or over after ICU discharge. Crit Care. 2010;14:R2.

4. Centers for Disease Control and Prevention (CDC - USA). Guidelines, 2017.

5. CBB de, Ribeiro MI, Pires NR. Cuidando de quem já cuidou, o livro do cuidador. 1a.. Edição, Editora Atheneu, set/2009

6. Mick DJ, Ackerman MH. Critical care nursing for older adults: pathophysiological and functional considerations. Nurs Clin North Am. 2004;39:473-93.

REFERÊNCIAS CONSULTADAS

1. Gusmano MK, Allin S. Framing the issue of ageing and health care spending in Canada, the United Kingdom and the United States. Health Econ Policy Law. 2014;9:313-28.

2. Jagger C, Matthews FE, Wohland P, Fouweather T, Stephan BCM, Robinson L, et al. A comparison of health expectancies over two decades in England: results of the Cognitive Function and Ageing Study I and II. Lancet. 2015;387:779-86.

3. Fried LP, Ferrucci L, Darer J, Williamson JD, Anderson G. Untangling the concepts of disability, frailty, and comorbidity: implications for improved targeting and care. J Gerontol A Biol Sci Med Sci. 2004;59:255-63.

4. Rockwood K, Mitnitski A. Frailty defined by deficit accumulation and geriatric medicine defined by frailty. Clin Geriatr Med. 2011;27:17-26.

5. Walker M, Spivak M, Sebastian M. The impact of aging physiology in critical care. Crit Care Nurs Clin North Am. 2014;26:7-14.

6. Wooten JM. Pharmacotherapy considerations in elderly adults. South Med J. 2012;105:437-45.

7. Petrovic M, van der Cammen T, Onder G. Adverse drug reactions in older people: detection and prevention. Drugs Aging. 2012;29:453-62.

8. Akhtar S, Rosenbaum SH. Principles of geriatric critical care. Cambridge, United Kingdom: Cambridge University Press; 2018.

9. Courtney-Long EA, Carroll DD, Zhang QC, Stevens AC, Griffin-Blake S, Armour BS, et al. Prevalence of disability and disability type among adults. MMWR Morb Mortal Wkly Rep. 2015;64:777-83.

10. Rooij SE, Govers AC, Korevaar JC, Giesbers AW, Levi M, de Jonge E. Cognitive, functional, and quality-of-life outcomes of patients aged 80 and older who survived at least one year after planned or unplanned surgery or medical intensive care treatment. J Am Geriatr Soc. 2008;56:816-22.

11. Collinsworth AW, Priest EL, Campbell CR, Vasilevskis EE, Masica AL. A review of multifaceted care approaches for the prevention and mitigation of delirium in intensive care units. J Intensive Care Med. 2016;31:127-41.

12. Barnett MD, Williams BR, Tucker RO. Sudden advanced illness: an emerging concept among palliative care and surgical critical care physicians. Am J Hosp Palliat Care. 2016;33:321-6.

13. Lakatta EG, Strait JB. Aging-associated cardiovascular changes and their relationship to heart failure. Heart Fail Clin. 2012 Jan;8(1):143-64. doi: 10.1016/j.hfc.2011.08.011.

14. Sinha SS, Sjoding MW, Sukul D, Prescott HC, Iwashyna TJ, Gurm HS, et al. Changes in primary noncardiac diagnoses over time among elderly cardiac intensive care unit patients in the United States. Circ Cardiovasc Qual Outcomes. 2017;10:e003616. doi: 10.1161/CIRCOUTCOMES.117.003616.

15. Damluji AA, Forman DE, van Diepen S, Alexander KP, Page 2nd RL, Hummel SL, et al. Older adults in the cardiac intensive care unit: factoring geriatric syndromes in the management, prognosis, and process of care: a scientific statement from the American Heart Association. Circulation. 2020;141:e6-e32. doi: 10.1161/CIR.0000000000000741.

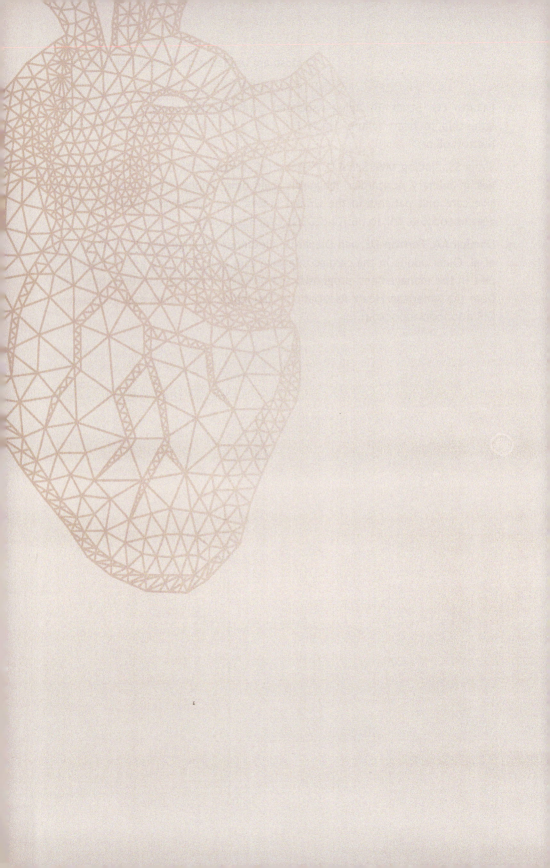

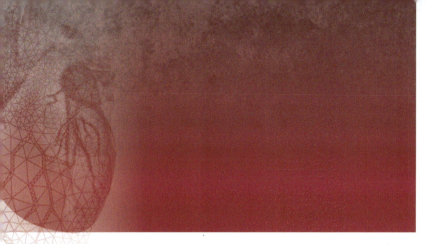

Índice Remissivo

Obs.: números em *itálico* indicam figuras e números em negrito indicam quadros e tabelas.

A

Ácido graxo de cadeia longa, 56
Adesão
    ao tratamento medicamentoso, 208
    dimensões pela Organização Mundial da Saúde, **212-213**
    estratégias para melhorar a, 212
    terapêutica, definição, 208
Agentes antianginosos, 90
Agonistas de receptor GLP-1, 29
Alterações
    cardiovasculares, associadas ao envelhecimento, 249
    de pele associadas ao envelhecimento, 252
    farmacológicas no idoso crítico, 253
    gastrointestinais associadas ao envelhecimento, 252
    ligadas ao envelhecimento, **250**
    musculoesqueléticas associadas ao envelhecimento, 252
    neurológicas, associadas ao envelhecimento, 249
    pulmonares associadas ao envelhecimento, 251
    renais associadas ao envelhecimento, 252
    relacionadas ao envelhecimento, 9, **13**
Amiloide sérica A, 142
Amiloidose cardíaca, 141
Amiodarona, 175
    monitoramento órgão-específico da, **176**
Aneurisma(s) da/de aorta, 185
    abdominal, 186, **191**
    doentes assintomáticos com, tratamento, **192**
    fatores de risco, 185
    doentes sintomáticos, tratamento, **194**

264 Manual de CardioGeriatria do InCor

no idoso, intervenções em, 189

história natural, 186

rastreio e manuseio dos, 190

risco de ruptura, 186

torácica, 186

    tratamento dos, recomendações da ESC, **190**

tratamento conservador dos, 189

Angina, uso de betabloqueadores, 90

Angioplastia primária *versus* cirurgia de revascularização do miocárdio, 93

Angiotomografia de coronárias, 82

Antiagregação plaquetária, fatores para decisão sobre o tempo e intensidade de, **89**

Antiarrítmicos usados nas arritmias supraventriculares, **170**

Anticoagulação

    em fibrilação atrial e *flutter* atrial, 172

    fatores para decisão sobre o tempo e intensidade de, **89**

Anticoagulantes, 87

    orais diretos, 173, **174**

Antiplaquetários, 86

Aorta, 184

    abdominal

        aneurismas da, 186

        risco de ruptura associado ao diâmetro do aneurisma, **187**

    aneurisma da, 185

        investigação dos, 187

    envelhecimento e, 184

    tamanho da, 184

    torácica, aneurismas da, 186

Apixabana, 173

Apolipoproteína AI, 142

Arritmia(s)

    alterações do envelhecimento e desenvolvimento de, **165**

    em idoso, 163

    supraventriculares

        ablação por cateter em, 177

        antiarrítmicos usados nas, **170**

    ventriculares, 177, 179

Aspirina para prevenção primária de DCV em idosos, 50

Atividade(s)

    básicas de vida diária, 7

    física, 32, 53

        benefícios, 55

    instrumentais de vida diária, 7

Avaliação

    Geriátrica Ampla, 7

    Geriátrica Compacta, 8

    Global do Idoso, 7

B

Baixa adesão, impacto da, 211

Batimentos ectópicos ventriculares frequentes, fluxograma para guiar investigação, 178, *179*

Bloqueadores dos canais de cálcio, 90

Bloqueio

    atrioventricular, 167

    de ramo esquerdo, 154

Bradiarritmia(s), 166

    tratamento das, 167

Bradicardia

    causa em idosos, **168**

    em idoso, medicações que podem causar, **168**

C

Calcificação das valvas causada pelo estresse mecânico, 112

Cálcio, 227

Canagliflozina, 29

Capacidade funcional, 8

CardioGeriatria, 198

Cardiopata idoso, 1

Cardioversores desfibriladores implantáveis, 136

Cineangiocoronariografia, 88

Cisalhamento, 113

Conduta e adesão terapêutica, concordância do idoso com, 207

Contagem de comprimidos, 210

Controle de ritmo *versus* controle de frequência cardíaca, 174

Coronariopatia no idoso
doença arterial coronária, 78
síndrome coronariana aguda, 83
tratamento, 85

D

Dapagliflozina, 29

DCV, ver Doenças cardiovasculares

Deficiência de ferro, 154

Déficit
cognitivo, 26
sensorial, 26

Delirium
modelo de cuidado do idoso crítico com, 256
prevenção e manejo de paciente em UTI, **257-258**

Depressão, 153

Desprescrição de estatinas, 49

Diabetes *melittus*, 24, 152
tratamento para redução do risco cardiovascular em idosos, 63

Diários do paciente, 210

Dieta DASH, 34

Disfunção do nó sinusal, 166

Dislipidemia, 21, 153
prevenção primária, 22
prevenção secundária, 23

Dispneia, 113

Doença (s)
aneurismática da aorta em idosos, 183
arterial coronária, 78
alterações e mecanismos específicos, 79
avaliação de paciente com suspeita de, *83*
conceito, 78
diagnóstico, 79
epidemiologia, 78
etiologia, 78
fisiopatologia, 79
histórico, 78
aterosclerótica extensa, 93
cardiovascular(es), 18
em idosos
aspirina para prevenção primária de, 50
estudos de intervenção clínica na prevenção primária, **44**
papel da terapia com estatinas na prevenção primária de, 42

266 Manual de CardioGeriatria do InCor

prevenção primária, 39

microbiota e, 236

dos folhetos aórticos, 121

renal crônica, 151

Dor

precordial, 113

torácica, 113

probabilidade clínica pré-teste (PPT) em pacientes com, **81**

E

Ecocardiograma com doppler colorido, 115

Ectopias atriais isoladas, 168

Eletrocardiograma dinâmico, 138

Empagliflozina, 29

Endotélio vascular, efeitos das alterações ateroscleróticas sobre o, 11

Enrijecimento arterial, 11, 12

Envelhecimento

alterações que ocorrem no trato gastrointestinal, 223

alterações cardiovasculares relacionadas ao, 9, **13**

alterações e desenvolvimento de arritmias, **165**

aorta e, 184

bem-sucedido, 2

epidemiologia do, 2

insuficiência cardíaca e o, 150

microbiota intestinal e, 229

nutrição e, 223

populacional, fenômeno do, 2

processo de, 2

saudável, nutrientes e estratégias nutricionais para um, 225

Equilíbrio hídrico, 224

ESC (*European Society of Cardiology*), 190

Escala de Morisky, 210

Estatina(s), 90

desprescrição de, 49

efeitos adversos das, 46

início de prevenção primária na velhice, 47

na prevenção secundária da DCV aterosclerótica, 42

Estenose

aórtica, 111

degenerativa, 112

diagnóstico, 115

etiologia, 112

fisiopatologia, 113

fluxograma de avaliação da, *116*

graduação, **118**

quadro clínico, 113

reumática, 112, 119

implante transcateter de valva aórtica, 120

substituição cirúrgica da valva aórtica, 120

valvoplastia aórtica com balão, 120

mitral, 100

diagnóstico, 102

epidemiologia e etiologia, 100

fisiopatologia, 101

implante valvar mitral transcateter, 106

Índice Remissivo **267**

quadro clínico, 101

tratamento, 103

cirúrgico, 105

intervencionista, indicações, **104**

valvuloplastia mitral percutânea por cateter-balão, 104

Estilo(s)

de vida

controle do peso, 57

modificações

atividade física, 53

dieta e risco cardiovascular, 56

supensão do tabagismo, 53

mudança de, 27

de ioga, 221

Estudos

clínicos randomizados versus desfechos que são mais relevantes para os pacientes, **198**

randomizados controlados, exclusão sistemática de idosos dos, 200

Exame de *screening*, 188

Extrassístoles

supraventriculares, **169**

ventriculares, 177

fatores de pior prognóstsico, **178**

F

Fenômeno

de Gallavardin, 115

do envelhecimento populacional, 2

Ferro, deficiência de, 154

Fibrilação

atrial, 101, 170

anticoagulação em, 172

ventricular, 136, 179

Fibrose, 112

Flutter atrial, 170

anticoagulação em, 172

Fragilidade, 18, 26

G

Gene codificador da titina, 134

Glitazonas, 28

H

Hábitos alimentares, 34

Heart team, 121

Hipertensão

arterial

classificação pelos níveis tensionais, **59**

microbiota e, 235

no(em) idoso

características, 60

definição, 59

metas terapêuticas para controle, **62**

recomendações de limiares e metas para tratamento, 61

sistêmica, 19

tratamento para redução do risco cardiovascular em idosos, 59

Holter, 138

I

ictus cordis, 115

Idoso(s)

arritmias em, 163

cardiopata, particularidades do, 1

comportamento das enfermidades no, 5

268 Manual de CardioGeriatria do InCor

coronariopatias no, 77

crítico

    alterações farmacológicas no, 253

    com *delirium*, modelo de cuidado do, 256

diabéticos, 63

    cuidados com, 66

    metas de tratamento para glicemia, PA e dislipidemias em, **67**

doença aneurismática da aorta em, 183

em unidade de terapia intensiva, 247

    alterações farmacológicas no idoso crítico, 253

    considerações fisiológicas, 249

    desfecho, 254

    modelo de cuidado do idoso crítico com *delirium*, 256

    prognóstico, 254

fatores de risco cardiovascular em, 17

    atividade física, 32

    diabetes *mellitus*, 24

    dislipidemia, 21

    hábitos alimentares, 34

    hipertensão arerial sistêmica, 19

    obesidade, 32

    tabagismo, 31

frágil, 18

heterogeneidade das pessoas, 45

incluído nos estudos clínicos *versus* o idoso da comunidade, comparação, **199-100**

insuficiência cardíaca em, 149

miocardiopatias em, 133

multimórbido, 100

prevenção primária de doenças cardiovasculares em, 39

qualidade de vida do, mudanças no trato gastrointestinal que podem impactar a, 224

valvopatias em, 97

Implante

    marca-passo bicameral, 140

    transcateter de valva aórtica, 120

    valvar mitral transcateter, 106

Impulso apical do ventrículo esquerdo, 123

Imunoglobulina, 142

Incontinência urinária, 26

Índice de massa corporal, 32

Inflammaging, 234

Inibidor(es)

    da enzima conversora de angiotensina, 91

    de DPP-IV, 28

    de P2Y12, 87

    de SGLT -2, 29

Insuficiência

    aórtica, 121

        diagóstico, 124

        etiologia, 122

        grave, indicações para cirurgia, **125-126**

        exame físico, 123

        fisiopatologia, 122

        quadro clínico, 122

        tratamento, 125

cardíaca

e o envelhecimento, 150

em idosos, 149

avaliação clínica, 150

com fração de ejeção reduzida, 151, 154

com fração de ejeção preservada, 155

mitral, 107

diagnóstico, 109

epidemiologia e etiologia, 107

fisiopatologia, 108

quadro clínico, 108

reparo valvar percutâneo, 111

tratamento, 109

Insulinoterapia, 30

Interação idoso–meio ambiente, 8

loga, 221

efeitos cardiovasculares benéficos da, 222

L

Lesão estenótica mitral, critérios de gravidade, **102**

M

Medicações que podem causar bradicardia nos idosos, **168**

Medição de marcadores fisiológicos, 210

Medicina baseada em evidências, 201

Metformina, 27

Microbioma, 229

Microbiota

definição, 229

doença cardiovascular e, 236

hipertensão arterial e, 235

intestinal

envelhecimento e, 229

muda durante o processo de envelhecimento, 232

permeabilidade intesitnal e, 233

Miocardiopatia (s)

dilatada, 134

apresentação clínica, 135

exames complementares, 135

risco de morte súbita, 136

tratamento, 135

em idoso, 133

hipertrófica, 137

estimulação cardíaca artificial, 140

exames complementares, 138

quadro clínico, 138

tratamento, 139

invasivo, 140

restritiva, 141

Miócito, 10

Morte súbita, risco de, 136

N

Neoplasias, 153

Nó sinusal, disfunção do, 166

Nutrição, envelhecimento e, 223

Nutrientes e estratégias nutricionais para um envelhecimento saudável, 225

cálcio, 227

ômega-3, 227

prebióticos, 228

probióticos, 228

270 Manual de CardioGeriatria do InCor

proteínas, 226

sódio, 227

vitamina B12, 225

vitamina D, 225

zinco, 226

O

Obesidade, 32

Ômega-3, 227

Osteoporose, 225

P

Pacientes tratados em estudos clínicos versos dados de "vida real", percentual de, 205

Paraprobióticos, 229

Peptídeos natriuréticos, 119

Peso, controle do, 57

Pós-bióticos, 229

Pós-carga vascular, 11

Prasugrel, 87

Prebióticos, 228, 229

Prescrição centrada na doença, 202

Pressão arterial

diastólica, para qual nível deve ser reduzida, 62

sistólica, 11, 59, 61

Probióticos, 228, 229

Processo de envelhecimento, 2

Proteínas, 226

amiloides, 141

Psicobióticos, 229

Pulso

de Corrigan, 123

parvus et tardus palpável, 115

Q

Qualidade de vida, 198

Quedas em diabéticos idosos, 26

R

Regiões classificadas por desenvolvimento, número de pessoas com 60 anos ou mais em, 3

Reparo valvar percutâneo, 111

Resistência vascular, 10

Ressonância magnética cardíaca, 118

Revascularização em pacientes idosos, estratégias, 91

doença coronária estável, 91

síndrome coronariana aguda com supradesnivelamento do segmento ST, 92

síndrome coronariana aguda sem supradesnivelamento do segmento ST, 92

Risco (s)

cardiovasculares em idosos, avaliação, 41

hemorrágico e isquêmico, proposta sobre o uso de anticoagulação e antiplaquetários de acordo com, **89**

S

Sarcopenia, 26, 224

Sinal (is)

de bailarina, 103

de Duroziez, 123

de Musset, 123

Síncope, 113

Síndrome(s)

coronariana aguda, 83
  diagnóstico, 84
  epidemiologia, 84
  histórico, 84
  paciente idoso com, ilustração
    teórica de como pode
    befeficiar-se de tratamento
    agressivo, *203*
  da fragilidade, 100
  de Bayés, 171
  de Heyde, 114
  do intestino permeável, 234
  leaky gut, 234
Sistema imunológico comprometido,
  224
Sódio, sobrecarga de, 11
Sódio, 227
Sopro
  de Austin Flint, 123
  holodiastólico, 123
  sistólico, 115
Sulfonilureias, 28

T

Tabagismo, 31
  cessação do, benefícios, 31
  cessação do, 31
  suspensão do, 53
Taquiarritmia, 168
Taquicardia
  atrial , 169
  atrial não sustentada assintomática,
    169
  ventricular, 179
  ventricular sustentada, 136

Tempo de vida, 198
Terapêutica
  convencional
    riscos e benefícios, 197
    exclusão sistemática de idosos
      dos estudos randomizados
      controlados, 200
    extrapolação dos achados na
      prática diária, 204
    idoso da comunidade versus
      idoso de estudo randomizado
      controlado, 199
    prescrição centrada na doença,
      202
    risco aumentado de efeito
      adverso no tratamento do
      idoso exclui o benefício da, 201
  métodos de avaliação, 209
Terapia
  anticoagulante, 98
  anti-hipertensiva nos idosos, ob
    jetivos, 60
  com estatinas na prevenção
    primária de doenças
    cardiovasculares em idosos, papel
    da, 42
  integrativas, 219
    ioga, 221
    microbiota intestinal e
      envelhecimento, 229
    nutrição e envelhecimento, 223
Teste ergométrico, 118
Textura miocárdica de aspecto
  salpicado, 144
Tiazolidinedionas, 28

272 Manual de CardioGeriatria do InCor

Tight junctions, 234

TMAO, marcador de risco para doenças cardiovasculares, 237

Tomografia computadorizada *multislice*, 118

Transtorno depressivo, 153

Trimetazidina, 90

Trimetilamina, 237

Troca transcateter de valva mitral, 106

U

Unidade de terapia intensiva
 idoso em, 247
 síndromes geriátricas em, abordagem sistemática das, *248*

V

Valva
 aórtica, substituição cirúrgica da, 120

bicúspide, 112

Valvopatia, 98
 em idoso, 97
  estenose aórtica, 111
  estenose mitral, 100
  insuficiência mitral, 107, 121
  princípio do manejo, 98
 reumática, 100

Valvoplastia aórtica com balão, 120

Valvuloplastia mitral percutânea por cateter-balão, 104

Vitamina
 B12, 225
 D, 225

Z

Zinco, 226